铁杆中医彭坚汤方实战录

TIEGAN ZHONGYI PENGJIAN TANGFANG SHIZHANLU

疗效才是硬道理

LIAOXIAO CAISHI YINGDAOLI

彭 坚 著

吴娅娜 彭坷平 田桂湘 协编

北京科学技术出版社

图书在版编目（CIP）数据

铁杆中医彭坚汤方实战录：疗效才是硬道理 / 彭坚著；吴娅娜，彭坷平，田桂湘协编. —北京：北京科学技术出版社，2019.5（2022.7重印）

ISBN 978-7-5304-9950-4

Ⅰ. ①铁⋯　Ⅱ. ①彭⋯　②吴⋯　③彭⋯　④田⋯　Ⅲ. ①医案－汇编－中国－现代　Ⅳ. ①R249.76

中国版本图书馆CIP数据核字（2018）第257929号

策划编辑：刘　立
责任编辑：张　洁　周　珊
责任印制：李　茗
封面设计：蒋宏工作室
出 版 人：曾庆宇
出版发行：北京科学技术出版社
社　　址：北京西直门南大街16号
邮政编码：100035
电　　话：0086-10-66135495（总编室）
　　　　　0086-10-66113227（发行部）
网　　址：www.bkydw.cn
印　　刷：三河市国新印装有限公司
开　　本：710mm×1000mm　1 / 16
字　　数：317千字
印　　张：18
版　　次：2019年5月第1版
印　　次：2022年7月第3次印刷
ISBN 978-7-5304-9950-4 / R·2531

定　　价：59.00元

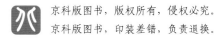

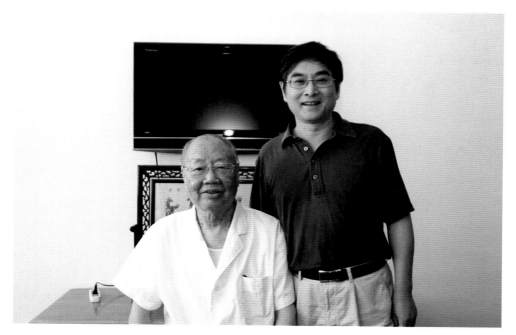

国医大师朱良春与作者合影

　　谨以此书祭奠这位当代杰出的中医临床家，感恩他长期以来对我犹如慈父般的鼓励与关爱！

——彭坚

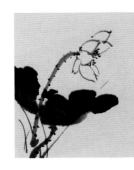

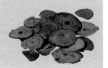

内容提要

　　本书详细介绍了作者200余首经方、时方、单方、验方的临床运用心得，重点展示了作者独到的用方思路、临床体验，收录医案140余则，所有医案全部出自作者多年来汤方实战的真实记录，每一则医案都详细记录了用汤方治病的整个过程，既有常见病，也有许多中西医棘手的疑难杂症，涉及内科病、妇科病、儿科病、中老年病、五官科病、骨科病、皮肤病、恶性肿瘤等。本书适合广大的中西医临床医生、中医药大学师生和中医爱好者阅读，以提高中医临床思维水平，了解各种名方的组方原则，掌握汤方在临床实际运用、加减变化中的诀窍。读者在遇到类似病证时，通过阅读本书，定能从中找到正确的辨治思路和可供参考借鉴的有效方药。

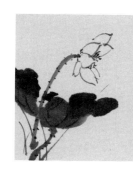
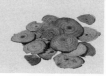

导读

2015年9月11日，世界中医药学会联合会"名医传承工作委员会"成立大会暨首届名医传承学术论坛在广州召开。会议方安排我在第一天下午作题为"若干常见慢性病的用方思路浅析"的主会场发言。在毫不知情的情况下，我被理事会投票选举为委员会"学术顾问"，同时被选为顾问的其他九人，分别是科学院院士、国医大师、国家级名中医，而我则不是名医，不是博士研究生导师，不是主任医师，无科研课题，无科研成果，无学术团队，无名医传承工作室，只是一个普通教授和普通中医师。虽然由衷地感谢理事们的抬爱与信任，但把我也称为"国家级名老中医"，且与中医界这些顶尖的大腕们并列，终究感到名不副实，心中志忐不安。于是在当天下午发言时，我首先进行了一番"真情告白"，向与会代表们表明了自己的"三不四无"身份，接着吐露了自己的一点心声："是农民就要会种田，是将军就要会打仗，是中医就要会看病!"这才是务本求真。人生在世，当有所为，有所不为，有所舍，才所得。我在中医理论上不期待有何建树，在中医学术上不奢望有何成就，既然干上了这一行，只希望多看好几个病，多为患者解除一些痛苦，这就是我所珍视的价值取向与职业操守。

医学是一门实践性很强的学科，治病救人，解除病痛，维护健康，是这个学科应该追求的最高目标，而探索其中的科学原理，并非是每一个临床医生的主要责任。尤其是中医学，其学科体系奠定于两千多年以前的古代，至今仍然无法用当代科学方法予以揭示，但中医治病的疗效，是任何人无法否定的。搞科研、报课题、做实验，不应该是广大中医临床医生的主要任务，会治病才是硬道理、真本事。"中医的生命在临床，在疗效!"这明明是一个十分朴素、浅显的道理，但几十年来，有人一定要用近代科学的羁绳，硬拽着中医临床医生脱离自己的传统轨道，往西医的标准靠近。多年来的南辕北辙、纸上谈兵、科研作伪，使中医本色尽失、优势全无，中医学子茫然失措，中医医院门庭冷落，中医队伍士气低落，后继"乏人、乏术"的阴云，始终笼罩在中医界头上。2006年下半年，终于爆发了一场在网络上联名、号召全国人民取消中医的风波，一时间黑云压城城欲摧，中医界承受了巨大压力。虽然事情很快平息，但在国内外产生了很坏的影响。在这种严峻的历史背景下，2007年11月，人民卫生出版社隆重推出了拙著《我是铁杆中医》，2014年，又出版了该书的增订本，书中对一个世纪以来中医发展中存在的若干严重问题，进行了系统的学术清理，全面阐述了我的见解。虽然至今问题还在，但大多数人从书中看清了中医事业衰落的的缘由，也看到了中医事业振兴的希望。

这次推出的《铁杆中医彭坚汤方实战录——疗效才是硬道理》，则是笔者多年来的临床经验总结，我要以一个"纯中医"的治病实践，以真实的疗效，来证实中医理论体系的可靠与临床经验的可贵。本书详细列举了一百四十多个医案，全部都是本人的实战记录；既有大量临床常见病，也有许多令西医感到棘手的疑难病；每一个医案，不仅介绍了治病的汤方，而且重点介绍了"用方思路"。常言道："授人以鱼，不如授之以渔。"而我的期望值更高：期望读者通过阅读书中的每一个医案，不仅能够得到"鱼"，还能学会去抓鱼；"鱼"就是治病的汤方，"渔"则是用方思路。我当然期望能尽快培养出一支庞大的中医临床队伍，每一个中医临床医生都不务虚名、善于实战，能够正确地运用中医独到的思维方法和汤方看好病。只有这样，才能够取信于广大民众，立足于现代社会；只有这样，中医事业才能够血脉流传，发扬光大，堪与西医比翼双飞，为人类的健康事业做出更大的贡献。

我对医案情有独钟，故选择医案作为记录汤方实战的载体。医案是中医总结个人临床经验最好的方式，最能够全面、真实地展示治病的全部过程，让读者亲临其境，去揣摩、体会、学习和掌握其中的治病方法。但是西医并不认同，以为这只是个案，经不起统计学处理，没有科研价值，不能普遍运用，很多中医也深受这个观点影响，忽视了学习医案的重要性。其实这个观点是错误的。第一，根据每一个患者的具体情况，因时、因地、因人，进行灵活的、个性化的治疗，正是中医的优势，却是西医的弱势，西医根本做不到，自然也不会认同。虽然西医现在也有"循证医学"，其实完全不是这个概念。况且西医临床医生用药的局限性很大，根本不可能像中医医生那样，有成千上万首方剂和几百种药物，可以根据患者辨证论治的需要，运筹帷幄，调兵遣将，组合运用。第二，医案记录了治疗的全过程。真实的医案能够引领读者进入临证的实际场景中，去观察、体会疾病治疗的经过。方、证、病机如何对应，汤方怎么加减运用？这些只有在医案中，才能够生动、具体地展现出来，虽是个案，却能够呈现出普遍的规律，为临床医生今后遇到类似病证，提供正确的思考途径和可供参考的有效方药。多读名家医案，是学习中医临床经验最好的方式之一。

中医有系统的医案记录，源远流长。最早的医案辑录是司马迁《史记·扁鹊仓公列传》中的二十五个医案，即"诊籍"，我的硕士毕业论文就是研究这部西汉初期的医案辑录。两千多年来，医案作为学习中医临床经验的一种重要体裁，对中医事业的传承起到了极其重要的作用。我的伯祖父彭韵伯一辈子精心研究和习用叶天士的《临证指南医案》，在临床上获得很高的成就。伯父彭崇让在20世纪60年代，以大剂量黄芪、防风浓煎鼻饲，在湘雅医院治愈了徐特立夫人的"癔症性昏厥症"。这首奇特的验方，最早出自《旧唐书·许胤宗传》，是南北朝时期御医许胤宗治疗柳太后的一则医案，后来收载在明代《名医类案》"中风"一节。再往上追溯，在《史记·扁鹊仓公列传》中，晋国大夫赵简子，五日昏不知人，患的就是这种"癔症性昏厥症"，扁鹊诊脉之后，并未开药，只说了一句"血脉治也，而何怪！昔秦穆公尝如此，七日而寤，今主君之病与之同，不出三日必间。"果然，赵简子两天半以后苏醒了。历代医案对于一个中医临床医生的借鉴和启迪作用，由此可见一斑。然而到了当代，很多中医临床医生只重视按照西医统计学的方法来总结中医治病的疗效，医案被认为是个案，不能反映疾病的普遍规律，不再被重视，全国各种中医杂志上，连篇累牍地登载的都是"符合统计学原理"的论文，很少见到精彩的医案。在这种中医西化的氛围下，怎么可能培养出真正的中医？因为"辨证论治""随证转方""因人、因地、因时制宜"是中医活的灵魂，是中医与西医最大的区别。统计学原理，对于西医来说，也许是科学的，但对于中医来说，则是不科学的，因为中医与西医使用的是完全不同的方法论，用西医的所谓"金标准"来衡量、评估中医临床方药的疗效，要么全部被否定，要么产生各种伪数据、伪论文、伪成果，不能真实地反映中医的本质，极大地伤害了中医事业。由于受到家学的熏陶，我从学医之初，就十分重视读医案，至今读过的古今医案，不下数百种，每有所获，便"欣欣然面有喜色"，并及时运用到自己的临床实践中。但在阅读医案，特别是读当代医案时，感到有不少或弄虚作假，或言过其实，或语焉不详，或过于简单，或故弄玄虚，或牵强附会，或引经据典却无的放矢。我希望自己的医案，彻底扫荡这些不正之风，在真实、详尽的基础上，重点放在对汤方的解析和用方思路的介绍方面，使读者能够真正有所收获。

中医用汤方治病，至少有两千多年的历史。医术与巫术分家，最早发生在周代。据《左传》记载：公元前581年和前541年，秦国的医缓、医和，先后被派往晋国，分别给两代晋侯看病。这是有史记载的中国最早的医师，两人都是以行医的职业为姓，在汉代以前的平民阶层，这是一种常见的现象。在出土自春秋时期的一块玉石上，刻写着最早的繁体字"醫"，这是一个会意字，由三部分象形字组成。上方左边的匣子中装着一枚矢状物，代表针刺；上方右边是一个匍匐着的人，下面是一只手，代表按摩；下方则是一个陶罐，里面装着液体，代表汤液，即用药罐子煎药。说明在医缓、医和生活的春秋时代，中医治病，就是以针灸、按摩、汤方为主，迄今为止，这仍然是中医治疗疾病的三种主要手段。有关用汤方治疗的经典著作，出现在《汉书·艺文志》中，此书收载了秦汉之前的大部分医书，分为医经、经方、神仙、房中四大类，其中《黄帝内经》是医经七家的代表作之一，《汤液经法》是经方十一家的代表作之一。《黄帝内经》流传至今，而《汤液经法》中的经方，则大部分收载在《伤寒杂病论》中，故后世将张仲景的方剂称作经方。《汉书·艺文志》云："经方者，本草石之寒温，量疾病之浅深，假药味之滋，因气感之宜，辨五苦六辛，致水火之剂，以通闭解结，反之于平。"由此可见，在两千多年以前，用药物组成汤方治病，就已经形成了中医治病的特色。这个传统也一直沿袭至今。本人主要以汤方治病，故书名为"汤方实战录"。

我步入中医之门，是从40多年之前读《伤寒论》开始的。我的启蒙老师——伯父彭崇让教授强调：中医的理、法、方、药四个环节，方剂是核心，而经方，则代表了方剂学的最高成就。在从师学习中医的初期，伯父就给我选定了"读《伤寒》、重经方、用时方、走方证对应之路"的成才模式。在漫长的医学生涯中，我学习和积累了200多首经方和2000余首时方，包括历代名医名方和民间单方、验方，逐一在自己的临床中验证，一旦有效，则收纳囊中，为己所用。本书中的医案，大量运用了经方、时方；经方与时方合用、并用的案例，比比皆是。

不拘一格，一概以疗效为目的。近年来，我又进一步认识到：方证对应，所谓"一个萝卜一个坑"，虽然是中医区别于西医最重要的临床思维方法，但只有方进一步与病机对应，才能够大大拓展经方、时方的运用范畴，而不至于刻舟求剑，作茧自缚，这也是继承创新的一条重要途径。故书中方与病机对应的案例不在少数，我用乌梅丸合白头翁汤治疗慢性妇科炎症就是其中一例。

我按照伯父选定的这种成才模式，走过了近半个世纪的医学历程，并将自己的理论思考和临床所得进行了两次系统总结。诚如《伤寒论·序》所云："虽不能尽愈其病，庶可以见病知源，若能寻余所集，思过半矣！"回想起清代经方大家陈念祖先生写的《医学实在易》，深感其言不虚。我把这种学习方法教给了先后跟我坐堂的众多学生，他们跟诊不久，即豁然开朗，感觉找到了跨入中医临床的门径。我曾经多次在国家中医药管理局开办的全国优秀中医人才班、香港浸会大学中医学院进行过题为"培养中医临床人才的一条捷径"的演讲，现身说法，影响颇大。然而，回首中医的现代高等教育，几十年来始终雾失楼台、月迷津渡，令人心寒，学校一味给学生灌输大量中西医知识，学生们反而歧路亡羊，不知道选择哪一条路才能够迅速成才，学会看病。"删繁就简三秋树，领异标新二月花"，要突破中医教育的瓶颈，其实在于传授好中医临床的方法论。

本书介绍的医案，分为内科、妇科、儿科、老年科、五官科、骨科、皮肤科、肿瘤科等各科疾病。在几十年的中医生涯中，我主要是在门诊部坐堂看病，没有当过住院医师，什么病都要看，挂的是杂病科招牌，自嘲是"万金油医生"。多年前，曾经有一位中医附属医院的教授、主任医师，对跟我坐堂看诊的台湾博士生说："彭坚不够一个临床医生的资格！因为他没有管过病房，不懂西医，不会开西药，不会搞科研和临床观察，他只是一个坐堂的中医大夫。"言下之意，一个纯粹的坐堂中医，一无是处，是不必负责到底、不能把病人看好的。学生认为这样的说法不公。我且付之一笑说："他说的这些，都是事实。很多同行都是这样看待坐堂医生的，这成为我被排斥在中医界'名医'之外的理由之一。但不妨想一想：中国古代有西医吗？甚至医院都没有，古代中医难道就不看病了？！从张仲景到叶天士，哪个名医不是坐堂医生？我不过是继承了传统中医看诊的模式，这并不影响我对很多疑难疾病进行深入思考和治疗，不影响我在进行各种中西医会诊时提出地道的中医治疗方案，不影响我学习和吸纳西医临床知识。我能够依靠中医的方法治好病，为什么一定要懂西医、开西药、用西医的方法去治病、搞科研、管病房呢？反过来说，西医会要求他们的医生一定要懂中医、开中药，才算是够资格的医生吗？"说这种话的中医主任医师，只能说明他对自己的学科没有信心，没有扎实的中医根底，不敢也不相信用纯中医的方法可以独立治好病。我虽然是按照纯中医的思路和汤方治病，不开西药，不做西医检查，但始终重视西医的诊断和检查结果，并用以检验自己用中药治病后的疗效。我在理论上十分赞同张锡纯"衷中参西"的学术观点，在书中的每一个医案中，读者都能够看到我是如何实践这一主张的。

中医以整体思维见长，理法方药各科通用，每个中医师本来就应该是全科医生，不应该局限于某一个专科、专病。现代中医院按照西医的模式办院，分科太细，局限了中医的视野，不利于中医的发展。几十年来，正是这种坐堂医生的模式让我眼界大开，历经磨炼，迎接了各种各样疾病的挑战。这次的医案，至少涉及以上八个专科的疾病。在目前的患者群中，我最多的患者是慢性妇科炎症、不孕症患者，中老年颈椎、腰椎病患者，老年慢性支气管火病患者，儿科病、癌症患者等，近年来，我接诊的急性淋巴细胞白血病患儿很多，因为我坐堂的门诊部在儿童医院附近。现代社会网络发达，许多久治不愈的患者建立了病友联盟，互通信息，在全国寻找最合适的医生。在网上同我联系较广的是一个妇科慢性炎症患者群，她们经常相约前来就诊，天南海北的都有，一开口就说："我们是群里介绍来的！"一个是"白塞病病友联盟"，据病友们的调查，全国能够有效诊治这个病的中医为数不多，因此"湘鄂群"的患者纷纷来我这里就诊。我经常扪心自问：我何尝是什么妇科病专家？只因为妇科慢性炎症缺乏有效的西药，中药煎剂则难以坚持长期服用，但我因人而异设计的中药丸剂，方便有效又价廉，所以才有众多患者找来。我又何尝是什么白塞病专家？只因为这个病比较复杂，牵涉到口腔科、眼科、皮肤科、妇科、脾胃病科、脑病科等，必须有开阔的视野和治疗各科疾病的临床经验，才能够驾驭。这样的中医也许不多，所以，我这盒"万金油"才无意中被白塞病病友们发现，成为了他们倚重的对象。这种不分专科的治疗方法恰恰能够充分发挥中医整体思维、辨证施治的特长，恰恰是传统中医的优势，而不是劣势。一个真正的中医，包括坐堂医生，应该有学科自信，应该努力加强自己的动手能力，遇到各种疑难病，勇于承担责任，不肯随意放弃，认真思索，大胆用药，只有这样，才能够创造疗效，取得患者的广泛信任，在自己周围建立起一个可靠的患者群。

我治病的每一个医案，都选择了一首或几首名方作为汤方的基础，并且根据患者的具体情况和自己的用药经验，进行适当地加减化裁，常常温凉并用，攻补兼施。治疗一个患者，常常前后用几首方，很少一方用到底。采用这样的思路，是因为人的生命活动与疾病发展过程属于"复杂科学"，不是简单的还原论方法和线性思维能够全面认识的。在临床中，单纯的阴虚、阳虚、气虚、血虚很少见，多数情况是寒热错杂、虚实夹杂，需要温凉并用，攻补兼施。由于每个患者的性别、年龄、体质、嗜好、发病季节、其他兼证不同，因此，所选择的固定的方剂，不可能完全适合每一个患者的具体情况，这就需要医生适当地加减化裁，以期切中肯綮。这样组方，看似杂乱，其实需要高超的技巧，我这种认识，来自于《伤寒论》中的六经辨证，即"三分思维"的启迪。乌梅丸就是其中的代表方剂，我在医案中加减运用得很多。许多慢性疾病缠绵难愈，治疗过程很长，往往不是一首汤方可以贯彻始终的，常常要顺应病机的变化而随时更方，最终达到治愈目的。一击中的固然可贵，随证转方更能够显示出医生思维的灵活和智慧。许多慢性病的治疗过程，有时就像作八股文一样，从头到尾，有"起，承，转，合"，需要较长时间，才能够善始善终，完全治愈。这样的记载才比较真实可靠。在一些名老中医的医案辑中，似乎每个病案都是靠一首处方治好的，其中没有曲折，没有反复，没有收尾，看着神奇，殆不可信。

我在临床看病，丸剂使用得最多，大致占我所开处方的七八成，多年如此，形成了自己的特色。中医用药治病，历来有丸、散、膏、丹、汤等传统剂型，但几十年来，由于不准中医师为每个患者量体裁衣、设计药丸，只准开汤剂，用成药，以致现今全国大部分中医只会开汤剂，不会设计药丸。然而，"汤者荡也，丸者缓也。"我考虑到自己接诊的患者以慢性病居多，宜缓图不宜峻攻，故在十多年前就"冒天下之大不韪"，遇到各种慢性病，先开汤剂，一旦有效，就改做丸剂缓图。丸剂制作简单，服用方便，容易携带，价格低廉，深受患者欢迎。散剂粘喉咙，胶囊容量小，都不如丸剂好。近年来，限制中医的政策有所宽松，首先是膏方在全国推广，起到了良好的效益，如果能够进一步让每一个中医都掌握设计药丸的技巧，大力恢复丸剂在临床的运用，相信能够锦上添花，为中医治病恢复一种曾经被取消的传统手段，开拓一条更为广阔的途径。2014年9月，我在国家中医药管理局第三批优秀临床人才班讲课的前夕，从湖南刘绪银教授那里得知国家有关部门对于做药丸政策放宽的消息，第二天马上在讲课时予以传达，并着重介绍了自己十多年来用丸剂治病的体会，号召大家都来学会设计、运用丸药，由于听课者都是全国各地中医院所的骨干医生，我的发言引起了他们的高度重视，丸剂有望在全国中医界普遍推广，改变汤剂一统天下的局面。可惜国内制作药丸的小型设备落后，会手工制作的老药工稀缺，这需要进一步从政策上扶持解决。

药物的剂量是每一个临床医生都很重视的问题。由于现在对中药的需求量增大，绝大部分中药是人工栽培的，药材的有效成分比古代含量低是客观事实，用药的剂量比古代稍微高一点情有可原。我所用的汤方，大部分仍然是遵循药典规定的常规剂量，只有一些特殊病的特药，剂量可能超出常规。例如：用葛根汤治疗颈椎病，葛根至少要60g才能够起到增加颈动脉血流量、治疗颈动脉供血不足引起的头晕的作用。古方补阳还五汤、散偏汤、四神煎、四妙勇安汤等汤方中，都有一味或几味剂量偏大的药物，所谓"不传之秘在剂量"，这是创方者经过多年摸索才积累的心得与结晶，值得重视，不要轻易减量。倘若个别患者服后不适，可以添加一两种药物进行调节。如大剂量黄芪服后胸满气滞，可以加陈皮理气；大剂量玄参、熟地黄服后腹泻，可以加神曲帮助消化。近年来，有不少学者经过考证，认为经方中的一两相当于现在的15g多，这就大大突破了历来药典规定的剂量。我在使用大青龙汤治疗高热时，麻黄一般用18g到24g，在使用柴胡加龙骨牡蛎汤治疗顽固性失眠时，柴胡用到75g到125g，在使用人参四逆汤治疗糖尿病并发肠胃功能紊乱时，附子用到50g，都没有出现过医疗事故。然而，大剂量用药的前提是：第一，辨证必须精准；第二，必须严格遵守煎服法；第三，中病即止，不必久用；第四，要审慎评估患者的整体情况，特别要注意患者的血压、心脏、肝肾功能等情况，不能攻其一点，不及其余。

中药的毒副作用近年来引起国内外的高度关注，老百姓也常说："是药三分毒"，作为一名临床中医，不能不理性地看待。中医讲究"药食同源"，所有中药的养生、治病作用，都是中华民族祖先们在数千年中采集和尝试天然食物过程中逐渐发现的，同西药有本质的不同，既不是化学合成药，也不经过动物实验。比较而言，从整体来看，中药比西药毒副作用小得多，基本上是安全的。尽管如此，最早的中药著作《神农本草经》还是把药物的毒性问题放在首位考虑。此书根据药物的作用，将365种中药分成上、中、下三品：上品无毒，主养生延年；下品有毒，主治病祛邪；中品则介乎两者之间。大部分属于上品的养生保健药物，如人参、黄芪、枸杞子、菊花等，都是可以长期服用的。即使是那个时代所说的

"有毒"，也主要是指服后口感不佳或服后有不适的感觉，与现代所指的引起肝肾功能损伤等有很大的差别。况且历代中药学家创造了很多药物炮制加工的方法，以消除原生中药材中的毒性。现今的中药材饮片虽不如古代那样精心炮制，但基本上还是保证了药物的安全性。

有的中药并没有毒，但人们误以为有毒。如虫类药蜈蚣、全蝎、蕲蛇、水蛭、壁虎等，这些虫类咬人，可能导致神经中毒，但以其入药，却是能够治疗大病的异体蛋白。中医认为："初病在经，久病入络"，许多疑难杂病、重症危症，光用草木之类药物，不易救治，非得要借助于"虫类搜剔之品"，才能消除血络中的顽疾。国医大师朱良春先生在其著作中对于虫类药有过详细的论述。我在本书中列举了大量使用这些虫类药止痛、止痒、止咳、止喘、止抽搐、止痉挛的医案，还没有发现一例患者出现过严重的毒副作用。

有的中药确实有毒，但对于某些疑难病有特殊疗效，故不应随意放弃，应当设法克服其毒副作用，掌握好用药的剂量，严格遵循其煎服法。例如马钱子，毒性很大，我在治疗强直性脊柱炎等疾病时，除了用炮制过的马钱子之外，还配以蜈蚣、全蝎等善于息风镇静的药物，进一步消除其副作用，剂量又控制在每天不超过0.6g，每次不超过0.3g，用过多例，有的服过多年，没有发现其毒副作用和对肝肾功能的损伤。

有的药物含有某种毒性成分，但未见得这种药物就一定有毒，特别是组成方剂之后，药物在体内的代谢过程我们并不清楚，最重要的是，至今尚没有科学手段可以弄清楚，因此，不能轻易地加以否定。例如朱砂含汞，雄黄含砷，国际上禁止服用这两味药，但最有名的中成药安宫牛黄丸，却含有这两种药，用之醒脑开窍，救治昏迷的患者。且不说台湾地区记者刘海若因为车祸昏迷，服安宫牛黄丸之后苏醒，我在书中也记载了一例乙型脑炎患者，服用了一百余天安宫牛黄丸，苏醒后，没有留下任何后遗症，也没有查到砷、汞在体内沉积的现象。类似于朱砂、雄黄这种情况的中草药还很多，又如：根据国外的研究，发现长期、大量服用含有马兜铃酸的食品，可以导致肾衰竭，所以国内马上禁止使用马兜铃和含有马兜铃酸成分的所有中药。我在书中特意列入了一例用青木香即马兜铃根为主的"验方三剂四煎汤"治疗哮喘取得奇效的医案，说明只要不长期、大量使用马兜铃，就不会中毒。我们不能一旦发现某种中草药中含有某种有毒的单一成分，就禁止使用，甚至连同含有这种药物的中成药也要下架，根本不考虑中草药多数是复合成分，根本不考虑方剂中药物之间有相互作用，根本不考虑复合药物在体内代谢的过程，根本不考虑这种药物使用的历史沿革和当代中医使用的临床经验。这种简单、粗暴的处理方法，将来会导致越来越多的中药材、中成药被无理地淘汰。这样做，貌似是为了保护人民生命健康，其实剥夺了许多患者被治疗的权利。很多西药都有毒副作用，但西医并不因为某种药物有毒，就简单地禁止使用，而是详细地标出，让医生和患者心中有数，慎重选择。在中药的管理和监督方面，我们应该向西医学习。

目前产生中药毒副作用的主要原因，是开方者不懂得辨证用药，包括中医临床医生，一旦药性相反，则必然产生毒副作用。某医科大学教授曾发表论文说，经过他们在全国16家大型医院进行的统计调查发现，中药对肝损伤的毒副作用并不比西药小。我认为这可能是事实。首先，因为西医擅长的是手术治疗，很多内科、妇科、老年性疾病，要么无药可治，要么西药毒副作用大，致使大量西医院的医生转而开中成药给患者服用。能够主动用中成药这是好事，但用中成药也必须辨证，"寒者热之，热者寒之，虚者补之，实者泻之。"这是中医用药最基本的法则，许多西医完全不懂得分辨中医所说的寒热虚实，只能按图索骥，对着说明书，照病开中成药，这必然导致毒副作用，与其说是中药的毒副作用，倒不如说是西医不懂得辨证用中药导致的毒副作用。其次，全国有相当多的中医院给住院患者开出的中药，都是科主任或本科学术权威提供的协定处方，多数是辨病而不是辨证，至少不是精确辨证，协定处方不准随机加减，经治医生只能照开不误。虽然使用这种协定处方的治疗效果，便于用统计学处理，便于发表科研文章，但不能充分体现中医因人而异、辨证论治的优势，不能达到最佳疗效，而那些在有效统计数字之外的无效患者，因为辨证错误，服用后必然产生毒副作用。近年来，"火神派"医家盛行全国，影响很大，如果是真正的阳虚，用附子、干姜、细辛并没有错，只是用大剂量时，要严格遵守煎服法。然而，很多辨证不属于阳虚的疾病，也用温阳的药物长期治疗，必然产生严重的毒副作用。我在广东、上海，都看到过不少因为滥用附子、吴茱萸、川椒等热药导致水肿、疮疡、全身溃烂的患者。有的是剂量过大，煎服不得法，有的完全不属于阳虚，却用杜撰的"扶阳"理论来用药，根本违背了《黄帝内经》"阴平阳秘，精神乃治"的重要原则。

特别需要指出的是，不能严格按照药典的规定所制作的饮片和中成药，如果长期服用，则可能导致肝损伤，希望这一点能引起中药饮片加工企业和中药厂的重视。其中，典型的例子是何首乌，这是一味滋肾养阴、延年益寿的重要中药材，但生首乌可能导致肝损伤，国外已经有研究和报道，传统的炮制方法强调生何首乌必须"九蒸九晒"，变成熟何首乌，方可做成药丸，或长期服用。在《本草纲目》何首乌这味药后面的附方"七宝美髯丹""何首乌丸"等著名的养生方中，有十分详细的炮制何首乌的方法。现代药典对于何首乌的加工也有明确规定。所以，一定要严格按照标准炮制何首乌，不能因为服用了加工炮制不合格的生何首乌导致肝损伤，就认为制何首乌也有毒！

以上，我就自己的成才之路、临床思维方法，以及遣方用药治病过程中遇到的种种实际问题，进行了详细的介绍和解析，希望搭建一座引桥，引领读者进入下一个环节的阅读。汤方实战的全部细节，将通过正文中的各种医案，为读者具体展示出来，这就是本篇导读要达到的目的。

人生苦短，一个人倘若能够一辈子不投机取巧、不弄虚作假、扎扎实实做好一件事，就很不容易。我从事临床几十年，跟我坐堂的学生前后上百人，但写病历、开处方、总结病案等，都事必躬亲，不敢假手他人，以免出错。我的硕士研究生吴娅娜副教授、从事临床的儿子彭坷平、儿媳田桂湘主治医师，为本书的出版做了大量工作，但书中的各种疏漏、错误，仍然在所难免，敬请读者和中西医同行们批评指正。

与我亦师亦友的著名作家蒋子丹，多年来始终关注中医事业的前途和命运，特地为本书撰写了一篇文章"老师累了"，其以细腻的笔调、朴实的文字，真实地勾勒出了我的人生轨迹和心路历程，令我非常感动。我不过是沧海一粟，从蒋老师的这篇特写中，可以看到我们这一辈中医人的担当、奋进、忧患与疲惫。她虽然是写我，然而笔触所向，是我身后这个群体，以及这个群体所处的历史时代背景。这篇佳作已经在《长江文艺》2016年第6期刊登。

首届国医大师朱良春先生与我交往多年，情同父子。2007年12月4日，在收到拙著《我是铁杆中医》一书后的第三天，即致函于我："看了书名，为之一振，展读导论，新意扑面，深得吾心，佳作也，可喜可贺！"信的结尾说："我不喜欢好讲空话、不做实事的人，我乐意与务实的人交朋友，您就是一位。希今后多多联系交流，互勉共进！"听闻2014年将出版拙著增订本，他用大红烫金纸写了一首藏头诗："彭坚教授颂"，予以勉励，并嘱咐要印成彩页放在增订本的前面。我们多次书信来往，电话交流，逢年过节，我都要收到他精心制作的贺卡。去年朱老问我："你还有什么写作计划没有？如果有，早一点把提纲告诉我，趁我还在，给你写个序，留几个字。"我当然求之不得。但当时他已经在为《朱良春全集》的出版忙碌，年且百岁，却不顾老之已至，仍然博极医源，精勤不倦，焚膏继晷，兀兀以求。我不忍心开口，总是想：再等等，等一等，等他忙完了自己的大事，我再去叨扰。未曾料到，老人家突然发病，驾鹤西去，天人永隔，令我痛心疾首，抱憾终生！

谨以此书祭奠这位当代杰出的中医临床家，感恩他对我犹如慈父般的关爱，并献给其他所有已故和健在的国医大师及中医前辈们，以表达我辈中医后来人将不辜负他们的期望，坚定不移地沿着中医临床之路，不断继承、创新的信心和决心！

彭 坚

2019年于长沙一心花苑

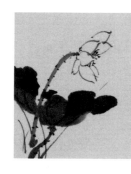

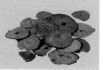

目录

第一类　内科病 ·· 1

一、头痛 ·· 1

ᗒ 大青龙汤治疗外感头痛 / 1

ᗒ 小柴胡汤合桂枝加葛根汤治疗
头痛 / 3

ᗒ 吴茱萸汤合温经汤、桂枝茯苓
丸治疗头痛吐涎沫 / 3

ᗒ 酸枣仁汤治疗头痛失眠 / 4

ᗒ 真武汤合吴茱萸汤、潜阳丹治
疗头部冷痛：血管性头痛 / 5

ᗒ 麻黄附子细辛汤合芍药甘草
汤、止痉散、牵正散治疗面
痛：三叉神经痛 / 6

ᗒ 散偏汤治疗偏头痛：神经性头痛 / 7

ᗒ 通窍活血汤治疗头痛：乙脑后
遗症 / 9

ᗒ 头风神方治疗头昏痛：慢性额
窦炎 / 11

二、胸胁疼痛 ·· 12

ᗒ 大柴胡汤合瓜蒌薤白半夏汤、
生脉散治疗胸心疼痛：心肌炎
后遗症 / 12

ᗒ 厚朴麻黄汤合小陷胸汤、柴苓
汤、参蛤散、皱肺丸治疗胸痛咳
喘：结核性胸膜炎、胸腔积液 / 13

ᗒ 小青龙汤合延年半夏汤治疗咳
嗽胁痛：肋间神经痛 / 15

ᗒ 柴胡桂枝干姜汤治疗右胁疼
痛：慢性胆囊炎 / 17

ᗒ 大柴胡汤合乌梅丸治疗右胁疼
痛：肝内胆管结石 / 18

三、胃痛 ························· 19

　　柴胡陷胸汤治疗心下疼痛：慢性胃炎、胆囊炎 / 19

　　三合清中汤治疗胃痛：慢性胃炎、十二指肠球部溃疡 / 20

　　养胃汤合连梅汤、舒胃散治疗胃痛：慢性萎缩性胃炎、十二指肠炎 / 22

四、腹痛与腹泻 ···················· 24

　　仙桔汤合白头翁汤、柏叶汤治疗腹痛腹泻：慢性非特异性溃疡性结肠炎 / 24

　　补中益气汤合四神丸、附子理中丸治疗腹痛腹泻：慢性肠炎 / 26

　　济生乌梅丸合白头翁汤治疗腹痛腹泻：肠道息肉 / 27

　　保和丸合黄芪建中汤治疗腹痛消瘦：神经性腹痛、十二指肠溃疡、贫血 / 29

　　奔豚汤合五积散、茯苓桂枝甘草大枣汤治疗阵发性腹痛：癔症 / 31

　　芍药甘草汤合止痉散、金铃子散治疗小腹部痉挛疼痛：肾结石 / 34

五、身痛 ························· 36

　　柴胡桂枝汤合二妙散、止痉散治疗身体烦疼 / 36

　　改订三痹汤合瓜蒌薤白半夏汤、双和散治疗身痛胸痛：风湿疼痛、冠心病 / 37

　　二妙散治疗湿热身痛：类风湿关节炎 / 39

　　泄化浊瘀汤治疗浊瘀痹：痛风 / 40

六、咳喘短气 ···················· 41

　　金水六君煎合小青龙汤、苓桂术甘汤、参蛤散治疗咳喘短气：慢性阻塞性呼吸道疾病 / 41

　　柏叶汤合附子理中汤、仙方活命饮、千金苇茎汤、西黄丸、参蛤散治疗咳痰咯血：支气管扩张、肺脓疡 / 44

　　大柴胡汤合柴胡加龙骨牡蛎汤、皂荚丸、桂枝茯苓丸、参蛤散治疗哮喘 / 46

　　验方三剂四煎汤治疗哮喘 / 47

七、失眠心悸 ···················· 48

　　柴胡加龙骨牡蛎汤治疗重度失眠：抑郁症 / 48

　　炙甘草汤治疗心悸：心脏神经官能症 / 50

八、肾病蛋白尿 ……………………………………………………… 52

　　验方五倍子散合青娥丸治疗过
　　敏性、紫癜性肾炎蛋白尿 / 52

九、发热 ……………………………………………………………… 54

　　大青龙汤治疗感冒高热 / 54

　　清瘟败毒丸治疗高热：重感冒 / 56

　　化癖神丹治疗高热：急性喉
　　炎？心肌炎？ / 58

　　定喘汤治疗高热咳喘：支气管肺炎、
　　肺部感染、肺气肿、肺不张 / 59

　　安宫牛黄丸治疗发热昏迷：流
　　行性乙型脑炎 / 62

　　黄芩滑石汤治疗感冒发热：乙
　　肝？ / 64

　　清暑益气汤治疗夏季低热：病
　　毒感染？ / 66

第二类　妇科病 ……………………………………………………… 69

一、痛经 ……………………………………………………………… 69

　　佛手蛋治疗原发性痛经 / 69

　　宣郁通经汤治疗痛经 / 70

　　生龙活虎丹治疗原发性痛经 / 71

　　温经汤治疗痛经、卵巢囊肿 / 72

　　少腹逐瘀汤合桂枝茯苓丸、止
　　痉散、调肝汤治疗痛经：子宫
　　内膜异位症 / 73

　　天仙藤散合逍遥散治疗月经前
　　水肿 / 75

二、崩漏 ……………………………………………………………… 77

　　犀角地黄汤合黄连解毒汤、四
　　乌贼骨一藘茹丸、不补补之方
　　治疗崩漏症：少女功能性子宫出
　　血症 / 77

　　胶艾汤合归脾汤、柏叶汤、四乌
　　贼骨一藘茹丸治疗崩漏：功能性
　　子宫出血症 / 79

　　加减当归补血汤合归脾汤治疗
　　崩漏：功能性子宫出血 / 81

三、腹痛带下 ………………………………………………………… 82

　　当归芍药散合炮甲黄蜡丸治疗
　　盆腔积液卵巢囊肿 / 82

　　暖宫定痛丸合桂枝茯苓丸治疗
　　小腹痛：盆腔积液 / 84

　　乌梅丸合白头翁汤治疗霉菌性
　　阴道炎 / 85

　　济生乌梅丸合黄连解毒汤治疗
　　带下：HPV 高危人乳头瘤病毒
　　感染 / 86

　　二妙散治疗腹痛带下：巧克力
　　囊肿手术后复发 / 89

四、闭经 ···90

📖 三紫调心汤治疗闭经：多囊卵巢综合征 / 90

📖 桂枝茯苓丸合三紫调经汤治疗闭经：多囊卵巢综合征 / 92

📖 瓜石汤合二至丸治疗产后闭经 / 94

📖 两地汤合二至丸治疗多次流产导致闭经 / 96

五、不孕与流产 ·······································97

📖 毓麟珠合寿胎丸治疗不孕症 / 97

📖 彭氏经验方血竭散治疗闭经：多囊卵巢综合征、不孕症 / 98

📖 毓麟珠合三紫调心汤、泰山磐石散治疗不孕症：一侧输卵管切除、两孕两流、多囊病 / 102

📖 当归芍药散治疗不孕：输卵管积水堵塞 / 104

📖 温脐化湿汤治疗痛经、不孕症 / 105

📖 丹栀逍遥散合当归贝母苦参丸、泰山磐石散治疗高催乳素导致流产 / 106

六、备孕 ···109

📖 定经汤治疗月经前后不定期 / 109

📖 两地汤治疗月经提前、量少 / 111

📖 丹栀逍遥散合清经散、二至丸治疗月经提前、量多 / 112

📖 温经汤治疗月经推后、量少 / 113

📖 养精种玉汤治疗月经量少：子宫内膜薄 / 114

📖 寿胎丸合毓麟珠、泰山磐石散治疗胚胎发育不良 / 115

📖 二仙汤合益肾菟地汤、寿胎丸治疗闭经：卵巢早衰 / 117

七、乳腺增生性疾病 ································118

📖 柴胡桂枝干姜汤合化铁丸、调肝汤治疗乳核：乳腺结节 / 118

📖 柴胡桂枝干姜汤合神效瓜蒌散、大补阴丸治疗乳癖：乳腺囊肿 / 121

📖 丹栀逍遥散合神效瓜蒌散治疗乳腺纤维瘤、乳核 / 122

📖 神效瓜蒌散合桂枝茯苓丸、调肝汤治疗乳腺小叶增生合并腺管轻度扩张 / 124

第三类 儿科病 ·····································127

一、感冒与发热 ·····································127

📖 参苏丸治疗风寒感冒咳嗽 / 127

📖 杏苏散治疗凉燥感冒咳嗽 / 128

通宣理肺丸治疗寒包火感冒发热咳嗽 / 129

银翘散合止嗽散治疗风热感冒发热咳嗽 / 130

藿香正气丸治疗发热呕吐腹痛腹泻 / 132

小柴胡汤治疗感冒发热咳嗽 / 134

小青龙汤合止痉散治疗支原体感染久咳 / 135

厚朴麻黄汤、参蛤散、三子养亲汤治疗感冒喘息性咳嗽 / 137

升降散治疗高热：急性扁桃体炎 / 139

仙方活命饮治疗高热：化脓性扁桃体炎 / 140

升降散合犀角地黄汤、葛根黄芩黄连汤治疗高热头痛 / 142

二、小儿白血病 ……………………………………………… 143

小柴胡汤、大青龙汤治疗发热咳嗽：肺部感染 / 143

甘露饮治疗口疮：化疗后副作用 / 144

银白散治疗脾虚发热：化疗后副作用 / 144

当归补血汤加味治疗虚劳：化疗后血象低 / 144

三、鼻炎 ……………………………………………………… 146

苍耳子散治疗鼻渊：小儿慢性鼻炎、腺样体肥大症 / 146

四、小儿多动症 …………………………………………… 148

开口连治疗小儿风火重：小儿多动症 / 148

五、小儿脑白质营养不良 ………………………………… 149

地黄饮子合安宫牛黄丸、加减驻景丸、解语丹治疗瘖痱、目盲：小儿脑白质营养不良 / 149

第四类 中老年病 …………………………………………… 153

加味黄连丸治疗消渴：糖尿病高血糖 / 153

附子理中汤合己椒苈黄丸治疗腹泻：糖尿病并发胃肠功能紊乱 /155

乳香定痛散合顾步汤、西黄丸、九一丹、生肌玉红膏、石斛鬼箭羽方治疗脱疽：糖尿病足 / 158

四妙勇安汤治疗心痛肢麻：糖尿病并发冠心病、神经麻痹 / 163

石斛鬼箭羽方合安宫牛黄丸治疗糖尿病并发中风后遗症 / 164

瓜蒌薤白半夏汤合苓桂术甘汤、理中汤、五苓散、桂枝茯苓丸治糖尿病多种并发症 / 166

葛根芩连汤治疗头痛：高血压 / 167

四妙勇安汤治疗头晕：下肢动脉硬化引起高血压 / 169

乌头赤石脂丸合双和散、参三散治疗真心痛：心肌梗死 / 170

双解泻心汤治疗心痛：冠心病、心绞痛 / 174

桂枝茯苓丸合葛根汤治疗多发性腔隙性脑梗死及颈动脉斑块 / 176

桂枝茯苓丸合参三散治疗颈动脉斑块 / 177

还少丹治疗健忘、尿频：脑萎缩、前列腺肥大 / 179

定振丸治疗颤抖：帕金森病 / 180

第五类　五官科病
··183

一、过敏性鼻炎 ································183

小青龙汤合缩泉丸、玉屏风散、乌梅丸治疗鼻鼽：过敏性鼻炎 / 183

二、咽喉炎 ··································185

麻黄附子细辛汤合苦酒汤、桔梗汤治疗暴喑：急性喉炎 / 185

麻黄杏仁甘草石膏汤合桔梗汤治疗急性咽喉炎 / 187

菖阳泻心汤治疗梅核气：慢性咽喉炎、甲状腺弥漫性病变、双侧结节样病变 / 188

三、口疮 ····································190

泻黄散合甘露饮、宣清导浊汤、鲜竹沥口服液治疗口疮：口腔溃疡 / 190

麻黄附子细辛汤治疗口疮：口腔溃疡 / 193

四、白塞综合证 ·····································195

☞ 甘草泻心汤合升麻鳖甲汤、含
漱方、溻洗方、胡黄连药油治
疗狐惑病：口溃、阴溃 / 195

☞ 四妙勇安汤治疗结节性红斑、
血管炎 / 198

☞ 白头翁汤合加减驻景丸治疗葡
萄膜炎、阴溃 / 199

第六类　骨科病 ·····································202

一、颈椎综合证 ·····································202

☞ 葛根汤治疗寒证颈部酸胀疼痛
僵硬手麻 / 202

☞ 葛根芩连汤治疗热证项强、头痛
头晕、咽喉不适、心慌失眠 / 204

☞ 益气聪明汤合苓桂术甘汤、交
感丸治疗虚热证项强头晕心悸
手麻 / 205

二、肩凝证 ·····································207

☞ 双臂肩膊痛方合指迷茯苓丸、
阳和汤治疗肩凝证：肩周关节
炎、三角肌萎缩 / 207

三、腰腿疼痛 ·····································210

☞ 复元通气散合青娥丸、百损丸
治疗腰腿疼痛：腰椎退行性病
变 / 210

☞ 麻黄附子细辛汤合桂枝茯苓
丸、百损丸、阳和汤治疗髋骨
疼痛：股骨头坏死 / 213

☞ 振颓丸治疗痿痹：类风湿关节
炎、下肢先天性软骨发育不
良？ / 215

四、腰背疼痛 ·····································217

☞ 当归拈痛汤合黄金顶、止痉
散、阳和汤治疗腰背痛：强直
性脊柱炎 / 217

第七类　皮肤病 ·················220

- 桂枝茯苓丸合黄连解毒汤、仙方活命饮、犀角地黄汤、五味消毒饮治疗痤疮 / 220
- 麻黄连翘赤小豆汤合乌梅丸治疗风瘙隐疹：荨麻疹 / 221
- 当归饮子治疗皮肤瘙痒 / 223
- 两地汤治疗血风疮：皮肤瘙痒/224
- 消风散治疗湿疹 / 225
- 四妙勇安汤治疗红斑：丹毒？结节性红斑？硬皮病？ / 227
- 益黄八珍汤治疗黄褐斑 / 228

第八类　恶性肿瘤 ·················230

- 抵当丸合消瘰丸、禹功散、失笑散治疗前列腺癌 / 230
- 抗癌单刃剑合铁树叶方治疗肺癌 / 231
- 大黄䗪虫丸合安宫牛黄丸治疗混合型原发性脑癌术后 / 233
- 大黄䗪虫丸合安宫牛黄丸、禹功散、龙马自来丹、涤痰汤治疗胶质瘤手术后复发昏迷 / 237
- 六军散合人参养荣汤治疗乳腺癌肺转移术后 / 239
- 五味消毒饮合仙方活命饮治疗乳腺癌手术后创口溃疡不愈合 / 242
- 小柴胡汤合五苓散、桂枝茯苓丸、人参养荣汤、琼玉膏治疗结肠癌手术化疗后 / 243
- 当归补血汤加味合琼玉膏加味治疗卵巢腺癌手术化疗后血常规异常 / 245

参考文献 ·················248
老师累了 ·················250
汤方索引 ·················265

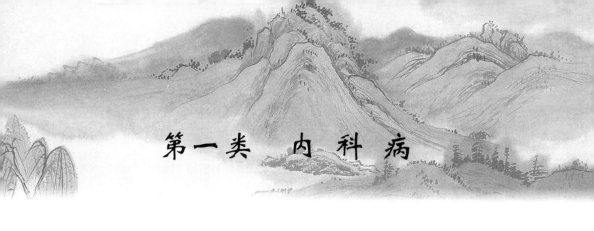

第一类 内科病

一、头 痛

大青龙汤治疗外感头痛

高某，男，19岁，2011年4月25日初诊。患者头痛欲裂，全身肌肉酸痛，怕冷，始终未出大汗，体温39～40℃，已经连续3天住院治疗，体温降不下来，仍在"发热待查"，医院要求患者做骨髓穿刺，家长不同意，然后来门诊看病。察之眼睛发红，烦躁，口渴，咽喉不红，不痛，舌淡红，脉浮紧、滑数。

处方：麻黄18g，桂枝6g，杏仁10g，炙甘草10g，石膏50g，生姜10g，红枣10g，苍术10g。1剂。

水9碗，先煎麻黄15分钟，边煎边去掉浮在药罐上面的泡沫，再加入其他药，煎半小时左右，煎至3碗水。先喝1碗，盖被子取汗，汗出热退，则停服。汗出不多，仍发热者，2小时后，继续服第2碗。再不出汗，则2小时后，继续服第3碗。汗出太多，则喝冷水1杯止汗。

患者服第1碗药后，持续出汗半小时，热退，头痛、身痛减轻，4小时后，又开始发热，38.2℃，继续服第2碗，微微出汗，热退。第2天痊愈。

☞ **用方思路**

大青龙汤出自《伤寒论》第38条，原文曰："太阳中风，脉浮紧，发热恶寒身疼痛，不汗出而烦躁者，大青龙汤主之；若脉微弱，汗出恶风者，不可服之，服之则厥逆，筋惕肉瞤，此为逆也。"本案所有证候表现都符合大青龙汤证。大青龙汤证在重感冒、流感患者中非常普遍。患者除了头痛剧烈之外，还伴有发热，且经常达到39℃以上。但只要属于初起，身上热，不出汗，摸上去干干的，或者出汗不多，脉浮数、浮紧、滑数，没有咽喉剧烈疼痛，都可以用此方。兼有身体肌肉酸痛者，可加苍术10g。此方我在临床用得很多，方中麻黄成人必须用到 18g，3 岁左右的小孩，可用 12g，只要煎煮得法，不但没有副作用，而且往往一剂未尽，就热退身凉。本方煎煮法，一概遵照《伤寒论》大青龙汤方后的介绍，不可违背，否则无效。

头痛是临床最常见的病证，在《伤寒论》《金匮要略》中，有非常详细的记载和众多有效的方剂。我把头痛归纳在新的六经辨证之下，按照方证病机对应的原则进行治疗，效果很好。

太阳病属于表证、热证。头痛若表虚者，必发热、恶风、汗出、脉浮缓，用桂枝汤；后头痛项背强几几，用桂枝加葛根汤。若表实者，必发热、恶寒、无汗、身痛、脉浮紧，用麻黄汤、大青龙汤；后头痛用葛根汤。

少阴病属于表证、寒证。头痛若表虚者，恶风寒、脉缓弱，用桂枝加附子汤；四肢厥冷，因血行不畅、阳气不能通达者，用当归四逆汤。若表实者，恶风寒、反发热、脉沉，用麻黄附子细辛汤。

阳明病属于里证、热证。若阳明腑实头痛，则口渴、大便秘结、脉沉实，用承气汤；若阳明经证头痛，则汗多、口大渴等，用白虎汤；若后头痛，用葛根芩连汤。若阴虚有热头痛，则心烦不眠，用酸枣仁汤。

太阴病属于里证、寒证。头痛若干呕、吐涎沫者，用吴茱萸汤，若再痛经，或痛久体虚，用温经汤；四肢厥逆，用四逆汤。

少阳病属于半表半里证。头痛一般偏于头部两侧，可用小柴胡汤、柴胡加龙骨牡蛎汤；偏实热者，用大柴胡汤；偏虚寒者，用柴胡桂枝干姜汤。

厥阴病属于寒热错杂，或上热下寒。头痛可用乌梅丸、半夏泻心汤等。外治法则有头风摩散，用之治疗阵发性头痛。

疼痛属于虚证者，一般是隐隐而痛；属于实证者，一般是胀痛、剧痛；属于痰湿者，一般是晕痛、昏痛；属于血瘀者，一般是刺痛。这个规律，也基本适合于其他疼痛证。

《伤寒论》的六经辨证、方证对应临床思路，不仅是辨治外感热病的总纲领，也是辨治所有疾病的总纲领、总原则。太阳病头痛，即使不发热，只要有怕冷、身热，不出汗，脉浮紧，烦躁或紧张等症状，仍然可以用大青龙汤。胡希恕、刘渡舟等先生的医案中，都有类似治疗病例。

当然，经方并不能通治所有的头痛证，后世也创制了许多卓越的方剂，应当根据病情合理地选择使用。

小柴胡汤合桂枝加葛根汤治疗头痛

宋某，女，43岁，2011年3月14日就诊。自诉后脑勺部、头部两侧疼痛多年，西医排除颈椎压迫、高血压病，按照神经性头痛治疗2年无效。发作严重时恶心欲呕，全身发冷、发热。患者头痛自2002年开始发作，近10年中每月即大发作几次，平时头晕，两太阳穴及后头部隐痛，须按压方舒，月经及白带正常，舌质淡红，薄白苔，脉沉细。现在已经发作2天。

处方：柴胡18g，黄芩15g，半夏10g，党参15g，桂枝10g，白芍30g，葛根50g，川芎10g，天麻10g，生姜10g，红枣10g。7剂。

3月21日二诊：患者头痛显著减轻，方已对证，原方加减做丸剂巩固疗效：桂枝30g，白芍60g，葛根90g，半夏30g，川芎60g，全蝎60g，天麻30g，白参30g，土鳖虫30g，白芷60g，蜈蚣50g，细辛15g，黄芩30g，柴胡30g。1剂，为蜜丸，每次9g，每天2次。连服2剂药丸，随访半年多再未发作。

☞ 用方思路

小柴胡汤出自《伤寒论》，是治疗少阳病的正方。原文第96条云："伤寒五六日中风，往来寒热，胸胁苦满，默默不欲饮食，心烦喜呕。或心中烦而不呕，或渴，或腹中痛，或胁下痞硬，或心下悸、小便不利，或不渴，身有微热，或咳者，小柴胡汤主之。"原文中列举了四大主证，七大或然证，为后世医生采用"方证对应"的临床思路提供了充分的依据。本案从发作时忽冷忽热、恶心欲呕、痛在两侧来看，显然属于少阳病、小柴胡证；从后头痛和按之则舒，以及脉舌来看，兼见太阳病桂枝加葛根汤证，故将两方合用，再加川芎活血止痛、天麻祛风定晕，一诊即获效。但病程近10年，"久病入络"，故二诊加虫类药搜剔顽邪，防止复发。

吴茱萸汤合温经汤、桂枝茯苓丸治疗头痛吐涎沫

刘某，男，65岁，2009年8月12日就诊。患者头痛、头晕、吐涎沫3天。自诉头痛已经20余年，因受寒而起，每遇天气寒冷时发作，发作时巅顶胀痛，口中流清涎，干呕，平时则经常头晕，乏力，头部微热，四肢冰冷，大小便尚可，有脑梗死病史，面色㿠白，形体清瘦，舌瘦，舌质淡、偏暗，苔薄白，脉弦细。

处方：吴茱萸10g，半夏10g，炙甘草10g，白参10g，麦冬10g，牡丹皮10g，桂枝10g，桃仁10g，赤芍10g，茯苓15g，川芎10g，当归10g，黄芪30g，蔓荆

子10g，细辛3g，生姜10g，大枣10g。7剂。

患者自诉服上药7剂后症状消失，随访半年未发作。

☞ 用方思路

《伤寒论》第378条云："干呕，吐涎沫，头痛者，吴茱萸汤主之。"方中吴茱萸、生姜、人参、大枣共4味药，可温胃益气、散寒止呕、止痛。患者头痛、吐涎沫，舌淡，脉弦细，为太阴病头痛，属于里证、寒证、虚证，正是吴茱萸汤所主。如果病情单纯，此方原可胜任。然而患者病程长达20余年，屡次发作，头热、肢冷，面色㿠白，舌质偏暗，又有脑梗死病史，说明其血行不畅，阳气不能通达全身，证候非常明显，病久已入血络。故用含有吴茱萸汤在内的温经汤合桂枝茯苓丸治疗。温经汤与桂枝茯苓丸是妇科名方，后者长于活血化瘀，用于治疗因血行不畅而导致的子宫肌瘤；前者长于温经散寒、养血益气，用于治疗气虚血亏、血瘀有寒的各种妇科病。只要病机相同，即使是妇科方，也可以用治男子，因为中医是以辨证为主，辨病为次的。

温经汤中本来包含有吴茱萸汤的吴茱萸、生姜、人参3味药在内，再去阿胶的滋腻，加细辛、蔓荆子，专治头痛，加黄芪补气以助血行，全方综合发挥养血益气、活血化瘀、温寒止痛的作用，因此仅服7剂，头痛便不再发作。

酸枣仁汤治疗头痛失眠

周某，女，42岁，2010年9月25日就诊。患者头痛，昏胀，头部"不清醒"，睡眠不好，梦多，月经量少，大便偏干，已经持续了半年，面色憔悴，舌红无苔，脉弦细数。

处方：川芎30g，知母10g，酸枣仁30g，炙甘草10g，茯神30g，香附10g，白蒺藜30g，首乌藤30g，丹参15g，合欢皮10g，生地黄30g。7剂。

10月3日二诊：上方效果显著，连续7天睡眠安稳，头部也轻松许多，面色与精神状态都有改善。原方不变，加柏子仁、灵芝，做成蜜丸善后。

☞ 用方思路

《金匮要略》原文云："虚劳虚烦不得眠，酸枣仁汤主之。"方中共5味药，以酸枣仁补虚敛神安眠，知母清热滋阴，茯苓安神定悸，川芎解郁活血，炙甘草缓急和中。本案为阳明病头痛，属于里证、热证、阴虚证。由于长期睡眠不好，患者往往精力不支，面容憔悴，头痛头晕，烦躁易怒。凡见到头痛与失眠同时存在，而又脉偏沉细数，大便偏干，舌象偏红的，即属于"虚烦不得眠"，不宜用苦寒清热、介类潜阳之品，当滋阴清热，养心安神，疏肝解郁，此方切中肯綮。原文虽然无一字提及头痛，但川芎一味，明显为头痛所设，而失眠与头痛的内在关系，也一目了然。以我的经验，川芎可以重用至 30 克，茯苓可以改为茯神，再配香附，后世名方"交感丸"，安神效果更好，再加生地黄，配合原方中的知母，以增强滋阴的作用，白蒺藜、首乌藤、丹参、合欢皮，均属轻灵镇静安神之品，对于治疗头痛、失眠均有效果，白蒺藜、合欢皮、香附又有疏肝解郁的作用，与本方搭配非常得当。

真武汤合吴茱萸汤、潜阳丹治疗头部冷痛：血管性头痛

周某，男，67 岁，退休教师，1997 年 7 月 26 日初诊。患者身体素好，但多年来经常头部冷痛，终年不能脱帽，即使大热天仍然如此，起因于 10 余年前冬天，外出淋雨所致。经过很多次检查，3 年前确诊为血管性头痛。患者自诉头部疼痛剧烈，发冷发紧，得热稍舒，口不渴，大便干结，每剧痛时，即头部大量出冷汗，血压升高，眼珠发红，持续半小时左右，头痛消失，眼珠红色消退，血压也恢复正常。察其面色㿠白，舌胖淡，苔白腻，脉浮紧，时值夏天，仍然头戴绒帽，脱帽以后，触摸其头部，冷汗黏手。

此为阳虚寒凝，当温阳散寒，处以真武汤合吴茱萸汤、潜阳丹加减：附片 10g，白术 10g，茯苓 10g，白芍 10g，生姜 10g，吴茱萸 15g，半夏 10g，党参 10g，炙甘草 10g，麻黄 5g，细辛 5g，白芥子 10g，地龙 30g，龟甲 15g，砂仁 20g，红糖 30g（同煎）。5 剂。

8 月 5 日二诊：服上方后，患者疼痛完全缓解，精神好转。仍用原方 5 剂，吴茱萸改为 5g，每剂加雪莲花 1 朵，制成蜜丸，每服 10g，每日 2 次，早晚各 1 次。服完 1 剂，大约两个半月之后，疼痛不再，至今未发，冬天也无须戴帽。

☞ 用方思路

本案头痛，当属太阴病里证、寒证、虚证，有阳气虚寒、虚阳上浮、寒湿凝聚三种病机，故一诊选用真武汤合吴茱萸汤、潜阳丹三方合方。

吴茱萸汤是治疗属于里证、寒证、虚证头部冷痛的专方。真武汤则出自《伤

寒论》第82条，原文云："太阳病发汗，汗出不解，其人仍发热，心下悸，头眩，身䁀动，振振欲擗地者，真武汤主之。"原方共5味药，附子辛热温肾，白术健脾燥湿，茯苓淡渗利湿，生姜散寒祛湿，芍药敛阴和营，所适合的病机是阳虚有寒湿。两方相合，治疗阳虚有寒有湿的头痛，效果倍增。

由于患者正在发病，疼痛剧烈，因而吴茱萸用量超过常量，加红糖同煎，是出自蒲辅周先生的经验，可以减缓大量用吴茱萸带来的温燥之弊；再加麻黄、细辛、白芥子，以通阳、温寒、化痰，增强止痛的作用，其中暗合麻黄附子细辛汤之意。患者又见舌苔白腻、脉浮紧、额上冷汗，这是另外一种病机，为阴邪内盛、逼阳上浮所致，原方不能完全解决，故加砂仁温阳化湿，龟甲、地龙潜阳，这是合用了郑钦安先生的潜阳丹。

张仲景治疗各种阳虚、寒湿的方剂，都以温阳、通阳、渗利为法，几乎没有芳化和潜镇。叶天士提出"通阳不在温，而在利小便"，首创芳香化湿之法，连对叶天士十分挑剔的徐灵胎都评价说："治湿不用燥热之品，皆以芳香淡渗之药，疏肺气而和膀胱，此为良法。"但叶天士的芳香化湿，是针对湿热交缠而设的。清末四川名医郑钦安则针对寒湿内盛、逼阳上浮的病机，创制了一首"潜阳丹"，药仅4味：附子24g，温阳；龟甲6g，潜阳；甘草15g，和中；砂仁用至30g，其辛温芳香之性，既可入脾，温化寒湿，又可入肾，纳气归元。如此病机阐释，如此组方思维，无疑是对仲景学说的一大贡献。因为患者脉浮紧、舌苔白腻、额上冷汗，病机与寒湿内盛、逼阳上浮相符，所以我合用了潜阳丹，并加地龙一味，取其咸寒润下，既可监制全方，不使其过于辛热，又有降压通便的作用，防止变生他证。

二诊加雪莲花，是考虑到病根是因感受寒湿而起。长期不愈，又导致阳气受损，而雪莲花祛寒湿、温阳气，能与全方融为一体。

麻黄附子细辛汤合芍药甘草汤、止痉散、牵正散治疗面痛：三叉神经痛

彭某，女，71岁，2008年9月15日就诊。患者三叉神经痛3年，稍冷即发，夜间发作频繁，近半月来每天发作多次，服卡马西平等西药已经没有效果。舌质嫩红，有瘀斑，薄白苔，脉沉细，面色晦暗。

处方：麻黄6g，附子10g，细辛3g，白芍30g，炙甘草10g，全蝎10g，蜈蚣1条，白附子5g，僵蚕10g。5剂。

二诊：患者诉服药后夜间三叉神经痛发作频率减少，5 天仅发作 3 次，且程度较服药前减轻，舌脉如前。效不改方，仍服原方 7 剂，再用原方加减做水丸缓图。

处方：麻黄 30g，附子 60g，细辛 30g，乳香 50g，没药 50g，蜈蚣 30 条，全蝎 30g，白附子 30g，僵蚕 30g，防风 30g，黄芪 60g，土鳖虫 60g。水丸，早、中、晚各 1 次，每次 5g。服用水丸 2 剂后，疼痛完全消除。

☞ **用方思路**

麻黄附子细辛汤出自《伤寒论》第 301 条："少阴病始得之，反发热，脉沉者，麻黄附子细辛汤主之。"本方药仅 3 味，以麻黄祛寒，附子温阳，细辛通经、散寒、止痛。凡是少阴病，属于表证、寒证、实证者，只要符合这种病机，无论表现为什么病证，都可以用此方治疗。患者对于寒冷特别敏感，遇天气寒冷即发，接触冷物亦发，脉沉细，苔薄白，面色晦暗，一派少阴寒实之证，故用麻黄附子细辛汤。此方治疗三叉神经痛有效，临床早有报道。由于疼痛异常，除了合用芍药甘草汤缓急止痛之外，尚加蜈蚣、全蝎、僵蚕、白附子，即合用止痉散（蜈蚣、全蝎）、牵正散（白附子、全蝎、僵蚕），借助虫类搜剔之品，加强止痛效果。一诊获效后，为巩固疗效，防止复发，二诊再加乳香、没药活血止痛，黄芪、防风固外祛风，做成药丸长期服用。

散偏汤治疗偏头痛：神经性头痛

杨某，女，41 岁，已婚，生育两胎，1975 年 5 月 15 日初诊。患者产后患偏头痛，长达 17 年，每月疼痛的时间多至 20 天或以上。每天发作时，左眼先有金光闪动，接着左半边头痛，痛如刀割，如针刺，然后扩散到整个头部，变为胀痛。完全靠服用止痛片缓解痛苦，每天须服 10～15 片。患者面色㿠白，眼圈暗黑，舌淡微青，口不渴，大便秘结，脉象模糊，似有似无。此为痰瘀交阻，当疏肝活血化痰。

处方：川芎 30g，白芷 1.5g，柴胡 3g，白芍 15g，甘草 3g，香附 6g，郁李仁 3g，白芥子 9g。5 剂。

5 月 21 日二诊：患者反映，服用第 1 剂药时，疼痛程度超过以往任何一次，忍痛半小时以后，头脑格外清醒，逐渐将 5 剂药服完。5 天内疼痛大为减轻，仅仅服过 2 次止痛片。察其面色，已比初诊时有所红润，精神也振作了许多，脉缓，舌淡，大便通畅。原方加地龙 30g，续服 15 剂。

30 年后，患者之女告知其母服药 30 多剂之后，头痛痊愈，至今未发作。

☞ **用方思路**

散偏汤出自《辨证奇闻》，是治疗半边头痛的专方。药物的组成有严格的规定，即：川芎 30g，白芷 1.5g，柴胡 3g，白芍 15g，甘草 3g，香附 6g，郁李仁 3g，白芥子 9g。方中川芎祛风活血止痛，尤其善于治疗少阳两额痛、厥阴巅顶痛，为君药；白芷芳香上行走阳明经，助川芎止痛，为臣药；柴胡、白芍、甘草、香附疏肝解郁，为佐药；白芥子消痰，郁李仁活血利水，为使药。

从我的临床经验来看，全方不仅结构严谨，而且在药物的选择和剂量的比例方面，都别具匠心。很少有人将川芎用到 30g，很少有人将郁李仁作为止痛药应用，很少有人将方剂中君药与臣药的剂量之差设计到 20∶1。初次接触这首方剂，我就感到这可能是其创造独特疗效的三个基点，30 年来，我常用本方治疗偏头痛，效如桴鼓。但须掌握好其中辨证用药的几点要素，才不致有误。

本案是我出师独立临证时治疗的第一个大病。按照原方剂量开出处方时，因为川芎超出常用量，药店不肯抓药，让患者向医生询问清楚，以免出事故。我请示伯父该如何处理，伯父沉思再三，谈到他的一次教训：他曾经用张仲景的酸枣仁汤治疗一例失眠证，没有效果，后来另一医生仍取原方，只将方中的川芎加到 30g，患者安然入睡。"这说明大剂量的川芎确有麻醉镇静的作用，散偏汤中的川芎超乎常量，必有所为，必有所本，不必疑虑。"伯父作如此解释，我仍然心存畏惧，给患者作了详细说明。由于预先有所准备，患者在服药时，才能忍痛坚持服完。使多年沉疴，霍然而愈。

该案有本人的两处用药心得。其一，大剂量用川芎时须配地龙。川芎为活血止痛要药，辛温燥烈，具有上行之性，煎剂的一般用量为 5～10g，而散偏汤中川芎的剂量多达 30g，非如此大的量，无以达到止痛效果，但每治疗一个病例，患者均反映服第一次药头痛更甚，古人虽有"药不暝眩，厥疾弗瘳"的明训，但那是说给医生听的，服药后反应大，不免给患者带来精神负担，应当设法克服。于是，我在方中加地龙 30g，取其咸寒下行之性，削弱川芎燥烈之弊，以柔克刚，发挥了很好的作用。其二，郁李仁配白芥子为破痰瘀对药。白芥子可以化痰止痛，众所周知，该药陈士铎方中用得最多，但对于郁李仁，以前我只了解其润肠通便的作用，散偏汤中为何要用此品？一直无法理解。后来发现长期患偏头痛的患者，多数脉涩，大便秘结，领悟到是因为长期头痛之人，气血奔集于上而不下行，故导致便秘；痰瘀交阻，故见到脉象艰涩或模糊。《珍珠囊》记载：郁李仁"破血润燥，专治大肠气滞，燥塞不通"。《本草新编》又记载："郁李仁入肝胆二经，去头风之痛；又入肺，止鼻渊之流涕。消浮肿，利小便，通关格，破血润燥，又其余技。虽非常施之品，实为解急之需。"由此可见，郁李仁既可通便，又能止痛，集破血、润燥、利水之功用于一身，与白芥子为对，有很好的消痰化瘀止痛的作用，临床、读书至此，才得以明白。后来我在治疗慢性鼻炎时，经常用郁李仁、白芥子这一对药，得益于当时对散偏汤的思考。

通窍活血汤治疗头痛：乙脑后遗症

脑膜受压引起的头痛，往往十分剧烈，而且伴随反射性呕吐，大部分是脑瘤、脑部囊肿压迫所致，需要手术切除才能够缓解。我曾经治愈过一例乙脑后遗症的患者，因为周期性地颅内压增高，出现周期性的剧烈头痛，长年发作。

那是在近30年以前，我还是湖南中医学院的一个中年教师。一个已经从本院药学系毕业的女学生来找我，患者汤某，女，27岁，未婚，在省医药公司工作，1987年6月8日初诊。患者主诉：5年前在农村实习时，曾患乙型脑炎，治愈后，留下后遗症，经常头痛。去年以来，头痛越来越严重，每个月持续20余天，开始时尚能忍受，服用去痛片或其他中药能缓解一时，到最后几天，头痛如破，诸药罔效，只能靠注射甘露醇，降低颅压，才能缓解，舒服几天之后，病又复发，周而复始。求医无数，包括本院的几名著名教授，服药数百剂，始终没有取得根本性突破。

我察之患者面色灰暗，白睛呈现青蓝色，舌边有一二处瘀斑，舌下络脉青紫，脉沉细，月经量多，有血块，就诊时，新的疼痛周期尚未开始。此为瘀血凝聚于脑，当活血化瘀，处以通窍活血汤加减：麝香5g，当归10g，川芎15g，赤芍10g，麻黄10g，上肉桂5g，细辛5g，白芥子10g，全蝎10g，蜈蚣5条，血竭20g，三七20g，琥珀20g，苏合香3g，安息香3g。2剂，研末，装胶囊，每日服3次，每次5粒，大约2g，饭后开水送服。可服用1个月。

二诊：疼痛大为好转，月经量仍多，颜色转红，但无血块。原方加诃子15g，乌梅20g，2剂。仍为胶囊，续服1个月。

40多天以后，患者和他的男友一同来送请帖，他们准备结婚，告疼痛已经痊愈。我察之面色白里透红，双眸清澈，舌边以及舌下的瘀斑变浅。可以不再服药。

3年后回访，此后再没有复发，已经生一男孩。

☞ 用方思路

通窍活血汤出自《医林改错》，原方为：赤芍3g，川芎3g，桃仁9g（研泥），红花9g，老葱3根（切碎），鲜姜9g（切碎），红枣7个（去核），麝香0.2g（绢包），黄酒250ml。

原方煎服法："用黄酒半斤，将前七味煎一盅，去渣，将麝香入酒内，再煎二沸，临睡服。"

这个病案确诊为瘀血阻滞脑络并不难，因为证候基本齐备；选择通窍活血汤治疗也不难，因为此方善于治疗头部瘀血，是对证之方。但我最终在使用这首方剂时，还是颇费思量。

王清任说："通窍全凭好麝香，桃红大枣老葱姜，川芎黄酒赤芍药，表里通经第一方。"首先，方中的麝香价格昂贵，不易求得，纯度高的更难找到，既然难求，有人提出用白芷、细辛代用，用在别处也许行，但在这个案例中，麝香则无可替代，因为患者患的是脑炎后遗症，只有麝香等少数药物可以透过血脑屏障，发挥药效，而其他替代品难以做到。幸亏患者是在医药公司工作，当时还有条件批到天然麝香，因此才能够获得显著的疗效。如今国家有人工养麝场，又可以从麝鼠中取得麝香，并且已经有了人工合成麝香，药材的来源基本得到保障。其次，通窍活血汤是采用汤剂，对这种周期性发作的病不合适。因为在未发作阶段服用，恐药重病轻，药过其所；在发作高潮期服用，又违背了治邪当"避其锋芒"的原则，恐体内产生格拒。因此，我选用了散剂的方式缓图，去掉原方中的黄酒、老葱、大枣、生姜，加上肉桂、细辛温阳散寒，三七、血竭、琥珀活血消瘀、定痛安神，麻黄、白芥子通络化痰，蜈蚣、全蝎搜剔止痛，再加苏合香、安息香，以增强麝香的通窍作用。全方为通窍活血汤、麻黄附子细辛汤、止痉散三方加减，虽药力雄健，但避开了桃仁、红花、三棱、莪术等破血药，以防动血产生崩漏。

二诊加诃子、乌梅二味酸收药物，是遵循古人所谓"发中有收，张中有弛"之意，以免辛散太过，便于久服。

头风神方治疗头昏痛：慢性额窦炎

头痛的类型和治疗方剂很多，但额窦炎引起的头痛，别有一种感受，一般治疗药物效果不显，患者也为这种似痛似昏的感觉所困扰，终日无法摆脱。10多年前，我治愈了第一例慢性额窦炎患者，至今印象尤深。

周某，女，45岁，头痛10余年，终日前额昏痛，记忆力下降，服药无数，少有疗效，1999年4月5日初诊。10余年来，患者为治疗头痛，遍访各地名医，头痛仍时好时坏，未显著改善，亦未继续恶化。查阅患者服用过的药方，计有羌活胜湿汤、补中益气汤、益气聪明汤、清上蠲痛汤、川芎茶调散、麻黄附子细辛汤、通窍活血汤等，均服头2、3剂时似乎有效，后来又恢复原状。西医认为是神经衰弱、抑郁症，要么不开药，要么开出的药物服后副作用大，家人难以理解，医生无计可施。察之患者形容憔悴，眉头紧锁，舌淡脉缓。我正在犹豫不决时，患者忽然提到，多年前，西医曾诊断她患有额窦炎，但既无流涕症状，亦不曾治疗。

考虑良久，处以头风神方：土茯苓120g，川芎10g，辛夷5g，玄参24g，蔓荆子10g，天麻10g，防风10g，黑豆15g，灯心草3g，金银花15g，细茶5g，黄芪50g，当归15g。10剂。

服上方后，患者头痛基本痊愈，神情开朗，眉头舒展，面露笑容。嘱咐以后每遇发作时，均以本方加减，服7～10剂，治疗大约3个月，一如常人，至今未发。

☞ 用方思路

缪希雍《先醒斋医学广笔记》中的"头风神方"，在杨栗山的《伤寒温疫条辨》中，又称作芽茶煎，用来治疗头痛。两书对此方的评价都很高，但是，究竟是治疗什么性质的头风、头痛，书中记载简略，后人似乎没有谁用过此方。引起我好奇的是方中的药物，用于止痛的并不多，突出的是主药土茯苓，用量达到100g以上，这在古方中是少见的。土茯苓自《本草纲目》始入药，最早用于治疗梅毒，后来用于解铅汞之毒及痈疽毒疮之火毒，朱良春先生用此来解痛风尿酸积淀之毒，皆有效，但用来治疗头痛，理由何在？始终不可理解。因此，我得此方20余年，始终存疑待考，备而未用。直到遇上这个案例，在常规治法无效时，才想到了此方。患者的头痛，应当是一种隐匿的、难以消除的炎症所致，与一般的神经性、血管性头痛不同，治疗当另辟蹊径。

头风神方共 10 味药，大剂量土茯苓，配以金银花、玄参、黑豆，是为清热解毒而设，川芎止痛，天麻定眩，防风祛风，灯心草、细茶引热下行，辛夷更是治疗鼻炎专药，整首方好似专为额窦炎头痛而设，故我处以原方、原剂量，因为困顿已久，加当归补血汤以调养气血，使得困扰患者十几年的头痛得以霍然而愈。

由此可见，医者除了多看病之外，还要多读书，多储存一些有价值的信息，日后可能用得上。一个临床医生遇到"山重水复疑无路"是常有的事，平日留心古人、旁人的经验，适时运用，则可能峰回路转，"柳暗花明又一村"。

二、胸胁疼痛

大柴胡汤合瓜蒌薤白半夏汤、生脉散治疗胸心疼痛：
心肌炎后遗症

甄某，女，35 岁，2008 年 11 月就诊。两年前患心肌炎，经常胸闷、心痛，头晕，易疲劳，口苦，小便黄，大便偏干，月经尚可，舌淡红，苔薄黄，脉弦细滑。

处方：瓜蒌皮 10g，薤白 10g，半夏 10g，柴胡 10g，黄芩 10g，枳实 10g，虎杖 15g，赤芍 10g，西洋参 10g，麦冬 10g，五味子 5g，生姜 10g，红枣 10g。14 剂。

二诊：上方有效，症状基本消失，嘱注意休息，有不适时，可以继续服用。

☞ **用方思路**

大柴胡汤出自《伤寒论》第 103 条："太阳病，过经十余日，反二三下之，后四五日，柴胡证仍在者，先与小柴胡汤，呕不止，心下急，郁郁微烦者，为未解也，与大柴胡汤下之则愈。"

瓜蒌薤白半夏汤出自《金匮要略·胸痹心痛短气病脉证并治》第 4 条："胸痹不得卧，心痛彻背者，瓜蒌薤白半夏汤主之。"胸痹心痛，多数是冠心病表现的症状，属于太阴病，寒证、里证者居多，《金匮要略》根据虚实，分别用瓜蒌薤白半夏汤、理中汤予以治疗。前者通阳理气，后者温阳补气，这在临床上已经有了共识。因此本案选择了另外一类胸痹心痛患者的案例予以介绍。本案是心肌炎后遗症患者，从胸闷、心痛、口苦、小便黄、大便偏干的证候来看，属于少阳病，大柴胡汤证，故主方选用大柴胡汤，改大黄为虎杖，是因为大黄煎煮的要求高，患者不容易掌握，虎杖则既有大黄降火通便的功能，又耐煎煮，尚能够活血化瘀。

张仲景的两首瓜蒌薤白制剂，必须加酒才能通阳，合用去酒的瓜蒌薤白半夏汤，是取其宽胸理气的作用，加强大柴胡汤调节气机的效果。但因为患者病程较长，日久必虚，头晕、易疲劳，故加西洋参、麦冬、五味子，即合用生脉散，以照顾心肺气虚、阴虚的一面。

生脉散出自《内外伤辨惑论》，共3味药，以人参甘平，大补元气，益气生津；麦冬甘寒，养阴生津，清热除烦；五味子酸收，敛肺止汗，滋肾生津。此方大量用于气阴两虚的各种病证，人参现在一般用西洋参代替。

从我的临床经验来看，胸痹心痛，属于冠心病的患者，多表现为太阴病寒证；慢性心肌炎的患者，多表现为少阳病热证、虚实夹杂。

厚朴麻黄汤合小陷胸汤、柴苓汤、参蛤散、皱肺丸治疗胸痛咳喘：结核性胸膜炎、胸腔积液

潘某，女，湘潭市人，88岁，2010年2月12日初诊。患者素有结核性胸膜炎、胸腔积液病史。1个月前感冒咳嗽，服药不愈，又连续输液1周，病情未得到控制。现咳嗽气喘，通宵达旦，不能平卧，咳则右胸部牵引疼痛，咳痰清稀如泡沫状，尿少，口干，舌微红、有津液，脉弦数。

用厚朴麻黄汤加减：麻黄6g，厚朴10g，杏仁10g，石膏30g，半夏10g，五味子10g，干姜10g，细辛5g，蜈蚣1条，全蝎10g，葶苈子30g，猪苓10g，车前子30g，大枣10个。7剂。

2月19日二诊：服上方后，咳嗽、气喘、胸痛均有减轻，口干，睡眠差，大便干结，右胸部仍然胀，咳嗽，纳差，小便少，舌红，脉弦细。

用小陷胸汤加减：瓜蒌皮15g，黄连6g，薤白10g，枳壳10g，天花粉10g，茯苓30g，泽泻15g，猪苓10g，车前子30g，西洋参10g，半边莲30g，酸枣仁30g，龙葵30g，瓜蒌仁30g，莱菔子15g。14剂。

5月27日三诊：两个多月前服上方后，病情基本缓解。前几天受寒，怕冷，阵热，咳嗽，气喘，右胸疼痛，下肢肿，小便少，大便结，舌红苔白，脉弦数。西医检查有胸腔积液，建议抽胸腔积液，患者希望先服中药。

用柴苓汤加减：柴胡10g，黄芩10g，西洋参10g，半夏10g，炙甘草10g，生姜10g，大枣10g，虎杖30g，桂枝10g，茯苓30g，泽泻10g，猪苓10g，杏仁10g，葶苈子30g，车前子30g，蜈蚣1条，全蝎10g。7剂。

6月2日四诊：服上方后，症状均有所减轻，患者原准备去医院抽水，经检查后发现胸腔积液减少，决定暂时不抽。右胸微胀痛，偶尔咳嗽，行动则微喘，乏力，大便秘结，几天不解，寐差，舌红，脉细缓。当标本兼治，以治本为主。

用参蛤散加减，为药丸缓图：蛤蚧5对，沉香20g，紫河车120g，西洋参60g，五灵脂30g，川贝30g，水蛭50g，柏子仁30g，莪术30g，当归60g，熟地黄60g，芦荟30g，地龙60g，苏子50g，葶苈子50g，车前子50g。1剂，为蜜丸，每天2次，每次9g。

3个月后随访，病情稳定，行动自如。

☞ 用方思路

患者初诊表现的症状为咳喘胸满，不能平卧，咳引胸痛；主要病机为寒饮内阻，气逆于上。内有寒饮，故咳痰清稀，如泡沫状；寒饮开始化热，故尿少、口干、舌红、脉数；胁下有悬饮，故咳喘引痛。这是一种寒热错杂的病机，宜用厚朴麻黄汤加减。

该方出自《金匮要略·肺痿肺痈咳嗽上气病脉证并治》第8条："咳而脉浮者，厚朴麻黄汤主之。"原文比较简略，脉浮，表示病位在上，气机上逆，因而咳嗽、胸满、气喘。此方即小青龙汤去桂枝、白芍，加厚朴、杏仁降气平喘，加石膏清解郁热，加浮小麦益心气。咳喘引起胸痛，本属于"悬饮"，《金匮要略·痰饮咳嗽病脉证并治》第2条云："饮后水流在胁下，咳唾引痛，谓之悬饮。"第21条云："病悬饮者，十枣汤主之。"十枣汤为峻下逐水之品，患者年寿已高，难以承受，故不用。我去原方的浮小麦，改以大枣和胃，再加葶苈子、车前子、猪苓降气利水，加蜈蚣、全蝎解痉、止痛。

二诊见所有症状均已减轻，但寒饮化热，气机阻滞，虚热显露，故用小陷胸汤去半夏之燥，加天花粉养阴，西洋参益气，酸枣仁安神，枳壳、薤白理气止痛，瓜蒌仁通便，莱菔子消食，猪苓、茯苓、车前子、龙葵、半枝莲消水，病情得以缓解。

三诊是病愈后又复发，患者不想再去医院输液、抽水，想先用中医治疗。因为病从外感受寒而来，患者有怕冷、阵热、咳喘症状，符合小柴胡汤四大主证之一的"往来寒热"、七大或然证之一的"或咳者"，故选用小柴胡汤和解少阳；患者有肢肿，小便少，怕冷表现，故选用五苓散解表、利水，此即柴苓汤；有胸痛，合用止痉散。三方合一，再加杏仁、葶苈子、车前子止咳、平喘、利尿，加虎杖通便，病情得以缓解，胸腔积液也无须再抽。

四诊为丸剂，以参蛤散为主缓图以治本。参蛤散出自《普济方》，仅两味药，以人参益肺补气，蛤蚧补肾纳气，是治疗虚喘、固本的名方。我再加紫河车、熟地黄、当归补肝肾、养精血，沉香、地龙、苏子、葶苈子、车前子纳气平喘，水蛭、五灵脂活血，川贝化痰，芦荟降火通便。柏子仁、莪术、五灵脂等组方名"皱肺丸"，朱良春老认为其有改善肺功能作用。

感冒咳嗽，如果治疗不当，容易引发旧疾，特别是内有水饮之人，输液过度，往往加重病情。本案患者旧有胸腔积液史，连续输液数天后，不仅咳喘加剧，连带胸腔积液复发，胸部牵扯疼痛。一诊用厚朴麻黄汤，咳止、喘平、水消之后，三诊疾病复发。有寒热之证，故用柴胡汤调节气机；有胸腔积液、下肢肿，合用五苓散。然而，患者年高体弱，抵抗力下降，呼吸系统功能衰退，屡次因为受寒而诱发咳喘、胸痛、胸腔积液，倘若只是在发作时治标，终究不是办法，故四诊时，选择标本兼治，用参蛤散加减，以丸剂缓图，患者病情得以长期稳定，未再复发。

小青龙汤合延年半夏汤治疗咳嗽胁痛：肋间神经痛

周某，男，58岁，长沙人，售货员，2006年12月5日初诊。患者嗜烟酒，有慢性支气管炎史，每年均发作多次，每次须住院用抗生素治疗。一个月前，因感冒引发急性支气管炎，咳嗽、吐痰，肺部有感染，注射抗生素10多天后，肺部感染基本控制，但咳嗽加重，日夜不停。10天前，又出现肋间神经痛，每咳嗽即引发剧烈疼痛，用消炎、止咳、止痛药均失效。察其面容憔悴，神情紧张，气短乏力，怕冷，每咳即右胁下神经疼痛如刀割，呻吟痛苦，以致不敢深呼吸，咳痰清稀如泡沫，舌胖淡，舌苔黄厚而腻，口渴口苦，不喜饮，咽喉不红不痛，脉弦滑。

拟用小青龙汤加减：麻黄6g，桂枝10g，炙甘草10g，细辛5g，干姜10g，半夏15g，白芍15g，五味子10g，延胡索20g，白芥子10g。7剂。

12月13日二诊：服上方后，咳嗽减轻大半，胁痛仍未减轻，但次数减少，痰仍清稀，口渴加重，舌淡，苔转薄黄，脉弦细滑。

改用延年半夏汤加减：半夏10g，吴茱萸5g，党参10g，柴胡10g，枳壳10g，桔梗10g，槟榔10g，鳖甲10g，天花粉10g，旋覆花10g（布袋包煎），香附10g，延胡索 15g，白芥子 10g。7 剂。

服药后，咳嗽、胁痛均已痊愈，以金水六君煎合六君子汤加白芥子 10 剂善后。

☞ 用方思路

西医治疗急性支气管炎，控制肺部感染，主要靠抗生素，见效很快，但长期使用抗生素的患者往往产生耐药性，疗效降低，抵抗力减弱，咳嗽迁延难愈，儿童尤其如此。本例患者除咳嗽加重之外，还诱发了肋间神经痛。从我的临床所见，大部分过度使用抗生素的患者，呈现出一派阳气被遏制，寒湿、水饮内停之象，即面色发白，怕冷，手足冷，口不渴，咳痰清稀或无痰，舌淡，苔薄白或白腻或无苔。须用小青龙汤、苓甘五味姜辛夏汤之类温寒化饮，但本例患者却舌苔黄厚而腻，口渴口苦，似乎为湿热内蕴或有内火未除。疑似之迹，不可不察。从患者咽喉不红不痛来看，此火是假火，从患者生活习惯来分析，此苔是长期嗜好烟酒所致，并非因病而生，仍须温寒化饮为治。故初诊用小青龙汤温寒化饮止咳，加延胡索活血止痛，白芥子化痰止痛。二诊寒饮已化，咳嗽减轻，疼痛未止，用延年半夏汤加减，疏肝止痛、化痰止咳两相兼顾，痊愈后，则以金水六君煎、六君子汤补气血、益肺肾、化痰止咳以善后。

延年半夏汤出自《外台秘要》，由半夏、鳖甲、槟榔、枳实、前胡、桔梗、人参、吴茱萸、生姜 9 味药组成。日本医家对本方颇有研究，岳美中先生非常赞赏此方，并撰专文介绍。先生认为："大凡神经系统疾病，中医多归于肝。胃痉挛疼痛，中医称为胃脘痛，大多兼有胁痛，发时其痛难止，除病在胃外，与肝相关。本方组成，除用半夏、生姜、吴茱萸和胃降逆外，另有大量和肝镇肝之品。方中鳖甲镇肝，槟榔破气疏肝，枳实与桔梗相伍，一升一降，令肝胃气机得调，配以人参，和肝之力更强，故而肝胃不和之胃痉挛疼痛，用之特效。除此以外，延年半夏汤所治范围尚广。方中半夏、生姜、吴茱萸等又为治水饮要药，因而移治支气管喘息兼有疼痛者，亦无不效。根据个人经验，大凡突发性阵咳作喘，痰带白沫，舌苔白腻，证属偏寒者，投之辄效。由于本方所治以神经性痉挛为主，故而用于两胁肋疼痛经久不治者亦效，取其能和肝镇肝也。"[1]

从我的临床经验来看，本方所适合的病机为痰气交阻，证候为胁痛咳喘。方中用药的风格与明清乃至现在大为不同，有明显的晋唐遗风，与仲景方较为贴近。方中没有如今常用的理气、活血、止痛药，而以槟榔理气，鳖甲活血，枳实、桔梗调节气机的升降出入，吴茱萸、半夏、生姜、人参温化痰饮，有咳喘则用前胡以降肺气，胃痉挛则根据日本人野津猛男的经验，改前胡为柴胡，虽然非以止痛为目的，但对缓解神经痉挛引起的心胁疼痛以及支气管痉挛引起的咳喘有良效，我师《温病条辨》香附旋覆花汤之意，再加香附、旋覆花、白芥子以加强理气化痰止痛作用。

柴胡桂枝干姜汤治疗右胁疼痛：慢性胆囊炎

常某，女，47 岁，2010 年 5 月 24 日初诊。患者胸闷，右边胁下隐隐疼痛，有时反射到右背部，平时大便偏稀，吃油腻则腹泻，怕冷，乏力，口苦，舌淡红，苔薄白，脉弦细，检查有慢性胆囊炎。

用柴胡桂枝干姜汤加减：柴胡 15g，桂枝 10g，干姜 10g，天花粉 10g，黄芩 10g，牡蛎 30g，炙甘草 10g，白术 10g，茯苓 10g，白参 10g，瓜蒌皮 10g，薤白 10g，枳实 10g。7 剂。

6 月 1 日二诊：服上方后，疼痛消失，大便正常，精神转佳。嘱再服 14 剂以巩固疗效。

☞ 用方思路

柴胡桂枝干姜汤出自《伤寒论》第 147 条，原文为："伤寒五六日，已发汗而复下之，胸胁满微结，小便不利，渴而不呕，但头汗出，往来寒热，心烦者，此为未解也，柴胡桂枝干姜汤主之。"方中共 7 味药，以柴胡、桂枝和解少阳，并散太阳未尽之余邪；黄芩、天花粉清解郁热，止渴除烦；干姜、牡蛎温中散饮，消痞软坚；甘草调和诸药。

从我的临床经验来看，本方所适合的病机为寒热与水饮互结于少阳，患者的主证为胸胁不舒，这种感觉是似痛非痛，似胀非胀，用言语难以表达清楚，即原文中所说的"胸胁满微结"，或兼有头上汗出，口渴，小便短少，或兼有往来寒热，舌苔或黄或白，舌质或淡或红，但舌上一定有津液而不干燥。凡是慢性肝炎、慢性胆囊炎、胸膜炎、胆石症、慢性胃炎、乳腺增生等病，有以上证候可凭者，均有较好的疗效。对于慢性胆囊炎患者，我常在方中加茵陈、茯苓、白术，以加强利胆祛湿化饮的作用。

以柴胡为主的一系列经方，是治疗慢性胆囊炎的有效方剂。根据我的临床经验来看，如果以胁下胀痛为主，无明显寒热表现的，可用四逆散加香附 10g、青皮 5g、川楝子 10g、延胡索 10g，疏肝理气止痛。如果胁下疼痛，口苦，咽干，舌淡红，苔薄白或薄黄，脉弦，头晕，大便不干结的，可用小柴胡汤；舌红，苔偏黄，大便干结的，可用大柴胡汤。伴随有慢性浅表性胃炎、食管炎的，两方均可合用小陷胸汤，再加蒲公英 30g、败酱草 30g；伴随有胆囊结石的，两方均可加海金沙 10g、鸡内金 10g、郁金 10g、茵陈 10g。如果以胁下隐痛、胀痛为主，怕冷，大便溏稀，口干、口苦的，可用柴胡桂枝干姜汤。疼痛反射到背部，合用瓜蒌薤白半夏汤，再加枳实；疼痛日久，合四君子汤以益气、健脾、扶正。本案即采用了这种组合。

大柴胡汤合乌梅丸治疗右胁疼痛：肝内胆管结石

刘某，男，64 岁，干部，河北保定人，2001 年 5 月 17 日初诊。自诉 6 年前因为慢性胆囊炎、胆结石反复发作，不断引起感染、疼痛，进行了胆囊摘除手术，手术后不到半年，右胁下疼痛又发作，1995 年 11 月再次进行 B 超检查，结果示：肝脏大小正常，胆管扩张，发现肝内胆管多发性结石，肝左右两叶都有，右叶可见 3～4 个光斑团，最大的直径 1.2cm×2.0cm，左叶可见 5～6 个光斑团，最大的直径 1.0cm×1.8cm。患者随即进行了肝内胆管结石清除术。半年后，结石又复发，再次进行手术，但被告知，胆管内小结石甚多，上次手术后，已经不能再做手术，建议找中医治疗。

患者身体较胖，面色红润，右胁下时胀痛，食欲尚好，嗜好烟酒，口渴，口苦，大便秘结，小便黄，舌苔黄厚而腻。近年来体质下降，经常感冒，发冷发热，平时也比以前怕冷，脉滑数。

处方：柴胡 10g，黄芩 10g，枳实 12g，白芍 10g，茵陈 15g，虎杖 30g，大黄 10g，半夏 10g，炙甘草 10g，海金沙 10g，鸡内金 15g，郁金 10g。15 剂。

6 月 20 日二诊：服上方 30 剂，右胁下胀痛有所减轻，大便通畅，有时腹泻，口苦、口渴减轻，但食欲比以前差，比以前更怕冷，舌苔仍然黄腻，脉弦细滑。

处方：乌梅 50g，黄芩 30g，黄连 15g，当归 30g，红参 30g，附子 30g，川椒 20g，桂枝 30g，干姜 30g，细辛 15g，八月札 30g，五灵脂 30g，虎杖 30g，海金沙 30g，鸡内金 30g，郁金 50g，火硝 15g，芒硝 15g，白矾 15g，熊胆 5g。蜜丸，每日 2 次，每次 10g，1 剂可服 2 个月左右。

10月30日三诊：服完1剂药丸之后，感觉还好，继续又服1剂。目前体质增强，右胁下已经不痛，食欲改善，大小便通畅，舌苔薄黄，脉弦缓。10月28日B超检查：肝脏大小正常，肝内部分胆管壁增厚，有小的回声放射，未发现结石。临床获得痊愈。

☞**用方思路**

这一案例说明，有些病并非能够"一刀了之"。患者5年内前后共行3次手术，每次都只能去其果，而不能除其因，故结石反复出现，而患者体质受到很大的损伤。一诊时，见到患者似乎呈实热之证，故立法于疏肝、利胆、通腑，用大柴胡汤加减，用过之后，呈现寒热错杂、虚实夹杂的证候，故用乌梅丸加减。因为病位在肝胆，以黄芩代黄柏，改以丸剂缓图，坚持数月，乃获痊愈。

乌梅丸出自《伤寒论》，共乌梅、黄柏、黄连、附子、桂枝、干姜、川椒、细辛、人参、当归10味药。本方以干姜、附子、细辛、桂枝、川椒温寒，黄连、黄柏清热，人参补气，当归补血，在《伤寒论》中主要治疗厥阴病寒热错杂之吐蛔证以及久痢。后世运用范围很广，凡是寒热错杂、虚实夹杂之证，都可以考虑使用。但实验证明：本方没有直接杀死蛔虫的作用。其作用机理有以下几方面：第一，有麻醉效果，从而抑制了蛔虫的活动；第二，作用于肝脏，促进肝脏分泌胆汁；第三，使胆道口括约肌松弛扩张；第四，对多种致病细菌有抑制作用。以上四点研究结果证明，该方对于胆囊炎、胆结石的治疗都是有利的。对于胆道结石，在做药丸缓消时，我常用10味药构成的化石组合，即以熊胆配三金（海金沙、郁金、鸡内金）三盐（火硝、芒硝、白矾），加八月札理气，虎杖活血，五灵脂化浊。这是我惯用的化石效方，所加的10味药物，经临床证实，均有不同程度的溶石作用。方中人参与五灵脂同用，起相畏相激的作用，对溶石、排石有利，不必顾忌。肝胆结石的治疗，必须把辨证与求因结合起来，才能使疾病痊愈。

三、胃　痛

柴胡陷胸汤治疗心下疼痛：慢性胃炎、胆囊炎

陶某，女，56岁，2010年3月14日就诊。患者胸闷，心下痛，引至背痛背胀，胃中有灼热感，口苦，稍口干，舌瘦，舌尖暗红，苔黄，二便可，有多年慢

性浅表性胃炎和慢性胆囊炎病史。

处方：柴胡 10g，法半夏 10g，黄芩 10g，瓜蒌皮 15g，黄连 8g，枳实 10g，石斛 10 克。7 剂。

二诊：患者自诉服药后上述症状大为减轻，现颈部不舒、疼痛，改变体位后尤甚，眠差。处方：葛根 80g，炙甘草 10g，黄芩 10g，黄连 5g，法半夏 10g，石斛 10g，天麻 10g，茯神 30g，酸枣仁 30g，香附 10g。7 剂。

服药后，症状消失。以上两方，患者经常在不适时抓几剂服用，每每有疗效。

☞ **用方思路**

柴胡陷胸汤为小柴胡汤与小陷胸汤合方，是治疗慢性胃炎、食管炎、胆囊炎的主方之一，但必须见到胃中有烧灼感、口苦、舌苔黄腻等证候，才可谓"方证对应"。

小陷胸汤出自《伤寒论》第 138 条，原文云："小结胸病，正在心下，按之则痛，脉浮滑者，小陷胸汤主之。"原方共 3 味药：瓜蒌皮、半夏、黄连，以清热、化痰、开结，这是一首典型的治疗胃痛属于痰火的方剂。古代医家如吴鞠通经常在小陷胸汤中加枳实，用之消痞除胀；民间认为蒲公英是治疗胃病的上品，又无芩、连的苦寒，故加之；近年来有医家提出，败酱草治疗胃病的效果比蒲公英还好。这些都出自临床实践，有很好的参考价值。我喜欢在方中加石斛，这味药为滋养胃阴之佳品，慢性消化道炎症用多了黄连、黄芩等苦寒燥湿之类的药物，容易伤阴，而石斛则有养阴护胃的作用。经常见到舌苔黄腻，久久不去者，在用芩、连时，加以石斛，即容易消退。二诊时患者表现为颈椎不适，故改用葛根芩连汤加减。

三合清中汤治疗胃痛：慢性胃炎、十二指肠球部溃疡

张某，男，45 岁，长沙市人，公司职员，2006 年 7 月 22 日初诊。患者胃胀不舒，内有烧灼、嘈杂感，按之疼痛，得温则舒，呃逆，泛酸，餐前明显，夜间尤剧，睡眠不实，患病 5 年。经胃镜检查有慢性浅表性胃炎，十二指肠溃疡。口苦，小便黄，大便秘结，舌红，苔黄腻，脉滑数，此为中焦痰火郁结。

拟用三合清中汤加减：黄连 6g，半夏 10g，瓜蒌皮 10g，枳实 10g，干姜 3g，栀子 10g，香附 10g，白豆蔻 5g，陈皮 5g，蒲公英 25g，浙贝母 10g，乌贼骨 10g，

虎杖 15g。7 剂。

8月12日二诊：服上方后，胃胀、烧灼、呃逆、泛酸等症状均好转，停药 1 周后，因为饮食不当，昨起又胃胀、胃痛、胃中烧灼，疼痛从心下旁及两胁，呃逆，但不泛酸，舌红，苔中心黄腻，脉滑数。

仍用原方加减：黄连 6g，半夏 10g，瓜蒌皮 10g，枳实 10g，栀子 10g，香附 10g，川芎 10g，神曲 10g，蒲公英 25g，延胡索 10g，地榆 10g，八月札 10g，青皮 5g。7 剂。

8月22日三诊：服上方后，疼痛基本缓解，舌红，苔薄黄，脉滑，告之此病须服药半年以上，才有可能治愈，患者要求服散剂。

处方：黄连 6g，半夏 10g，干姜 10g，瓜蒌皮 10g，枳实 10g，栀子 10g，香附 10g，川芎 10g，神曲 10g，蒲公英 30g，虎杖 30g，地榆 30g，延胡索 10g，郁金 10g，九香虫 10g，琥珀 15g，血竭 10g，三七 10g，白及 15g，乌贼骨 10g，浙贝母 10g。2 剂。研末，每日 3 次，每次 3g，两餐饭中间及睡前各服一次，开水送服。

上方服后，病情稳定，续服半年，2007 年 2 月 15 日胃镜检查，有慢性浅表性胃炎，排除十二指肠球部溃疡。

☞ 用方思路

三合清中汤是我自组的治疗胃痛的处方，由黄连、栀子、瓜蒌皮、半夏、枳实、陈皮、茯苓、甘草、草豆蔻、川芎、香附、神曲、苍术、干姜 14 味药组成，即《伤寒论》之小陷胸汤、《医学统旨方》之清中汤、《张氏医通》之清中蠲痛汤三方合方，去生姜、大枣，加枳实。三方均可治疗胃脘热痛，但侧重点略有不同。合方后以黄连清胃热，二陈汤加瓜蒌皮、枳实下气化痰，香附、川芎、苍术、栀子、神曲疏解气、血、痰、火、食、湿六郁，以少量草豆蔻、干姜反佐，温寒止痛，共奏清热化痰、解郁止痛的作用。

如胃镜检查，见黏膜充血、肿胀、糜烂，可加蒲公英、连翘、虎杖以清热解毒；如胃黏膜见红白相间、树枝样血管透见，黏膜呈颗粒样或结节样增生等改变，病理活检提示肠化生和不典型增生，则加三棱、莪术、路路通、浙贝母以化痰逐瘀通络；如胃黏膜见出血或渗血，则视病及血分，加失笑散、赤芍、三七粉以止血不留瘀。如属糜烂性胃炎，则加白及；胆汁反流性胃炎加赭石、旋覆花或酒制大黄。

从我的临床经验来看，即使是辨证为"实热证"的慢性胃炎，因患病日久，已非纯热证，往往是寒热错杂，兼夹气血痰湿诸郁，遣方用药时，不能一味寒凉清热，当佐以少量温药，并兼以解郁，三合清中汤正是为此而设。这类患者的证候特点是：胃中灼热胀痛，时痛时止，喜冷饮冷食，但饮食后不舒。胃中热，但手足冷，能食而消瘦，大便或干结，或溏稀，小便黄，舌赤，苔黄腻，脉滑数。如果诊断为十二指肠溃疡、胃溃疡、复合性溃疡，我用白及、血竭、三七、白矾等分研末，以汤剂送服，每次 2g，每日 2 次，对愈合溃疡面，有佳效。

慢性胃炎很少有见证单纯的，多呈错综复杂的表现。本案属于痰热互结、气机阻塞，可明确诊断，但胃脘部得温则舒，说明仍有中焦虚寒的机制夹杂于内，用药不可过凉。故初诊用三合清中汤，清温并用，以清为主，加浙贝母、乌贼骨制酸，蒲公英、虎杖清热解毒通便。二诊时患者因饮食不慎而发，以痛及两胁为主证，故仍用原方加减，加神曲消食，延胡索、八月札、青皮理气活血止痛。鉴于慢性胃炎及溃疡均须长期服药方可痊愈，特别是消化道的疾病以散剂最为合适，故三诊在一诊方的基础上，增加愈合溃疡的药物，制成散剂，并嘱咐在胃部排空的时段服用，坚持半年，不仅症状消除，溃疡也告愈合。

养胃汤合连梅汤、舒胃散治疗胃痛：
慢性萎缩性胃炎、十二指肠炎

林某，男，68 岁，上海市人，退休干部，2005 年 10 月 9 日初诊。患者有 30 余年胃肠疾病的历史，长期胃痛，腹痛，腹泻，消化不良，时好时坏，未做系统治疗。2 年前做胃镜并活检，诊断为慢性萎缩性胃窦胃炎，十二指肠炎，部分糜烂。察之形体黑瘦，精神尚可，胃脘部烧灼胀痛，呃逆则舒，能食，但食后腹胀不消，腹痛腹泻，小便黄，口渴，不能多饮，舌红干瘦，有薄黄苔，脉弦数。

处以养胃汤合连梅汤加减：石斛 30g，北沙参 15g，麦冬 10g，生地黄 10g，扁豆 10g，杏仁 10g，蒲公英 15g，乌梅 15g，黄连 5g，白芍 15g，生甘草 10g，厚朴花 10g，佛手 10g，鸡内金 10g，川楝子 10g，延胡索 10g。30 剂。

2005 年 11 月 25 日二诊：服上方后，胃痛、胃胀、腹泻均已好转，偶尔有消化不良现象，患者要求服散剂。

拟用朱良春舒胃散加减：绿萼梅花 30g，北沙参 15g，耳环石斛 25g，莪术 50g，地榆 30g，刺五加 30g，黄芪 30g，穿山甲 10g，刺猬皮 10g，蒲公英 30g，乌梅

25g，黄连 10g，鸡内金 15g，徐长卿 15g，蒲黄 10g，五灵脂 10g，娑罗子 15g，九香虫 30g。1 剂，研末，每服 3g，每日 3 次，饭前服。

上方服 1 年后，所有症状均已消失，胃镜检查为浅表性胃炎，已排除萎缩性胃炎。

☞ 用方思路

凡慢性胃炎一般治疗周期长，而且停药容易复发，尤其是慢性萎缩性胃炎，属于癌前期病变，病机复杂，目前西医没有特效的治疗药物，中药疗效甚佳，但辨证要准确，一旦有效，则须长期坚持服药，经过 1 年左右的疗程，有可能治愈。本案患者形体黑瘦，胃中灼热疼痛，脉舌均呈现一派阴虚火郁、气机阻滞的病机，故一诊处方用连梅汤、益胃汤、芍药甘草汤、金铃子散合方加减，以上诸方理气消食清解之力尚嫌不够，故加厚朴花、佛手理气，扁豆、鸡内金消食，蒲公英清热解毒。患者虽有腹痛、腹泻，为气机失调所致，不必忌讳生地黄等养阴药。

养胃汤出自《临证指南医案·吐血》第三十一，共 6 味药，以沙参、麦冬养肺胃之阴，杏仁降肺胃之气，扁豆、甘草、糯米健脾养胃，治疗吐血后，肺气不降，阴虚胃弱。连梅汤出自《温病条辨·下焦篇》，共 5 味药，吴鞠通称之为"酸甘化阴，酸苦泻热法"，以乌梅配沙参、麦冬、阿胶养胃阴，以乌梅配黄连清胃火。以上两方相合，去糯米、阿胶的滋腻碍胃，共奏健脾养胃、泻热滋阴的作用。因为胃部疼痛，故加芍药甘草汤缓急止痛、金铃子散理气活血止痛。金铃子散出自《太平圣惠方》，共两味药，以川楝子疏肝理气、延胡索行气活血止痛。

二诊在一诊基础上，针对慢性萎缩性胃炎的病理改变，加强活血化瘀、软坚散结的环节。用舒胃散加减。

舒胃散是国医大师朱良春创制的一首治疗萎缩性胃炎的方剂，由黄芪、潞党参、山药、枸杞子、莪术、鸡内金、穿山甲、刺猬皮、蒲黄、五灵脂、蒲公英、徐长卿、木蝴蝶、凤凰衣、甘草 15 味药组成。其中的黄芪、莪术、穿山甲、刺猬皮 4 味药非常关键。朱老认为："黄芪配莪术，能益气化瘀。凡病理切片报告，见肠上皮化生或不典型增生者，均应加刺猬皮、炮穿山甲，以软坚散结，消息肉，化瘀滞。"[2]我根据本案患者的具体情况，取方中的黄芪、莪术、刺猬皮、穿山甲、蒲黄、五灵脂、徐长卿 7 味药，加乌梅软坚散结，黄连、地榆清热凉血，刺五加、沙参、石斛益气养阴，梅花、娑罗子、九香虫疏肝理气，同样研末为散。服用一年，使得病情逆转。

本案有本人的几处用药心得。其一,清解胃热首重蒲公英。蒲公英甘平无毒,清热解毒之力甚强,但又不像黄连、黄芩之类寒凉药容易化燥伤阴,苦寒败胃。古人非常推崇此药,《本草新编》云:"蒲公英至贱而有大功,惜世人不知用之。蒲公英泻胃火之药,但其气甚平,既能泻火,又不损土,可以长服久服而无碍""蒲公英虽非各经之药,而各经之火,见蒲公英而尽服"。缪希雍认为其为"甘平之剂,能补肝肾",凉血,乌须发。总之此药为清、补两兼的平和之品。我在治疗慢性盆腔炎、慢性胃炎等多种慢性炎症性疾病时,长期使用而没有副作用。其二,养胃滋阴重用石斛。无论是慢性浅表性胃炎,还是慢性萎缩性胃炎,属于热证的,大多有胃中阴液受伤的病机,而石斛是滋养胃阴的上品,无麦冬、生地黄易滋腻留邪的弊病。入煎剂宜用金钗石斛,量宜大,煎宜久,入丸散宜用耳环石斛,药效更为集中。其三,止痛用娑罗子配九香虫。这一对药轻灵走窜,纯入气分,止痛效果迅速而强劲,但很少为人知晓。我在临床,发现与另一沉凝迟缓、纯入血分的对药蒲黄、五灵脂合用,有相得益彰之妙,但宜用丸散。

四、腹痛与腹泻

仙桔汤合白头翁汤、柏叶汤治疗腹痛腹泻:
慢性非特异性溃疡性结肠炎

游某,女,63岁,已婚育,长沙市人,干部,2005年10月28日初诊。患者患慢性结肠炎18年,自诉因在农村吃了生冷腥物而起,长期大便不成形,每日3~4次,大便中常有白色黏液,腹胀,脐周隐痛,得温则舒,手足冷,饮食稍微不慎或受凉时即加剧,近年来大便中时夹有鲜血,多次经肠镜检查,确诊为慢性非特异性溃疡性结肠炎,无有效药物治疗。昨日因为受凉,腹痛、腹泻,一天达7~8次,大便中有多量红白色黏液,面色白,舌淡,苔腻,脉紧。

拟用仙桔汤加减:仙鹤草50g(先煎代水),柏叶10g,艾叶炭10g,干姜炭5g,桔梗30g,川槿皮10g,白头翁15g,蒲公英30g,白芍15g,白术15g,木香5g,槟榔5g,乌梅炭10g,甘草10g。7剂。

11月5日二诊:服上方后,腹泻、腹痛、脓血便逐渐减少,到第5剂药时,症状已经完全消失。现精神转好,饮食恢复正常,大小便正常,舌淡红,苔薄白,脉弦缓。

拟用白头翁汤加减：琥珀 30g，三七 30g，血竭 15g，儿茶 15g，白及 30g，珍珠粉 10g，黄连 10g，秦皮 15g，黄柏 15g，刺猬皮 30g，地榆 30g，乌梅炭 30g，干姜炭 15g，附片 15g，木香 10g，槟榔 10g，白芍 15g，当归 15g，白头翁 15g，川槿皮 15g。1 剂，研末，每日 3 次，每次 3g，两餐饭中间及睡前开水送服，以上散剂每剂可服一个多月。

连续服 3 剂后，一年多来，症状完全消失，也未再做肠镜检查。

☞ 用方思路

本案是已经确诊的慢性结肠炎，一诊用仙桔汤加减。朱良春先生说："慢性泄泻，迭治不愈，缠绵难解者，辨证往往有脾虚气弱的一面，又有湿热滞留的存在，呈现虚实夹杂的征象，所以在治疗上，既要补脾敛阴，又须清化湿热，才能取得效果，余之仙桔汤即据此而设，主治脾虚湿热型慢性泄泻。适用于久泄便溏，夹有黏冻，纳呆肠鸣，腹胀乏力，苔腻舌尖红，脉象细濡等症，包括过敏性结肠炎、溃疡性结肠炎、慢性痢疾急性发作者。其中，仙鹤草除善止血外，并有治痢、强壮之功。《滇南本草》载'治赤白痢'。个人体会本品不仅可治痢，还能促进肠吸收功能的恢复，而对脾虚湿热型慢性泄泻最为有益，可谓一药数效。桔梗《别录》载'利五脏肠胃，补血气……温中消谷'；《大明》载'养血排脓'；《本草备要》载治'下痢腹痛'。久泻用其排脓治痢，凡大便溏泄夹有黏冻者，用桔梗甚效。白术、木香健脾调气；白芍、乌梅、甘草酸甘敛阴，善治泄泻而兼腹痛者，腹痛甚者可加重白芍、甘草之用量，白芍用至 15～30g。白槿花甘平，清热利湿，凉血，对下焦湿热能迅速改善症状。槟榔本是散结破滞、下滞杀虫之药，小量则善于行气消胀，对腹泻而腹胀较甚者，芩、连宜少用、短时用。因苦寒之味，过则伤脾，损阳耗阴，久泻脾虚尤需注意。白头翁配白槿花，可增强清泻湿热之效而无弊端。脾虚湿热之久泻，处理不当，往往顾此失彼。甘味健脾之品，过则助湿生热；苦寒燥湿之属，重则伤阳损阴。仙桔汤补泻并施，有健脾敛阴、清泻湿热之功，对虚实夹杂之证，既不壅塞恋邪，亦无攻伐伤正之弊。本方桔梗伍槟榔，升清降浊；槟榔伍乌梅炭，通塞互用；木香伍白芍，气营兼调。方中无参、芪之峻补，无芩、连之苦降，无硝、黄之峻猛，盖肠道屈曲盘旋，久痢正虚邪伏，湿热逗留，一时不易廓清，进补则碍邪，攻下则伤正，故宜消补兼行，寓通于补，始与病机吻合。"[3]

从我的临床经验来看，本方最大的创意，是选择大剂量仙鹤草为主药，避开苦寒，避开温燥，不用攻下，不用补药，专以调节气机、调养气血，对于慢性结肠炎属于寒热错杂、虚实夹杂、迁延不愈者，本方开辟了一种新的治法。

因为是受寒引起，中焦虚寒突出，故合用张仲景的柏叶汤，以温中止血。二诊重点在修复溃疡面，排除各种不利因素，防止复发，故选择白头翁汤加减方，加附子、干姜以温阳，珍珠、白及、琥珀、血竭、三七、刺猬皮以活血敛疮，愈合溃疡面，乌梅、川槿皮以脱敏，制为散剂，以便长期服用，并讲究服药的时间，以适合于胃肠道疾病的特点，坚持一年，最终获得治愈。

补中益气汤合四神丸、附子理中丸治疗腹痛腹泻：
慢性肠炎

代某，男，51 岁，浏阳人，2010 年 4 月 25 日初诊。患者患慢性腹泻 20 余年，每天大便四五次，甚至七八次，从来没有成形过，大便前腹部隐隐作痛，得温稍舒，口不渴，不能吃凉性食物。察之形体消瘦，面色萎黄，头晕，精神不振，食欲尚可，但不敢多食，舌胖淡，苔白腻，脉沉细弱。

用补中益气汤合附子理中丸、四神丸加减：红参 10g，黄芪 50g，陈皮 10g，白术 30g，柴胡 10g，升麻 10g，炙甘草 10g，干姜 10g，肉豆蔻 10g，补骨脂 10g，五味子 10g，吴茱萸 6g。7 剂。

5 月 4 日二诊：服上方后，腹泻次数明显减少，每天二三次，由原来的稀溏便开始成条，怕冷减轻，腹部隐痛消失，精神好转，但腹胀，口微渴，舌淡红，舌苔黄白相兼，脉弦细数。

仍用上方加减：红参 10g，黄芪 50g，陈皮 10g，白术 30g，柴胡 10g，升麻 10g，炙甘草 10g，干姜 10g，肉豆蔻 10g，补骨脂 10g，五味子 10g，吴茱萸 6g，半夏 10g，黄连 6g，木香 10g。7 剂。

5 月 15 日三诊：服上方后，感觉尚好，大便每天一次到两次，舌脉同前。

用原方加减为丸：红参 60g，黄芪 80g，陈皮 15g，白术 50g，柴胡 15g，升麻 15g，炙甘草 30g，干姜 30g，肉豆蔻 30g，补骨脂 30g，半夏 30g，黄连 15g，木香 30g，当归 30g，白芍 60g，乌梅 60g。1 剂，为水丸，每天 2 次，每次 5g。服完 2 剂后，基本治愈，没有再复发。

☞ **用方思路**

由慢性肠炎引起的慢性腹泻，可以持续数年甚至数十年。患者服过各种抗生素和中药煎剂、成药，多半开始有效，后来则无效。初诊见患者一派阳气虚寒之象，即用补中益气汤合理中汤去中焦虚寒，用四神丸温下焦虚寒，加附子照顾全身虚寒，很快取得疗效。二诊见腹胀，口微渴，舌淡红，舌苔黄白相兼，脉弦细数，不必疑惧，这是温摄、升提稍过，少佐黄连清，半夏降，木香通，仍然服汤剂。三诊在进一步取得疗效之后，加当归、白芍，合原方的红参、黄芪补养气血，加乌梅，是因为此品乃张仲景治疗慢性腹泻的要药，乌梅丸方后有明确记载"又治久泻"。诸药做成水丸，以求彻底治愈。

补中益气汤出自《脾胃论》，共 10 味药，以黄芪、人参、白术、炙甘草健脾益气，陈皮理气，升麻、柴胡升阳，当归补血，生姜、红枣调和营卫。本方为李东垣治疗脾胃气虚、阳气不升的名方，患者可见头晕乏力，倦怠懒言，提气不上，饮食减少，大便稀溏或腹泻，舌淡，脉弱等。

四神丸出自《校注妇人良方》，共 4 味药，以吴茱萸散寒、肉豆蔻温脾、补骨脂补肾、五味子收敛，集中于温脾肾、止泄泻，是治疗"五更泻"的著名方剂。所谓五更泻，即每天半夜五更时分，就出现腹痛、腹泻的症状，泻过之后，疼痛缓解，多见于慢性结肠炎。

本案所使用的补中益气汤、理中丸、四神丸、乌梅丸都是治疗慢性腹泻最普通、最有效的名方，几乎每位医生都熟悉，但从我的经验来看，有两点仍然值得注意。其一，凡是慢性胃肠道疾病，用丸药比用煎剂效果好，丸药宜用水丸而不宜用蜜丸。本案一诊先用煎剂，是为了看方证是否相合，一旦无误，则改为水丸。其二，凡是多年不愈的疾病，多数呈寒热错杂、虚实夹杂，很少有单纯寒证、热证、虚证、实证的。本案一诊所见，似乎一派寒证，但用过纯温阳之品后，胃中"伏火"开始显现，所以佐以黄连。最后更加当归、白芍等，以期气血同补，温凉并用，既突出重点，又照顾全面，才能保证丸药能够长服、久服，彻底治愈疾病。

济生乌梅丸合白头翁汤治疗腹痛腹泻：肠道息肉

杨某，女，37 岁，广州人，2012 年 4 月 27 日初诊。患者于半个月前在广州某医院住院，经电子直肠镜、结肠镜检测，诊断为多发性乙状结肠息肉，慢性结肠炎，直肠炎，其中最大的一块息肉距肛门 24cm 处，为 1.5cm×1.0cm×1.0cm

大小，表面溃疡出血，取活检一块，组织软，未见癌细胞。医生建议手术。患者已经因患结肠息肉连续 3 年做手术，每年做一次，仍然复发，故不想再手术，希望服中药消除。察之患者气色尚好，月经按月提前两三天，有白带，但不多，腹中经常隐隐作痛，大便一日二三次，有时四五次，偏稀溏，舌淡红，脉弦细。

用济生乌梅丸合白头翁汤加减为水丸：乌梅 300g，僵蚕 100g，穿山甲 60g，黄连 60g，黄芩 60g，干姜 60g，炙甘草 60g，白芍 100g，白头翁 50g，黄柏 60g，秦皮 30g，蒲公英 60g，乳香 50g，没药 50g，五倍子 60g，石榴皮 60g，苦参 50g，木香 30g，三棱 50g，莪术 60g。1 剂为水丸，每天 2 次，每次 9g，饭后开水送服。

2012 年 8 月 15 日二诊：本方服用近 4 个月，感觉尚好，原来腹中隐隐作痛、大便次数多、稀溏，均有好转，只是容易疲劳，舌淡，脉弦细。

原方加黄芪 90g，当归 60g，白术 60g，砂仁 50g，仙鹤草 90g，继续做水丸，服法同前。

2013 年 6 月三诊：上方于今年年初服完，因为在外地，不方便就诊，又无其他不适，故继续做丸药服 1 剂，于上周做结肠镜检，原来的结肠息肉已经消失，没有新的息肉产生，慢性结肠炎、直肠炎也不明显，停药观察。

2014 年、2015 年经过两次检查，再未发现息肉。

☞ 用方思路

一诊用济生乌梅丸、白头翁汤加减，做成丸剂缓消。《伤寒论》的乌梅丸可以治疗"久痢"，但这里采用的乌梅丸，是《济生方》中的乌梅丸，原方治疗"肠风下血"，主药为乌梅、僵蚕，一收一散，寓意良深。我曾经读到当代名老中医龚志贤的医案，他用之消除肠道息肉，颇有心得。于是效法其方，再加穿山甲、三棱、莪术，协同僵蚕以软坚散结；加五倍子、石榴皮，协同乌梅以收敛固涩，寄望在一收一散、一张一弛的强化用药中，缓消息肉于无形之中。这是"治标"。

然而，肠道的炎症，是息肉滋生的温床，治病必求于本。《伤寒论》第 371 条："热利下重者，白头翁汤主之。"这首处方共 4 味药，其中白头翁走血分，凉血解毒，黄连、黄柏走气分，清热解毒，秦皮清热涩肠，共同组合成治疗热性痢疾和急性肠炎的良方。我再加蒲公英助白头翁凉血消瘀，加黄芩、苦参助黄连、黄柏苦寒燥湿，加木香调气，乳香、没药活血，芍药、甘草缓急止痛。为防止寒凉过度，加干姜温中，做成水丸缓图，以求"治本"。

二诊时，见原方有效，症状改善，但略显疲劳，舌淡、脉弦细，故加黄芪、当归、白术、砂仁，益气养血，健脾醒胃。再加入仙鹤草，这味药民间又称"脱力草"，除了止血之外，还有强壮之功，更是一味治疗痢疾的重要药物。国医大师朱良春创制过一首"仙桔汤"，主治脾虚湿热型慢性腹泻，即以仙鹤草为主药。

　　肠道息肉属于良性增生物，手术切除虽不失为一种常规的治疗方法，但肠道的炎性环境得不到改善，则可能还会产生新的息肉，特别是多发性肠道息肉，割了又长，除之不尽，本案患者在 5 年之中，一连做过 6 次肠道息肉手术，痛苦难言。显而易见，手术只能治标，不能治本。要防止息肉增生，重点在于改善胃肠道的内环境。十多年来，我以此方为主加减，采取标本兼治的方法，设计成丸剂缓图，治疗肠道息肉患者上百例，都有很好的疗效。

保和丸合黄芪建中汤治疗腹痛消瘦：神经性腹痛、十二指肠溃疡、贫血

　　董某，男，11 岁，广州人，2004 年 12 月 21 日初诊。患者 7 岁前饮食、睡眠、发育正常，3 年前开始腹痛，经常发作，频繁时，每天发作四五次，每次几分钟到十几分钟不等，休息片刻，可自动缓解，疼痛的部位主要在肚脐周围，多为痉挛而痛，血红蛋白较低，只有 8g/L 左右，做过多次检查，排除地中海贫血、蛔虫症，近来查出有十二指肠溃疡，服用治疗溃疡的西药仍然不见疼痛好转，服用铁制剂也不见血红蛋白值上升，特从广州来长沙求治。察之面色㿠白，眼圈发青，形体消瘦，精神尚可，胃口不佳，腹部柔软，压之无痛感，素来大便干结，有时须服泻药才能解出，现已 2 天未解，腹胀，小便黄，舌胖淡，苔黄腻，脉弦缓。此为食积所致，当先用消法。

　　处以保和丸加减：炒麦芽 15g，炒山楂 15g，神曲 10g，莱菔子 10g，陈皮 5g，半夏 5g，茯苓 10g，连翘 10g，炒白术 10g，藿香 10g，胡黄连 5g。5 剂。

　　12 月 27 日二诊：服上方后，胃口稍好，大便每天 1 次，气臭，仍然阵发性腹痛，每天二三次，舌苔已净，舌质白而胖淡，脉缓弱。中焦虚证已显，当温补气血。

　　处以黄芪建中汤加减：黄芪 30g，桂枝 6g，生白芍 30g，炙甘草 10g，生姜 10g，大枣 15g，饴糖 30g，蒲公英 10g，三七片 3g。7 剂。

　　2005 年 1 月 5 日三诊：服上方后，胃口转佳，大便通畅，7 天中腹痛仅仅出现 1 次，原方加当归 10g，续服 30 剂。

2005 年 3 月，患者按上方服药 50 余剂，腹痛未再出现，十二指肠溃疡已排除、血红蛋白正常，面色白里透红，体重增加 5kg，食欲、大小便均正常，舌淡红无苔，脉弦缓，病已痊愈，嘱不必再服药。

☞ **用方思路**

黄芪建中汤出自《金匮要略·血痹虚劳病脉证并治》第 19 条，原文云："虚劳里急，诸不足，黄芪建中汤主之。"里急，即腹中拘急、疼痛。本例不明原因的腹痛、溃疡、贫血三种疾病集中在一个患儿身上，西医在治疗上有一定困难，故长期未能痊愈。儿童不明原因的神经性腹痛，用《伤寒论》芍药甘草汤、小建中汤一般皆有效，从本例患儿贫血、面色㿠白、眼圈发黑等全身证候来看，乃一派虚证，属于《金匮要略》所说的"虚劳"，当用黄芪建中汤，但初诊时，见患者舌苔黄腻，用建中汤又有所顾忌，仔细询问患者父母，平常不见此种舌苔，意识到应为旅途活动过少，食积于胃肠所致，故暂用保和丸消食，加藿香化湿，胡黄连泻下。二诊时见舌苔退净，舌质白而胖淡，虚证本质已露，始用黄芪建中汤加减，因西医检查有十二指肠溃疡，故加蒲公英清热消痈，三七活血止痛。三诊守方不变，坚持数十剂，终于使得这一复杂的病例治愈。患者坚持服 2～3 个月，不仅溃疡得愈，体质也得到加强。

张仲景的小建中汤是温中补虚的祖方，以桂枝温阳，白芍益阴，饴糖补脾，生姜散寒，炙甘草、大枣甘温补中，其中重用白芍合炙甘草，为芍药甘草汤，有缓急止痛之效。如有短气、自汗、肢体困倦、脉虚大等气虚证，本方加黄芪益气，即《金匮要略》黄芪建中汤。

我在临床运用本方很多，很多患儿有经常性的腹痛，西医检查为神经性腹痛，肠系膜淋巴结肿大，虽然疼痛偶发，但多见营养不良，面色萎黄，精神不振，容易感冒，以黄芪当归两建中汤合用，服用数十剂，则患儿抵抗力增强，腹痛也不再犯。本方药味甘甜，患者多能接受，但宜在饭后服用，以免影响食欲。

一部分胃及十二指肠球部溃疡的患者，辨证为中焦虚寒者，以脘腹部隐痛喜按为主要指征，往往以黄芪建中汤加蒲公英治之，这是从朱良春先生著作中学到的章次公的经验。

保和丸出自《丹溪心法》，由山楂、麦芽、神曲、莱菔子、陈皮、半夏、茯苓、连翘 8 味药组成。本方为治疗食积的通用方，重用山楂以消肉食去油腻，麦芽消面食，神曲消酒食，陈皮、半夏、茯苓化痰，连翘去积热，而炒莱菔子则消食、化痰、下气、除胀、止痛、定喘、攻积，一物而兼七用，平和而不燥烈，有调畅胃肠气机的特殊作用。朱丹溪谓"莱菔子治痰，有推墙倒壁之功"，张锡纯谓"此乃化气之品，非破气之品，盖凡理气之药，单服久服，未有不伤气者，而莱菔子炒熟为末，每饭后移时服钱许，借以消食顺气，转不伤气，因其能多进饮食，气分自得其养也"。故莱菔子在本方中的作用非凡，不可忽视。

从我的临床经验来看，本方似乎平淡，但运用极多，这是因为现代中国人的饮食结构较之以前发生了很大变化，从小孩到成年人，营养过剩导致胃肠有积滞的情况相当多。凡患儿发热，有相当一部分属于积食发热，即俗话说的"滞烧"，患儿不咳、不流涕，咽喉不红肿疼痛，头与四肢摸之不热，而腹部久按之烫手，舌苔厚腻，胃气较重，大便气臭，此为食积发热，可用本方消滞退热。患儿长期消化不良，也可用本方加鸡内金为丸剂缓图。凡成年人饮食营养过度，内有积滞，引起血脂、胆固醇增高，脂肪肝，胃肠功能失调者，用本方有很好的调节作用，若舌苔黄腻，加黄芩 10g、黄连 5g；长期嗜酒，加葛花 10g、茵陈 10g、砂仁 5g；大便秘结，加枳实 10g、大黄 5g；腹胀明显，加厚朴 10g、苍术 10g。老年人消化功能减退，不欲饮食，食后饱胀不舒，加白术 10g、木香 5g、砂仁 5g。

奔豚汤合五积散、茯苓桂枝甘草大枣汤治疗
阵发性腹痛：癔症

杨某，女，62 岁，河北人，长沙市某医院医生，2004 年 5 月 3 日初诊。患者阵发性腹痛 30 余年，每次发作，均因受寒而起，发作时，脐周绞痛，感觉有股寒气向上攻冲，心慌，头晕欲倒，一天之中，可以出现四五次，每次几分钟到十几分钟不等。中年时，每年发作二三次，近年来，发作频繁，有时一个月发作三五次，每次发作过后，疲惫不堪，几天才能恢复，做过胃镜、肠镜、B 超、心电图、CT 等各种检查，除了有窦性心律失常、早期动脉硬化之外，未见其他器质性病变，从而诊断为"癔症""神经官能症"。察其面色发青，嘴唇发绀，精神疲惫，头晕，身痛畏冷，舌胖淡，苔白厚，口苦，脉弦紧，一小时以前刚发作过一次。此为寒湿积结于内，不能宣泄，发为奔豚气，急用五积散温散：五积散每次 10g（布袋包煎），生姜 15g，红枣 5 个，煎 10 分钟，趁热服，每日 3 次，盖被取微汗。

5 月 4 日二诊：昨日服上方后，三度汗出，身痛已除，已不怕冷，腹痛未发，心中感觉舒畅，仍然精神疲惫，偶有心慌，头晕，面色已恢复正常，舌淡，苔薄

白，脉弦。当温阳活血。

拟用奔豚汤合苓桂甘枣汤加减：当归 10g，白芍 10g，桂枝 10g，半夏 10g，炙甘草 10g，川芎 5g，苍术 30g，大枣 30g，生姜 15g，合欢皮 15g，茯神 15g。10 剂。

5月15日三诊：服上方后，腹痛未发，其余尚可，唯精神仍感疲惫，脉舌同前，上方加黄芪 15g、生姜 10g，白芍加至 30g。10 剂。

服10剂后，病情稳定，遂停药，跟踪至今，病未复发。

☞ 用方思路

《金匮要略》"奔豚气病篇"云："师曰：奔豚病从少腹起，上冲咽喉，发作欲死，复还止，皆从惊恐得之""奔豚，气上冲胸，腹痛，往来寒热，奔豚汤主之"。奔豚病在临床并非少见，中年妇女尤其多，西医大部分归属于"癔症"之类，没有可靠的治疗药物，而古方奔豚汤确实有效。此方由当归、白芍、川芎、半夏、生姜、甘草、葛根、黄芩、李根白皮等 9 味药物组成，后世有人怀疑方中的葛根应当为柴胡，因为柴胡可疏肝解郁，与方中的半夏、黄芩、甘草、生姜，几乎占小柴胡汤药味总量的一大半，换一味柴胡，则与奔豚病中的病机"惊恐"、证候中的"往来寒热"完全吻合。方中的李根白皮，被认为是平抑肝气的专药，无奈近几十年来，药店多不备，让当代临床医生失去了运用本方的机会。有人用桑白皮代之，桑白皮专入肺经，长于泻肺热，这种替代只是表面相似，并无道理，我则用合欢皮替代。合欢皮入心、肝二经，《神农本草经》谓："主安五脏，和心志，令人欢乐无忧"，虽然没有直接平抑奔豚气的作用，但其疏肝解郁、宁心安神之性与本病非常吻合，与方中其他药物的配合也很协调。况且从《金匮要略》其他几首治疗奔豚病的处方如桂枝加桂汤、茯苓桂枝甘草大枣汤来看，治疗奔豚病不一定非依赖平抑奔豚气的专药不可，而是要发挥整首方的因证施治作用。我用配伍柴胡、合欢皮的奔豚汤治疗多例患者，均有很好的疗效。

然而本案患者的"奔豚"病，从病因来看，每每同受寒、寒湿内积有关，而并非经文所说的"惊发""惊恐"等情志因素，从证候来看，与经文所述基本相同，只是本案表现为身痛怕冷，而非往来寒热，本案以腹痛为主，而非一般奔豚病以气冲咽喉为主，这是由不同的病机所导致的差异，不可径用奔豚汤原方。故一诊先用五积散散寒祛湿解表，以治其标。

五积散出自《太平惠民和剂局方》，由麻黄、白芷、干姜、肉桂、苍术、厚朴、陈皮、半夏、茯苓、当归、白芍、川芎、桔梗、枳壳、炙甘草15味药组成。药店有成药卖。本方为寒、湿、气、血、痰五积而设，其中，麻黄、白芷发汗解表，以散外寒；干姜、肉桂温中，以祛内寒；苍术、厚朴以燥湿；陈皮、半夏、茯苓以化痰；枳壳、桔梗同用，以升降气机；当归、白芍、川芎并列，以活血止痛；炙甘草健脾和中，调和诸药。其中，苍术用量特重，值得玩味。《本草正》云："苍术，其性温散，故能发汗宽中，调胃进食，去心腹胀痛，霍乱呕吐，解诸郁结，逐山岚寒疫，散风眩头疼，消痰癖气块，水肿胀满。"显然，以苍术为主药的本方，是以温散为主要治法，以祛寒、祛湿、化痰为其主要目的，寒湿痰得以消散，则气血自然流通。

从我的临床经验来看，运用本方，须确认为寒湿困阻于内，不得宣泄，且尚未化热时，方可大胆使用。患者一般因感受风寒湿而发病，主证为腹痛、身痛、头痛，恶寒，手足逆冷，或发热，或不发热，然而咽喉不红、不痛，口不渴，舌不红，此即寒湿尚未化热之征。改为汤剂时，苍术可用至15～30g，甚至50g，麻黄5～10g，肉桂可改为桂枝，以温通经络，其余药物剂量可酌情确定。此外，心脏病、高血压患者，用麻黄须慎重，可改为葱白5根，豆豉10g。

从我的临床经验来看，南方气候潮湿，冬春两季时有寒流，夏季虽热，人们长期处在空调房中，遇到寒湿困阻于脾胃的情况甚多，而一旦发病，常出现腹痛、身痛、畏冷、发热等急重症，以及寒证的痛经，对于这些的治疗，五积散是十分切合的效方，方中虽有麻、桂、干姜等温药，看似燥烈，其实非峻猛之剂，只要辨证准确，往往严重的急症，可以一剂知，二剂已，疗效十分神奇，我在临床运用极多。该方同藿香正气丸一样，是流传了一千多年的成药方，一般中药店都有成药出售。

二诊用奔豚汤加减化裁合茯苓桂枝甘草大枣汤以治其本，防止复发。奔豚汤之所以去柴胡、黄芩，加苍术，即不把重点放在疏肝解郁上，而放在温化寒湿方面。茯苓桂枝甘草大枣汤在《金匮要略》条文中为"发汗后脐下悸者，欲作奔豚，茯苓桂枝甘草大枣汤主之"，即有预防复发的作用。故两方合一，将治疗与预防结合在一起。三诊加黄芪、生姜，加重白芍，取黄芪建中汤之意，因本案以腹痛为主，毕竟与寻常奔豚病有所不同，故当有所偏重。由于方证相符，数十载顽疾，初诊见效，三诊痊愈，数年未发。

芍药甘草汤合止痉散、金铃子散治疗
小腹部痉挛疼痛：肾结石

记得某个文学家有一句话，曾经广为流行："痛，且快乐着！"我当时读来也觉得很新鲜，很感性，有哲理。然而一旦在自己身上发生了持续的、无法缓解的剧烈疼痛，真的会很快乐吗？恐怕未必！至今为止，在我身上经历过3次剧烈的肾绞痛，我的感觉是"痛不欲生"，无论如何，一辈子不想再来一次！

第一次发病，在2012年10月21日，上午9点多，当时我正在教室里上课。左腹上方疼痛，痛处向尿道口阵阵放射，我初步诊断为尿道炎，即中医所谓"热淋"。下课后，服用阿托品、呋喃旦啶、清热止淋颗粒，半小时后缓解。

第二次发病，在10月24日上午11时，也是在课堂上，双侧腰痛，仍然左腹上方疼痛，痛处向尿道口阵阵放射，小便灼热，口渴，3天未大便。再服阿托品、呋喃旦啶、清热止淋颗粒，3小时后，疼痛没有缓解。舌淡红，脉弦缓。

我估计是尿道结石，改服猪苓汤、调胃承气汤加减：猪苓30g，茯苓30g，泽泻15g，滑石30g，木香15g，延胡索30g，海金沙15g，黄芩10g，大黄15g，芒硝10g（冲服）。1剂。

服上方后，仍然持续疼痛，大便不通，晚上9点，到医院急诊。经彩超检查：左肾轻度积水，左侧输尿管上段扩张，提示中下段梗阻；右肾细小强光团，考虑泥沙样小结石可能。静脉注射氨曲南、奥美拉唑、间苯三酚、氯化钠、氯化钾、葡萄糖等。疼痛仍然持续不缓解，一直持续到第二天早上5点30分，肌内注射一针杜冷丁后，疼痛稍微减轻。6点钟，解出大量小便，持续了17个小时的疼痛随之消失，但未见结石排出。

第三次发病，在10月28日上午11点半，自从上次疼痛后，连续进行了3天的静脉注射，药物以消炎、解痉为主，仍然用一诊的3种药物，再加氧氟沙星。医生告诫：由于结石没有排出，可能还会随时出现疼痛，疼痛时，没有药物可以缓解，只有大量喝水、蹦跳，争取排出结石。那天疼痛又剧烈发作，从11点半到下午2点半，不断大量喝水，不断蹦跳、跑步，仍然不能缓解。舌淡红，脉弦数。

处以四逆散加减：柴胡20g，白芍40g，枳实20g，甘草20g，法半夏15g，黄芩15g，乌药15g，厚朴20g，大黄8g（泡服）。2剂。以金钱草60g，先煎20分钟，取汁，再煎药物，20分钟后，取汁泡大黄。

服药后一个半小时，到下午4点半，疼痛仍然不见缓解，乃于第1剂药的第

2 煎，再加白芍 30g、甘草 15g、芒硝 10g（冲服）。2 小时后，疼痛仍然没有缓解，没有肠鸣音，没有要解大便的感觉，腹部不胀，不呕，拘急疼痛，按之不拒，感觉稍舒，口干，舌淡，脉弦数。

改用芍药甘草汤加减：白芍 120g，甘草 60g，蜈蚣 2 条，全蝎 10g，川楝子 15g，延胡索 30g。1 剂。用金钱草 60g，煎水取汁煎药。

8 点半服药，9 点半疼痛开始缓解。大便随之而下，连续排了 3 次。结石仍然没有排出，但疼痛已经全部缓解，大约持续了 10 个小时。继续服此方 5 剂。

服上方后，疼痛没有发作，大便每天都有，但偏稀溏。

用复元通气散加减为丸：穿山甲 30g，牵牛子 150g，延胡索 30g，鸡内金 50g，琥珀 30g，小茴香 10g，木香 30g，蜈蚣 60 条，全蝎 50g，白芍 90g，甘草 50g。为水丸，每天 2 次，每次 6g。用金钱草 30g，煎水送服。

陆续服完 1 剂后，疼痛未再发作。后来断断续续服成药石淋通一年，经多次检查未见结石。

☞ **用方思路**

本案诊断为泌尿系结石，第二次发病用猪苓汤加大黄、芒硝、海金沙，第三次发病用四逆散合小承气汤加金钱草，病和方应该都是正确的，但为什么没有疗效？我自己也感到十分迷茫。两次处方都使用了大黄，甚至芒硝，为了通大便，第三次发病时，我自己还一口气喝了蜂蜜加麻油大约半斤，但服后都没有大便，甚至没有肠鸣音，腹部不胀，没有便意。我觉得纳闷：喝进去的东西都到哪里去了？不恶心呕吐，口不渴，舌淡红，脉不滑数。左腹持续疼痛，是一种拘急疼痛，按之虽然无法减缓，但并不拒按。我猛然意识到：用错药了！这不属于实证、热证，不应当通过泻利排石；属于虚证，应当酸甘养阴，缓急止痛。很可能由于左边输尿管的痉挛，导致肠道的痉挛，使得气机升降失调，大便下不来，重点应该放在缓解痉挛上。故采用大剂量的芍药甘草汤，再加大剂量的止痉散、金铃子散，只服一次，半小时后大小便通畅，疼痛得以全面缓解。

芍药甘草汤出自《伤寒论》第 29 条，原文云："伤寒脉浮，自汗出，小便数，心烦，微恶寒，脚挛急，反与桂枝汤以攻其表，此误也，得之便厥，咽中干，烦躁吐逆，作甘草干姜汤与之，以复其阳。若厥愈足温者，更作芍药甘草汤与之，其脚即伸。"此方以白芍酸收，炙甘草甘缓，有酸甘化阴、柔肝和脾之妙，对阴虚血少所致的两足挛急疼痛，特别是腓肠肌痉挛疼痛不可伸直者有显著疗效。推而广之，对所有肌肉痉挛疼痛，都有一定疗效。

金铃子散出自《太平圣惠方》，仅川楝子、延胡索两味药，有疏肝泻热、行气止痛作用。对于肝经所循行部位的疼痛，如两胁疼痛、小腹疼痛、睾丸胀痛等，疗效显著。

芍药甘草汤、止痉散、金铃子散三方虽然立意各不相同，但都有缓解痉挛疼痛的作用，故我用来缓解肠道痉挛的疼痛。由于疼痛剧烈，持续时间长，这次的治疗经历了曲折，对我来说教训深刻。虽然我极力强调"方证对应"的原则，认为这是中医的灵魂，是中医区别于西医的临床思维，但具体运用到自己身上时，居然还是落入了"方病对应"的窠臼。所谓"事不关己，关己则乱"，一个临床医生在任何时候能够保持清醒的头脑，确实不易！

五、身　痛

柴胡桂枝汤合二妙散、止痉散治疗身体烦疼

周某，女，62岁，农民，2010年4月24日初诊。患者四肢疼痛酸胀多年，遇到天气变化或劳累加重，时发时愈，做过各种检查，类风湿因子不高，有轻度腰椎骨质增生，饮食、二便尚可，最近周身疼痛，右下肢从臀部到小腿胀痛厉害，活动稍舒，躺下尤剧，以致心烦不眠，舌淡，苔薄黄，脉弦细。

处以柴胡桂枝汤合二妙散、止痉散：柴胡10g，桂枝10g，白芍30g，炙甘草10g，黄芩10g，党参15g，半夏10g，生姜10g，大枣10g，黄柏10g，苍术10g，蜈蚣1条，全蝎10g。7剂。

2010年5月2日二诊：服上方后，臀部及小腿胀痛显著好转，全身酸痛也有改善，颈部不适，精神疲倦，舌淡，脉弦细。原方加减：柴胡10g，桂枝10g，白芍30g，炙甘草10g，黄芩10g，党参15g，半夏10g，生姜10g，大枣10g，黄柏10g，苍术10g，葛根50g，黄芪30g。7剂。

2010年5月10日三诊：服上方后，头颈部及上身疼痛全部缓解，精神亦好转，仅臀部留有酸胀感，脉舌同前。仍然用原方加减：柴胡10g，桂枝10g，白芍30g，炙甘草10g，黄芩10g，党参15g，半夏10g，生姜10g，大枣10g，黄柏10g，苍术10g，木瓜30g，怀牛膝15g，薏苡仁30g，黄芪30g，当归10g。7剂。

服后臀部的酸胀感消失，一如常人。

☞ **用方思路**

在经方中治疗因风寒湿热导致周身疼痛的方剂不少，大多数以温阳散寒、利湿清热为治，如乌头汤、白术附子汤、麻杏苡甘汤、桂枝芍药知母汤等。临床治疗，习惯于用经方者，常常根据辨证论治的需要，选取以上方剂。然而柴胡桂枝汤的立意却与以上方剂有显著的不同。《伤寒论》第151条云："伤寒六七日，发热，微恶寒，支节烦疼，微呕，心下支结，外证未去者，柴胡桂枝汤主之。"柴胡桂枝汤方中共9味药，即柴胡、桂枝、半夏、黄芩、白芍、炙甘草、党参、生姜、大枣。

从证候来分析，"支节烦疼"是指四肢烦劳酸疼，虽不剧烈，但缠绵不已；从方剂的组合来分析，本方是小柴胡汤与桂枝汤的合方，两方都以"和法"为治疗原则，而不是以祛风、散寒、祛湿、止痛为目的。这种病痛，最常见于中老年或体质比较虚弱的患者，最容易在劳累过后、天气变化、季节更替时发生，各种检查都显示不出有严重疾病，用药偏凉、偏温则患者都感觉到不适。这是身体虚弱或年龄趋于衰老，肌肉筋骨不胜劳累，不能适应温差、湿度变化所致。这种因为身体不能和调而出现的病痛，不能当作风湿一类病来治疗，应当视为"亚健康状态"，采用"和法"调治，故以小柴胡汤与桂枝汤合用，和阴阳，和表里，和营卫，和气血。全方药性平和，不偏温，不偏凉，具有调补与治疗兼施的特点，故在中老年人和亚健康人群中运用很广。疼痛是由气候变化引起的，如开春季节湿热萌生，则合用二妙散，即加苍术、黄柏；如属劳累所致，则合用当归补血汤，烦疼而致睡卧不安，再加鸡血藤、酸枣仁、茯神；如疼痛以臀部腿部为甚者，则合用四妙散，即二妙散加怀牛膝、薏苡仁；如疼痛牵涉到颈部，则合用葛根汤，即加葛根；如疼痛剧烈，则合用止痉散，即加蜈蚣、全蝎等。

还有一些中老年人，总感到有一股气在身上窜动，气走到哪里，则哪里疼痛，按之即打嗝，令人称奇，用寻常疏肝理气之法不效。我后来从刘渡舟先生的《伤寒论十四讲》中得知，当用此方治疗。总之，中老年人就像一部使用了几十年的机器，部件老化，容易出现这里或那里的故障，肢体经常会有一些莫名的不适，不宜大补、大泻，只需调节、维修，而此方是特别适合的方剂。

改订三痹汤合瓜蒌薤白半夏汤、双和散治疗身痛胸痛：风湿疼痛、冠心病

张某，女，52岁，干部，长沙人，2005年1月12日初诊。患者全身关节肌

肉疼痛，胸闷痛，头痛，头晕，畏冷，检查有冠状动脉粥样硬化性心脏病（简称冠心病）、颈椎病、脑供血不足。自述从1999年子宫肌瘤手术后即如此，每遇天冷或天气变化即加剧。察之面色㿠白，舌胖淡，苔薄白，脉沉细弱。

此为阳气虚弱，不能温煦周身，当温阳散寒，拟用改订三痹汤加减：炙川乌10g(加蜂蜜30g，先煎1小时)，桂枝10g，黄芪15g，红参10g，白术15g，茯苓10g，当归10g，白芍15g，川芎10g，防己10g，瓜蒌皮25g，薤白10g，半夏10g，丹参15g，生姜10g，红枣15g。7剂。

2月5日二诊：上方服14剂后，感到全身转暖，身痛、头痛均消失，无口干、咽喉疼痛等"上火"之象，效方不改，续服14剂。

9月26日三诊：间断服上方，情况一直平稳，5天前因受寒，又出现怕冷、头痛、头晕、颈胀、恶心、欲呕、胸闷痛，有痉挛感，全身肌肉关节疼痛，仍用上方加减，汤、散并投。

汤剂：葛根30g，桂枝10g，苍术15g，附片10g，茯苓30g，泽泻30g，黄芪15g，当归10g，白芍15g，炙甘草10g，川芎10g，生姜10g，红枣15g。14剂。

散剂：红参50g，三七30g，琥珀30g，丹参30g，血竭30g，丹参30g，鸡血藤15g，九节菖蒲60g，远志15g，茯神30g，香附60g，鹿茸10g，苍术30g。1剂。研末，每日3次，每次3g，饭后开水送服。

患者按照以上药方，以散剂为常服药，偶尔服几剂汤药，至2014年3月见面时，始终状况良好，身痛、头痛、胸闷痛均未发作。

☞ 用方思路

改订三痹汤出自清代伤寒名家张石顽的《张氏医通》，由炙川乌、党参、黄芪、炙甘草、白术、茯苓、桂枝、防风、防己、细辛、当归、川芎、白芍、生姜、红枣等15味药组成。本方以乌头、桂枝、细辛温寒止痛，防风、防己祛风胜湿，黄芪、党参、炙甘草、白术、茯苓益气健脾，当归、白芍、川芎养血活血，生姜、红枣调和营卫，合而为一首能够扶正祛邪、治疗风寒湿三痹的方剂。

从我的临床经验来看，本方的核心是以扶阳为主，阳气得以振奋，则血行因而流畅，风寒湿邪等阴霾之气为之四散。本方堪称"经方派"大医家张石顽的代表作，取名"改订三痹汤"，意即将陈自明《妇人大全良方》三痹汤加以修改、订正，去掉了原方中的独活、秦艽、桑寄生、杜仲、牛膝、续断、生地黄，添加了乌头、白术、防己、细辛。方中所去掉的7味药，属于阴柔之品，以防其恋邪而对祛风寒湿不利；所添加的 4 味药，属于温燥之品，以加强原方温阳燥湿散寒的作用，方中恰好将仲景的乌头汤、附子汤、真武汤、黄芪桂枝五物汤、当归四逆汤、防己黄芪汤以及朱丹溪的玉屏风散熔于一炉，且"以防风搜气分之风，川芎搜血分之风，细辛搜骨髓之风"。全方一片阳刚之气，体现了这位"尊经派"临床大家的风格。

本案患者全身关节肌肉疼痛，怀疑有类风湿关节炎，做过各种检查，最终被排除。但多年来只能靠每天服解热镇痛药物以缓解疼痛，又因为胸闷痛、头痛，检查为冠心病、颈椎病，服各种治疗心脑血管疾病的西药，均无法消除疼痛，以致患者对治疗几乎丧失信心。从中医的辨证角度来看，病因起于妇科手术之后，气血大亏，又素体阳气不足，故每遇天冷或天气变化则加剧，从脉舌观察，与上述病机相吻合，故一诊用《张氏医通》改订宣痹汤，合瓜蒌薤白半夏汤以宣通心胸的阳气。方证相符，故患者服后感觉舒畅，间断服用长达半年。二诊因为颈椎病发作，稍作变通，用桂枝加葛根汤、茯苓泽泻汤加黄芪、苍术、附子之类，仍然以温阳、祛寒、利湿为治，并以蒲辅周先生的双和散加鹿茸以温阳、苍术以燥湿，把重点放在心脑血管疾病方面，长期服药，得以痊愈。

二妙散治疗湿热身痛：类风湿关节炎

张某，女，55 岁，湖南益阳人，2014 年 7 月 24 日初诊。患者 15 年前患类风湿关节炎，身体关节疼痛，查类风湿因子、红细胞沉降率与抗 0 均高。长期服用激素类药物与雷公藤制剂，效果不理想，指标也未完全正常。察双手指关节已经变形，右手指关节如鸡爪样，身体酸胀疼痛，四肢关节疼痛，晚上尤剧，舌苔黄腻，小便黄，大便稀溏，食欲尚可。

处方：苍术 180g，黄柏 180g，忍冬藤 60g，络石藤 60g，青风藤 60g，海风藤 60g，乳香 50g，没药 50g，姜黄 50g，黄芪 120g，当归 50g，鸡血藤 90g，蜈蚣 60 条，蕲蛇 60g。1 剂。

为水丸，每天 2 次，每次 9g，饭后开水送服。

服丸后，身体酸胀疼痛和关节疼痛大为缓解。舌苔变薄，大便不稀溏，继续做水丸服。持续吃了 1 年，类风湿因子、抗 0、红细胞沉降率都已正常，身体关节已基本不痛，能够胜任正常的生活和劳动，唯变形的关节不能恢复，天气变化时有所不适。

☞ **用方思路**

二妙散出自《丹溪心法》，由苍术、黄柏两味药构成。本方以黄柏为君药，苦以燥湿，寒以胜热，善祛下焦湿热；以苍术为臣药，苦以燥湿，温以健脾，使湿去而邪不再生。二药合用，可标本兼治，使湿去热清，诸症悉除。

最初我认为，本方所适合的病机只是下焦湿热。大凡腰腿酸疼，下肢无力，足膝红肿疼痛，白带色黄，下部湿疮等，见到舌苔黄腻，小便色黄者，均须考虑到是湿热所致，本方运用的机会很多。北京同仁堂制作的成药二妙丸，也只介绍了治疗妇女带下。后来发现，李东垣的清暑益气汤、王清任的身痛逐瘀汤，都融进了二妙散，从而领悟到此方诚为治疗湿热流注于四肢经络引起的全身疼痛的主方。我再加忍冬藤、络石藤、海风藤、青风藤四藤疏通经络，乳香、没药、姜黄活血止痛，黄芪、当归、鸡血藤益气补血，并借蜈蚣、蕲蛇两虫搜剔顽痹。为丸缓治，疗效颇佳。

泄化浊瘀汤治疗浊瘀痹：痛风

周某，男，45 岁，广东南海人，2013 年初诊。患者得痛风病 8 年，经常复发，每发作则右脚拇趾关节处红肿疼痛，服西药别嘌醇两三天后可以缓解。近年来，发作越来越频繁，尿酸始终偏高。今天中午发作，疼痛难忍，痛处红肿，不能按压。察之面色红润油亮，舌红，苔黄腻，脉滑。

处方：土茯苓 60g，萆薢 30g，薏苡仁 30g，威灵仙 30g，秦艽 15g，泽泻 15g，赤芍 15g，泽兰 15g，土鳖虫 12g，黄柏 15g，苍术 15g，忍冬藤 30g，蜈蚣 2 条，百合 30g，车前子 30g。7 剂。

服上方后，当天痛止，第二天肿消。7 剂药服完后检查，尿酸已经降至正常。

嘱咐患者注意饮食清淡，少吃含蛋白高的食物，每天用百合 30g、车前子 30g泡水当茶喝。一年多来痛风未发作，尿酸未升高。

☞ **用方思路**

泄化浊瘀汤是国医大师朱良春 20 世纪 90 年代创制的治疗痛风的方剂。原方共 9 味药，其中以土茯苓、萆薢、威灵仙、秦艽、薏苡仁、泽泻祛湿排浊，赤芍、泽兰、土鳖虫活血化瘀。方中以土茯苓、威灵仙、萆薢 3 味为主药，3 药合用，有显著的排尿酸作用。我常加忍冬藤协助土茯苓清热解毒，加蜈蚣助土鳖虫止痛，加黄柏、苍术清热燥湿，加百合、车前子润肺利尿。感觉疗效更好。

百合、车前子是我从患者那里得到一个民间验方，患者每次发作时煎服一二剂，即大量排尿，病情很快能够控制。后来得知，百合含有秋水仙碱，车前子利尿作用强大，这可能是这首单验方能够发挥作用的道理。这首单验方简单易行，尿酸高的患者可以每天当茶喝以巩固疗效，防止复发。

痛风是古今中医、西医共同拥有的病名，西医的痛风，内涵比较确切，是指嘌呤代谢紊乱引起的高尿酸血症的痛风性关节炎。中医的"痛风"病名，最早见于李东垣、朱丹溪的著作，泛指剧烈的关节疼痛，包括现代意义的风湿性关节炎、类风湿关节炎、痛风在内。为了辨证更为准确，治疗更加有效，朱老在1989年提出了"浊瘀痹"的新病名，以代替中医"痛风"的旧病名，获得了中西医界的认同。

我对于痛风病的治疗经验有限，朱老在泄化浊瘀汤后有若干加减法，对于治疗严重的痛风患者，可供参考：局部红肿已化热，加萆草、虎杖、黄柏等；痛甚加全蝎、蜈蚣、延胡索、五灵脂；漫肿加僵蚕、白芥子、胆南星；关节僵硬加露蜂房、蜣螂、穿山甲；偏热一般处于发作期，加生地黄、知母、寒水石、水牛角；偏寒一般处于缓解期，加炙川乌、炙草乌、桂枝、细辛、鹿角霜；偏虚加熟地黄、补骨脂、骨碎补、黄芪；腰痛、尿血，加海金沙、金钱草、小蓟、白茅根等，以防止痛风性肾炎。[4]

六、咳喘短气

金水六君煎合小青龙汤、苓桂术甘汤、参蛤散治疗咳喘短气：慢性阻塞性呼吸道疾病

赵某，68岁，湖南湘阴人，农民，2005年10月27日初诊。患者咳嗽30余年，每日均咳，痰多浓稠色白，遇寒或季节交替时加重，剧烈时，连咳带喘。近年来，走路、上楼均觉乏力，短气，头晕，时有心忡，心律失常，饮食尚可，大便干结，小便黄。察之面色晦暗，舌淡，苔浮黄，脉滑，有长期吸烟史，西医检查有慢性支气管炎，肺气肿，部分肺纤维化，早期肺源性心脏病（简称肺心病）。

此为肺肾两虚，挟有痰饮，拟用金水六君煎加减：熟地黄50g，当归50g，陈皮10g，半夏10g，茯神30g，炙甘草10g，白芥子10g，苏子10g，莱菔子10g，

葶苈子 15g，桂枝 10g，苍术 50g，生姜 15g，大枣 30g。15 剂。

2006 年 3 月 17 日二诊：服上方后，患者感到效果十分明显，咳嗽次数减少，痰量减少，大便通畅，体力增加，抵抗力增强，头晕、心忡等也很少出现，故将原方断断续续服用了 100 余剂。不料 3 天前淋雨，又将慢性支气管炎诱发，现咳嗽，吐痰色白，清稀中带有浓稠，微喘，舌淡，苔厚腻，脉紧，不发热。此为寒邪引动伏饮，拟用小青龙汤合苓桂术甘汤加减：麻黄 10g，桂枝 10g，炙甘草 15g，细辛 5g，干姜 10g，半夏 10g，白芍 10g，五味子 10g，苍术 50g，茯神 30g，地龙 30g。5 剂。

3 月 23 日三诊：服上方后，咳嗽减轻大半，拟回老家调养，汤药仍处以金水六君煎加减，另外制作蜜丸一料同服。

汤剂：熟地黄 50g，当归 50g，陈皮 10g，半夏 10g，茯神 30g，炙甘草 10g，白芥子 10g，苏子 10g，莱菔子 10g，葶苈子 15g，桂枝 10g，苍术 50g，生姜 15g，大枣 30g。15 剂。

丸剂：红参须 50g，蛤蚧 2 对，五灵脂 30g，紫河车 30g，地龙 50g，鹿茸 10g，紫石英 30g，三七 30g，丹参 30g，琥珀 30g，肉苁蓉 30g，山萸肉 30g，沉香 10g，核桃肉 60g，五味子 30g，川贝母 30g。2 剂为一料，研末，蜜丸，每日 2 次，每次 6g，一料大约可服 3 个月。

2007 年 3 月 5 日四诊：服上方后，一年来，咳嗽气喘基本未发，很少感冒，体质增强，经 X 线及 CT 检查，慢性支气管炎不排除，但肺气肿、部分肺纤维化、早期肺心病已否定。

☞ 用方思路

初诊所见，为典型的精血亏损，肾不纳气，痰饮上泛，故取金水六君煎为主方，补肾纳气，降肺化痰，合三子养亲汤、葶苈大枣泻肺汤以加强降气化痰的作用，合苓桂术甘汤以化饮而宁心。

金水六君煎出自《景岳全书》，即二陈汤加熟地黄、当归。方中以陈皮、半夏、茯苓、炙甘草即二陈汤健脾、燥湿、化痰，当归、熟地黄滋阴补血，以助肺肾之气；二陈汤得归、地，则燥湿不致伤阴，归、地得二陈汤，则滋阴而不助湿。本方重在调补肺肾，肺属金，肾属水，共 6 味药，故曰金水六君煎。原方云："治肺肾虚寒，水泛为痰，或年迈阴虚，血气不足，外受风寒，咳嗽呕恶，多痰喘急等证神效。"熟地黄、当归须重用。

三子养亲汤出自《韩氏医通》，主要功能为下气化痰，其中白芥子化寒痰，苏子降肺气，莱菔子降胃气。再加葶苈子，即合用了《金匮要略》中的葶苈大枣泻肺汤，葶苈子苦寒泻肺逐痰，大枣甘温健脾扶正。三方合用，肺脾同治，标本兼顾，对于中老年人咳嗽气喘，食欲不佳，痰多色白，时而清稀、时而黏稠者，甚为切合。然而患者尚有心忡、短气、头晕，这是水饮凌心所致，故再加桂枝，即合用了苓桂术甘汤，通阳降冲，化气行水。

初服 15 剂，感觉良好，服至 100 余剂，症状大为改善，体质得到增强。

不意因为感冒又诱发了咳喘，辨证属于寒邪引动伏饮，故二诊用小青龙汤合苓桂术甘汤，很快控制了病情。

小青龙汤由麻黄、桂枝、炙甘草、细辛、干姜、半夏、白芍、五味子 8 味药组成，以麻黄、桂枝发汗解表，宣肺平喘，半夏、干姜、细辛化痰蠲饮，五味子敛肺止咳，白芍和营，炙甘草调和诸药。《伤寒论》第 40 条云："伤寒表不解，心下有水气，干呕发热而咳，或渴，或利，或噎，或小便不利、少腹满，或喘者，小青龙汤主之。"运用小青龙汤治疗咳喘，望诊极其重要，患者一定是咳痰清稀，如泡沫状，舌淡，舌苔薄白，舌头上布满水液，这是有水饮的舌象。如果舌苔白腻，咳痰黏稠，则是三子养亲汤所主。

三诊为固本起见，除了汤剂继续服金水六君煎标本兼治之外，丸剂以固本为主，以参蛤散为主方。

参蛤散出自《普济方》，仅仅两味药，以人参补肺益气，蛤蚧补肾纳气，是培元固本而治疗咳嗽气喘的名方。再加紫河车、鹿茸、地龙、肉苁蓉、山萸肉、五味子、核桃肉，大力补肾益精；加沉香、紫石英助人参降气，加川贝母化痰，五灵脂、三七、琥珀、丹参活血，构成一首以补为主，补中兼消的方剂，适合于慢性阻塞性肺疾病（简称慢阻肺）处于病情缓解期，虚实夹杂，以虚为主的病机。

在这里，我有几处用方心得：其一，在运用苓桂术甘汤温化痰饮时，凡见肺气肿、肺心病有心律失常时，则茯苓改用茯神，苍术用至 50g 以上，有很好的调节心律的作用。其二，我在小青龙汤中，常于方中加杏仁 10g、地龙 30g，主要是考虑到小青龙汤具有宣散之力，可以导致气机向上，而咳喘的病机，本来就是气逆于上，如加杏仁、地龙以降气、止咳、平喘，则使得肺气的升降失常能得到更好的调节。何况借杏仁、地龙的柔韧，可制约麻、桂的刚烈；麻黄虽升压，地龙可降压，如果患者血压高，大便不稀，地龙可以加到 50g。只是有严重的心脏病时，麻黄须慎用，可以去原方中的麻黄，加附子 10g。现代药典中说附子畏半夏，其实是错误的，因为在《伤寒论》小青龙汤原方加减法中，明明就记载着半夏与附子同用。我经过多次临床使用，并无任何副作用，虽然药房每次要我签字负责，但从未有患者投诉，也从未发生过医疗事故。其三，在运用参蛤散加减时，如有肺纤维化等器质性改变，方中必加五灵脂，人参合五灵脂，不仅没有副作用，而且可以加快肺部纤维化的逆转，缩短病程。在治疗其他纤维组织增生性疾病如多囊卵巢综合征时，也可以运用这一思路。

在临床几十年中，我在治疗慢阻肺一类疾病时，按照这样的思路用方，往往有较好的效果。

柏叶汤合附子理中汤、仙方活命饮、千金苇茎汤、西黄丸、参蛤散治疗咳痰咯血：支气管扩张、肺脓疡

欧阳某，女，73 岁，常德人，2015 年 10 月 14 日就诊。患者自诉患支气管扩张十余年，病情反复，生活不能自理，身体极度虚弱，反复咯血，稍微不注意就会大咯血，一个月前晚上，受寒而起，又大咯血一次，300～400ml，出汗不止。因为以往用抗生素、止血药失去作用，故在家中静卧，由家人用毛巾擦汗，不断轻轻按摩背部，得以睡眠。一周后，咯血逐渐止住，洗了头，洗了澡，自觉恢复很快。现仍然白天黑夜咯大量黄脓痰，不易咳出，且有腥臭味，任何刺激性气味都不能闻，身体怕冷，六月天要用枕头捂住胸口，手指、脚趾麻木，膝盖冷痛受不了，胃像冰箱一样制冷，尤其是吃完东西后胃就更冷更痛，经常因为胃痛剧烈导致咯血。二便正常，睡眠能够断断续续睡 3 小时，自觉咽干口苦。

患者曾经两次找我看病，均保留了当时的处方。第一次是 2012 年 10 月 9 日，因为咯血来就诊。处方为：水牛角、生地黄、赤芍、牡丹皮、黄芩、黄连、大黄炭、仙鹤草、鱼腥草、金荞麦、西洋参、蛤蚧，为药丸。服 1 剂后，稳定了 1 年。第二次是 2013 年 11 月 5 日，因为咳痰、短气来就诊。处方为：西洋参、蛤蚧、紫河车、三七、葶苈子、牙皂、桔梗、甘草、金荞麦、鱼腥草、乳香、没药、黄芩、浙贝母、玄参、仙鹤草，为药丸。服后情况稳定。平素自己采用食疗方法，如沙参麦冬粥、山药肉桂粉粥、百合银耳雪梨羹等。察之舌苔厚腻，舌体胖大，两边有齿痕，脉沉细滑。

处方：附子 50g，炮姜 30g，艾叶炭 30g，侧柏叶 60g，白术 60g，炙甘草 30g，高丽参 60g，三七 60g，白及 60g，鱼腥草 60g，金荞麦 60g，芦根 60g，桃仁 30g，

薏苡仁 50g，西牛黄 5g，黄芩 50g，浙贝母 50g，玄参 50g，乳香 30g，没药 30g，穿山甲 30g，忍冬藤 50g，皂角刺 30g。1 剂。为水丸，每天 2 次，每次 5g，饭后开水送服或化服。

2015 年 12 月 15 日二诊：服完丸剂后，身体已经不怕冷，精神转好，胃中已舒，仍然有少许咳嗽、咳痰，舌淡，苔薄黄，脉沉细。

处方：西洋参 90g，蛤蚧 3 对，紫河车 90g，三七 90g，白及 60g，葶苈子 50g，桔梗 60g，甘草 60g，金荞麦 60g，鱼腥草 60g，乳香 50g，没药 50g，黄芩 60g，浙贝母 60g，玄参 60g，仙鹤草 90g。为药丸。每天 2 次，每次 5g，饭后开水送服。

☞ 用方思路

初诊从患者的证候表现来看，是典型的寒热错杂，虚实夹杂。身冷、膝冷、胃冷、胃痛、咯血，为阳虚不能摄血，故用侧柏叶汤合附子理中汤温阳益气止血；唯恐力量不够，加三七、白及活血止血消瘀。咳大量黄痰腥臭，为肺有脓疡，用千金苇茎汤去冬瓜仁加鱼腥草、金荞麦，仙方活命饮去防风、天花粉、赤芍、当归、白芷、陈皮，排脓解毒；唯恐力量不够，加黄芩、玄参清热凉血，再加牛黄，合方中的乳香、没药，取西黄丸之意，使排脓解毒之力倍增。

柏叶汤出自《金匮要略·惊悸吐衄下血胸满瘀血病脉证并治》"吐血不止者，柏叶汤主之"，由柏叶、艾叶、炮姜组成，治疗咯血、吐血等虚寒性出血证。附子理中汤由附子、人参、白术、干姜、炙甘草组成，实则《伤寒论》理中汤合四逆汤，治疗由脾肾阳虚引起的各种病证。从新的六经辨证来归类，这三首方都属于太阴病里证、寒证、虚证的处方。

千金苇茎汤出自《金匮要略》，由芦根、薏苡仁、冬瓜仁、桃仁组成，可排脓、解毒、活血，是治疗肺痈的主方。仙方活命饮出自《妇人大全良方》，由金银花、乳香、没药、防风、当归、赤芍、白芷、浙贝母、穿山甲、皂角刺、天花粉、甘草、陈皮 13 味药组成，是治疗内外痈疽的名方。西黄丸出自《外科证治全生集》，由牛黄、麝香、乳香、没药组成，药简、味浓、气雄、力专，是治疗毒火炽盛、阳证痈疽的首选方。

二诊仍然用 2013 年 11 月 5 日有效处方，即参蛤散加止血、活血、排脓、解毒之品，去牙皂之峻猛剔痰，改用白及之强力收敛。

大柴胡汤合柴胡加龙骨牡蛎汤、皂荚丸、

桂枝茯苓丸、参蛤散治疗哮喘

杨某，女，61岁，干部，2009年6月14日初诊。患者自述患支气管哮喘30余年，每遇劳累、天气变化、受风、受寒、受热时均易发作，以晚上发作为剧。每发时须端坐呼吸，不能躺卧，伴咳嗽吐痰。近年来，发作频繁，服氨茶碱和中药方皆无效，须用西药喷雾剂始能缓解。察之面色潮红，呼吸气粗，胸闷，烦躁，咳嗽痰黄，黏滞于咽喉，为之难受不已，唾出方舒，口渴口苦，小便黄，大便偏干，饮食精神尚可，舌暗红，苔黄腻，脉滑数。处以大柴胡汤、柴胡加龙骨牡蛎汤、皂荚丸加减：柴胡15g，半夏10g，枳实10g，黄芩15g，赤芍10g，大枣10g，生姜10g，虎杖30g，龙骨30g，牡蛎30g，茯苓15g，牙皂10g。5剂。

2009年6月20日复诊：服药后，当晚气喘减轻，未用喷雾剂也能平卧，现活动后仍有些气喘、咳嗽，有少量痰，口干口苦，纳食可，大便通畅，舌暗红，苔薄黄，脉弦数。拟用大小柴胡汤、桂枝茯苓丸加减：柴胡10g，半夏10g，炙甘草10g，白参10g，枳实15g，赤芍10g，虎杖15g，黄芩15g，生姜10g，大枣10g，肉桂末3g（冲服），牡丹皮10g，桃仁10g。7剂。

2009年6月29日三诊：哮喘、咳嗽已经基本消失，倦怠、乏力，腰膝酸软，舌暗红，苔薄白，脉细缓。拟用小柴胡汤、桂枝茯苓丸、参蛤散加减为丸，处方：柴胡15g，半夏10g，炙甘草10g，赤芍10g，虎杖10g，黄芩10g，枳实10g，牡丹皮10g，桃仁10g，茯苓15g，肉桂5g，沉香5g，高丽参10g，蛤蚧1对，紫河车10g，牙皂5g，生姜10g，大枣10g。5剂为蜜丸，每天2次，每次10g，大约可以服2个月。

上方服用3次约半年后停药，至今未发作。

☞ 用方思路

我最早见到用大柴胡汤为主治疗哮喘，是在经方大师胡希恕的医案上，当时感到难以理解，一则因为《伤寒论》原文没有提到此方可以治哮喘，二则因为柴胡的药性是疏达、提升的，而咳喘一类的病需要沉降，认为药证不符。本案哮喘，我先后用过定喘丹、小青龙汤、厚朴麻黄汤、射干麻黄汤等麻黄制剂，效果不显，才最后回想到用柴胡制剂。仔细思考，小柴胡汤证的"胸胁苦满"、柴胡加龙骨牡蛎汤证的"胸满烦惊"，与喘满的病机是相同的，即气机升降失常，《神农本草经》

谓柴胡主"心腹肠胃中结气"，也早有明训，畏其升提之性而不敢用于治疗哮喘，是没有读到《神农本草经》的原文，更没有理解《伤寒论》制方之妙乃以柴胡之升达疏畅，与半夏、枳实、芍药、龙骨、牡蛎之潜降酸收，相互配合，达到调节气机、治疗喘满的道理。哮喘往往有顽痰阻塞气道，故患者时有黏痰卡住咽喉，必唾出为快，一诊光用大柴胡汤合柴胡加龙骨牡蛎汤，化痰之力尚嫌不足，故更合用皂荚丸，力辟顽痰。皂荚丸见于《金匮·肺痿肺痈咳嗽上气病脉证并治》第7条，原文云："咳逆上气，时时吐浊，但坐不得卧，皂荚丸主之。"药仅1味皂荚，为蜜丸，枣糕和汤送下。二诊见哮喘趋于平缓，则改用小柴胡汤合桂枝茯苓丸，兼以补虚和活血。三诊更合以后世名方参蛤散补肾纳气，制成蜜丸长期服用，标本兼治，得以数年不再发作。大柴胡汤本有大黄，本案以虎杖代替。虎杖近年来被频繁用于治疗急性支气管炎和肺炎，包松年先生认为："据现代药理研究，虎杖可抑制多种细菌，消除炎症，虎杖苷水解后可生成大黄泻素，有轻泻作用；肺与大肠相表里，取其通腑，解除毒素对脏器的影响，腑气通则肺气降，毒素除则肺气宁。虎杖一名清血龙，具有良好的活血作用，'老慢支'常有肺瘀血及肺纤维化形成，虎杖通过其活血作用，可改善肺循环及肺纤维化，促进肺脏功能的恢复。且虎杖有镇咳功效，可谓一药多功。"[5]我用虎杖代替大黄的原因，还有一层考虑：大黄必须后下，才有泻热通便的作用，煎药者往往难以精心做到这一点，疗效必然打折扣，而虎杖可以同其他药物同煎，不影响疗效，避免了煎药过程中的麻烦。

验方三剂四煎汤治疗哮喘

朱某，女，13岁，1986年9月1日就诊。患儿素有哮喘病，每次发作时，则端坐不能活动，呼吸气喘，喉中有痰，颜色或白或黄，舌苔或白腻或黄腻，脉滑数。患者是我的老患者，每次发作，我用小青龙汤、定喘汤等方都有效，但一般要服两三剂才能完全平息。这次情况紧急，患儿明天要进行小学升初中的体检，患者的父亲希望一天就能缓解。我思考良久，拟定了以下处方：当归6g，五味子6g，桑白皮6g，川贝母6g，炙甘草6g，青木香6g。3剂。

第1剂上午煎服1次，第2剂下午煎服1次，第3剂晚上煎服1次。3剂的药渣合起来再煎1次，第2天早上服。

3剂药服完后，第2天顺利通过体检，没有发现任何问题。此后近30年，哮喘病再未见复发。唯服完药后有一点恶心，服一杯冰糖水后就消失了。

☞ **用方心得**

这是一首无名验方，20 世纪 70 年代流传于全国十三省，云治疗哮喘有神奇效果，药仅当归、五味子、桑白皮、青木香，川贝母、甘草 6 味，每味药 6g，看不出有什么神奇之处，唯青木香临床医生用得很少。比较特殊的是本方的煎服法，即 24 小时内，3 剂 4 煎 4 服。此方不仅我用过几次，还有其他医生用过也有效，曾经有一位老中医著文，试图分析其中的道理，仍然不甚了了。后来由于国外发生过服马兜铃导致肾功能损伤的事件，导致国内把凡是含马兜铃成分的中药一概列为禁忌。青木香含有马兜铃成分，故在一般药房中，不再列为常用药。此方也无法再用，殊为可惜。

七、失眠心悸

柴胡加龙骨牡蛎汤治疗重度失眠：抑郁症

苗某，女，51 岁，深圳人，商人，2015 年 3 月 7 日初诊。患者自诉由于长期工作压力大，家庭失和，失眠多年。近 4 年来，病情加重，服一般的安眠药无效，医院诊断为抑郁症，服镇静药和治疗抑郁症的药，副作用很大，睡眠仍然不能改善，服过多种中成药、老中医开的煎剂，都没有疗效。现在每天服盐酸文拉法辛缓释胶囊（怡诺思胶囊），才能勉强睡两三个小时，第二天头晕乏力，打不起精神，口苦，食欲不振。察之面色萎黄，两目无光泽，舌淡红，脉弦细。

处方：柴胡 125g，法半夏 50g，黄芩 45g，党参 45g，生姜 30g，红枣 30g，炙甘草 30g，龙骨 60g，牡蛎 60g，酸枣仁 100g，茯神 50g，香附 30g，天麻 30g。5 剂。12 碗水煎成 2 碗，每天临睡前服 1 碗，可服 10 天。

2015 年 3 月 21 日二诊：服药后，每天都能够睡七八个小时，这是近几年从未有过的状况，患者异常高兴。察之面色已有光泽，舌淡，脉弦。仍处以上方，嘱之备而不服，一旦又出现失眠，则煎服 1 剂。

☞ **用方思路**

一诊用柴胡加龙骨牡蛎汤加减，以重镇安神，疏肝解郁。此方见于《伤寒论》第 107 条："伤寒八九日，下之，胸满烦惊，小便不利，谵语，一身尽重，不可转侧者，柴胡加龙骨牡蛎汤主之。"刘渡舟先生在《伤寒论十四讲》中说："柴胡加龙骨牡蛎汤由小柴胡汤减甘草，加桂枝、茯苓、大黄、龙骨、牡蛎、铅丹而成，治少阳不和，气火交郁，心神被扰，神不潜藏而见胸满而惊，谵语，心烦，小便不利等证。故用本方可开郁泻热，镇惊安神。临床对小儿舞蹈病、精神分裂症、癫痫等，凡见上述证候者，使用本方往往有效。"

在仔细阅读《伤寒论》有关原文后，我发现几乎所有的柴胡剂条文都牵涉到情志的问题，如小柴胡汤的"胸胁苦满，默默不欲饮食，心烦喜呕"；大柴胡汤的"呕不止，心下急，郁郁微烦"；柴胡桂枝汤的"支节烦疼"；柴胡桂枝干姜汤的"往来寒热，心烦者"；柴胡加龙骨牡蛎汤的"胸满烦惊"等。毫无疑问，柴胡剂都有疏肝解郁除烦的作用，而柴胡加龙骨牡蛎汤重镇安神的作用更加优于其他柴胡剂。严重的失眠症显然与情志不调密切相关，所以我将此方视为治疗失眠、忧郁症的最佳选择。

在临床运用时，我不用原方，主要取方中的小柴胡汤加龙骨、牡蛎，茯苓改为茯神，再加香附、酸枣仁。香附配茯神名"交感丸"，酸枣仁则用大剂量。使全方药力集中于疏肝解郁，重镇安神。元气不虚，则去人参，大便秘结，仍然用大黄，寒热错杂，仍然用桂枝。同时，尚可加丹参、灵芝、百合等，以助安神。

值得一提的是本方的剂量。在煎剂中用酸枣仁 100g 安神，在前人的医案中偶尔可见，不算出奇，但柴胡 1 剂用至 125g，并且只煮一次的煎药方法，这是我不久前才学到的新鲜经验，这个经验，出自香港中文大学中医学院的李宇铭博士。去年年底，英国中医师学会主席马伯英教授极力推荐我认识李博士，认为他是当代经方派的后起之秀。其后，李博士寄给我他去年 9 月份出版的著作《原剂量经方治验录》（中国中医药出版社），读后大有斩获。李博士赞同经方中的一两折算成当今 15g 多的研究成果，小柴胡汤中的柴胡原剂量为半斤，故他开出的小柴胡汤，柴胡用 120～125g。《伤寒论》中小柴胡汤的煎服法是："以水一斗二升，煮取六升，去滓，再煎取三升，温服一升，日三服。"他悉遵原煎服法，只煎一次，12 碗水煎成 3 碗，服 3 次。他的医案中记载了用小柴胡汤治疗感冒、发热、胁痛、下腹痛、癫狂等多种病证，无一例有副作用，也没有发现对身体产生药源性损伤。

由于被叶天士"柴胡截阴"之说的阴影所笼罩，受到日本汉方医学"辨病不辨证"地滥用小柴胡制剂导致肝脏受损的影响，当代大部分中医对柴胡及小柴胡汤的使用心存疑惧，我也不例外。在学习了李博士的经验从而心中有底之后，我的第一次实践是治疗一例只有 3 岁的急性淋巴细胞白血病患儿，肺部感染，高热 80 多天，抗生素用到顶级的"万古霉素"，住院花费 4 万多元，感染仍然无法控制，每天靠布洛芬混悬液（美林）退热，退后又起。我认为这种发热就属于"往来寒热"的一种表现形式，用小柴胡汤加鱼腥草、金荞麦等，柴胡一剂用 45g，真的是"一剂知，二剂已"。一周后来复诊时，家长痛哭流涕，说：要知道中医有这样好的疗效，早一点找中医看，孩子要少受多少罪！

由于对柴胡和小柴胡汤有了新的认识，我在治疗严重失眠症，特别是表现为烦躁、焦虑，有抑郁症倾向的患者时，经常使用上述改订过的柴胡加龙骨牡蛎方，12 碗水，只煎 1 次，煎成 2 碗，只在晚上睡觉之前服 1 碗，1 剂药服 2 天。疗效很好。

失眠是自古即有的病证，中医治疗失眠的专方为数众多。如《黄帝内经》有"半夏秫米汤"，治疗"胃不和则卧不安"；《金匮要略》有"酸枣仁汤"，治疗"虚劳虚烦不得眠"；《备急千金要方》有"孔圣枕中丹"，治疗读书人心血暗耗，失眠多梦；道宣和尚传"天王补心丹"，治疗和尚白天念经诵佛，晚上辗转难眠；《太平惠民和剂局方》有"归脾养心丸"，治疗心脾两虚的失眠等。这些名方至今仍然在临床运用，辨证准确，则效果显著。

然而，由于环境复杂，工作紧张，生活节奏快，精神压力大，现代人，尤其是职场中人，其失眠的发病率比古代人更高，程度更严重。长期失眠的困扰容易导致抑郁症，而对于抑郁症，如何有效地治疗，是中西医都在探索研究的课题。

我对于严重的失眠症，以及由此导致的抑郁症，常用柴胡剂加减，有较好的疗效，但须中病即止，不可久服。

炙甘草汤治疗心悸：心脏神经官能症

潘某，女，34 岁，哈尔滨人，干部，已婚已育，1987 年 3 月 6 日初诊。患者一年前突然昏倒，几分钟后苏醒，昏倒时，无抽搐、吐白沫等现象，以前也没有昏倒以及头晕的病史。查脑电图正常，心电图严重紊乱，多为二联律、三联律，有电轴位移、T 波倒置，但胆固醇、甘油三酯等均不高。心血管、神经内科多次会诊，怀疑有冠心病、心脏神经官能症，但始终无法确诊，医生告诫，夜晚睡觉不能离人，怕患者出危险。一年来，遍尝西药维生素 B、谷维素、普罗帕酮（心律平）、盐酸美西律片（慢心率）、黄杨宁片等，中药温胆汤、十味温胆汤、天王补心丹、养心汤、炙甘草汤等，均罔效。患者每遇工作紧张、休息不好时易发作，发作多在夜间，出现心悸，口干，不能平卧，几个小时后才勉强昏睡，近来发作频繁，几乎每天必发。察之面色白，舌胖淡，脉结代，询之小便清长，大便干结，经常几天不大便，饮食尚可，宜用炙甘草汤。

处方：生地黄60g，炙甘草15g，桂枝10g，党参15g，阿胶10g（甜酒蒸兑），麦冬15g，酸枣仁15g，生姜10g，大枣15g。7剂。

3月14日二诊：服上方后，当天即心悸好转，平卧如常，服药期间，大便畅快，食欲如常，偶尔心悸，但比以往任何发作的时候都要好。察之面色开始红润，舌胖淡，脉缓弱，续服30剂。

☞ 用方思路

本案每次发病时，不仅症状表现严重，心电图检查结果也很不理想，但发病之后患者又能够恢复正常，并未妨碍学习和工作，心电图也无异常，得病20年，始终未能确诊是冠心病还是心脏神经官能症，或是其他病，中西医均找不到对症的药物，故在初得病的那年，有西医根据心电图的结果，建议患者安装起搏器，遭到拒绝，因为患者认为自己还年轻，还有自我恢复的能力，何况疾病毕竟是阵发性的。一诊时，我也感到奇怪，明明以前的许多中医治疗方案是正确的，特别是炙甘草汤乃治疗"心动悸，脉结代"的经典方，完全符合患者的脉证，为什么没有疗效？思考良久，我仍然选择了炙甘草汤，不过在剂量上作了调整。自连续服炙甘草汤30余剂之后，20年来，患者很少发病，每年发病平均不到一二次，每次发病，适当休息即可缓解，有时服原方几剂即保平安，维持了较高的生活质量，至今仍然未安起搏器，也未确诊究竟是何病。

炙甘草汤出自《伤寒论》第177条，原文云："伤寒心动悸，脉结代，炙甘草汤主之。"原方共10味药，以炙甘草、人参、大枣甘温益气，补养心脾；干地黄、麦冬、阿胶、酸枣仁养心补血，润燥生津；桂枝、生姜、清酒性味辛温，通阳复脉，与滋阴养血药物相配，则动静结合，温而不燥，共收益气复脉、滋阴补血之功。

从我的临床经验来看，长期心律失常，气血虚的居多，首选方当为张仲景的炙甘草汤，凡是患者面神疲，舌淡脉细，或脉结代，无论心电图检查有没有器质性改变，都有良效。其中，人参可根据情况用红参、白参、党参，或用西洋参，服药后即使患者有口渴等轻微上火的现象，也不可轻易减去桂枝，须借其温通血脉。原方本有麻仁，无酸枣仁，清代尤怡认为当用酸枣仁，我认为改得甚好。原方的干地黄，即现今的生地黄。

该案有本人的一处用药心得，即大剂量运用地黄。有关炙甘草汤中地黄的剂量问题，历来有不同见解，如岳美中先生提出：方中的生地黄当用 48g，因为这个病是气血两亏所致，阴血不能速生，非大剂量不可，但阴又主静，无力自动，必借阳药催动。然而，阳药的剂量不能与阴药等同，否则"濡润不足而燥烈有余，如久旱之禾苗，仅得点滴之雨露，立见晒干，又怎能润枯泽燥呢？[6]"岳老还提到叶天士经常用此方治疗荣卫亏损的全、半身麻痹感，这很可能是心脏供血不足引起的。此说对我很有启发。

本案的治疗我采用了岳美中先生的思路，炙甘草汤中的生地黄用到 60g，当然，最主要的还不是岳先生的理论说服了我，而是见到患者经常大便干结而非稀溏，胃口尚佳而非纳呆，这就有了用大剂量生地黄的基础。通过这个病例，我不仅对炙甘草汤有了新的认识，而且对重用地黄的方剂有了新的认识。例如：张景岳的金水六君煎治疗咳嗽气喘，熟地黄用 30g，陈士铎引火汤治疗咽喉疼痛，熟地黄用 90g，临床只要辨证准确，往往疗效卓著。其辨证的关键，在于大便秘结而食纳尚可，这是阴血亏虚、火浮于上的证候，用大剂量地黄，一方面是滋养阴血，另一方面是利用地黄的滋腻沉降之性，引火下行。本案的心悸、脉结代、不能平卧，也可视为阴血亏虚、火浮于上所致。

八、肾病蛋白尿

验方五倍子散合青娥丸治疗过敏性、紫癜性肾炎蛋白尿

各种慢性肾病引起的蛋白尿，是令医生和患者都十分头痛的事情，西药主要用激素控制，中药难以找到有效的方药，病情容易反复，患者心理负担很重。我对肾病没有深入的研究，但几年前曾经治愈过一例因为过敏性、紫癜性肾炎引起的蛋白尿患者。

2012 年 2 月 4 日，患者曾某，女，42 岁，湖南人，在深圳工作，特地从深圳前来就诊。患者主诉：患肾性蛋白尿已经 3 年多。2008 年 12 月，发现双下肢出现许多小红点，不痛不痒，第 2 天早上自行消失，故未去医院。2009 年元月，感冒一周未愈，医生开了些消炎药和众生丸，自己服用生姜汁兑可口可乐，3 天后发现小便颜色棕红，小腿再次出红点，第 2 天大腿及胳膊也出现红点，第 3 天红

点变成红斑，到医院做尿常规检查，蛋白尿和血尿都是＋＋＋，医生开了泼尼松服用，用量是第1周8颗，下周7颗，按此减量。服至第4天时，身上的红点及斑消失，至今再也没有出过红点、红斑，其间每半月做一次尿检，结果蛋白尿和血尿都是＋＋＋。后又在深圳北大医院治疗，医生开了泼尼松、复方肾炎片、钙片和雷公藤之类的药。2009年3月回衡阳，在衡阳医学院附一医院住院，做肾活检，医生开的药是活力源片、钙片、雷公藤、双嘧达莫片、丹参片、硫糖铝和缬沙坦，吃了半年多中西药，又在衡阳中医院服用半年中药煎剂，尿蛋白和血尿都是在＋＋和＋＋＋间徘徊。2010年经朋友介绍，在长沙找某著名中医教授看病，吃了4个月的中药，未见疗效。因求医心切，无意间看到中央台走进科学节目，5月又跑去北京在东直门医院住院一个多月，每天静脉滴注肾康注射液，口服肾炎康复片和厄贝沙坦，煎中药处方：薏苡仁，栀子，络石藤，射干，黄芪，大青叶，北柴胡，天麻，地龙，法半夏，黄芩，乌梢蛇，炒僵蚕，桃仁，红花，川牛膝，泽兰，茵陈，鱼腥草等，吃了半年复查结果还是反复不定。2011年，继续到长沙找某著名教授，开了知柏地黄汤加当归、白芍、炒龟甲共30剂，黄芪大补阳丸30剂，后几次复诊处方都差不多加了虫草花、地榆，尿检结果蛋白尿和血尿也是在＋、＋＋和＋＋＋上下不定。对中西医都几乎丧失信心。

察患者面色不华，饮食、睡眠尚可，月经正常，白带不多，舌淡、脉缓，无其他不适。处以验方：五倍子500g，蜈蚣300条。打粉，装胶囊，每次5粒，每天2次，用仙鹤草50g，煎水送服。

6月17日二诊：患者未来，打电话告知：服药后，无其他不适，血尿和尿蛋白也在若有若无之间，有时候感觉腰酸无力。用青娥丸加减：续断60g，杜仲60g，补骨脂60g，蝉蜕60g，蜈蚣90条，五倍子150g，蛹虫草90g，茜草120g，阿胶90g。为水丸，每天2次，每次6g，用仙鹤草50g，煎水送服。

8月20三诊：仍然用上方，加蝉蜕50g，做水丸，用快递寄给患者，服法同前。

12月20四诊：腰酸好转，精神仍然疲惫，舌淡，脉缓。处方：续断90g，杜仲90g，补骨脂90g，蝉蜕80g，蜈蚣90条，五倍子250g，蛹虫草100g，茜草120g，阿胶90g，黄芪120g，当归50g，刺五加100g。为水丸，每天2次，每次6g，用仙鹤草50g，煎水送服。3个月后检查，尿蛋白、尿血完全消失。仍然以上方为丸，继续服3个月巩固疗效。

2013年9月初、12月中检查，2014年、2015年又经过多次检查，仍然没有蛋白尿和尿血，患者面色红润，精神转好，舌淡红，脉缓。病告痊愈。

☞ 用方思路

初诊主要用验方五倍子散，将五倍子、蜈蚣两味药用仙鹤草煮水送服。五倍子又称文蛤，文蛤散即五倍子研末。此方最早见载于《金匮要略》，用以治疗"消渴"。我在临床，除了用于治疗糖尿病之外，对于慢性阴道炎、弥漫性胃炎、口腔溃疡，也经常使用，疗效颇佳。但用之治疗蛋白尿，则是读过王幸福所著的《杏林薪传》（人民军医出版社）之后，才学习采用的。根据书中的介绍：王医生多年来用单味五倍子研末装胶囊，每次一粒，大约 0.3 克，每天 3 次，治疗肾炎、过敏性紫癜、糖尿病、肾病综合征等出现的蛋白尿，疗效在百分之九十以上。我也效法其方，用于临床。本案一诊，即以五倍子为主，辅以蜈蚣，后者则是许多老中医用于控制尿蛋白的经验药物。五倍子善收涩，蜈蚣善穿透，两者相得益彰而又主次分明。仙鹤草有强壮、收敛、止血作用，唯剂量宜大，故煎水送服胶囊。服两个多月之后，病情没有加剧，也没有其他副作用，只是仍然腰酸无力。

二诊根据中医的辨证，患者仍然腰酸，当属肾虚。国医大师朱良春在《虫类药的运用》（人民卫生出版社）一书中，介绍五倍子治疗蛋白尿时说："五倍子入肾与膀胱经，可摄精止遗固涩""蛋白尿往往因肾气不足，失于闭藏，精微外泄所致"。由此可见，治疗蛋白尿除了用五倍子强力固涩之外，还需补肾益精固本。故二诊合青娥丸，即加续断、杜仲、补骨脂；又取法《黄帝内经》四乌贼骨一蘆茹丸意，加茜草、阿胶，即以五倍子代替乌贼骨，以阿胶代替雀卵，用以凉血、补血；加蛹虫草补肾，蝉蜕脱敏。做水丸，仍然用仙鹤草煎水送服。第四诊再加黄芪、当归、刺五加益气补血。经过一年标本兼顾的治疗，病情不再反复，得以痊愈。

九、发　热

大青龙汤治疗感冒高热

胡某，男孩，7 岁，2010 年 3 月 12 日初诊。患儿昨天半夜发热，服感冒灵、酚麻美敏颗粒（泰诺），至今晨未退，也未出汗。上午 9 点来诊时，量肛门体温 39.8℃。头痛，面赤，烦躁，身痛，全身滚烫如火烧，皮肤干燥，无一丝汗，怕冷，大便正常。起病在昨天白天受寒，淋了雨没有及时擦干所致。医院担心患脑炎，要做骨髓穿刺等各种检查，家长不同意。察之舌淡红，咽喉不红肿、按之不疼痛，小孩意识清楚，脉数。用大青龙汤加苍术：麻黄12g，桂枝5g，杏仁6g，炙甘草10g，石膏30g，生姜3片，红枣5个，苍术10g。1剂。

叮嘱家长：煎药时，用9小碗水，先煎麻黄，用大火煮开后，再用小火煎，边煎边去掉浮在药罐上面的泡沫，煎15分钟后，加入其他药物，再煎15~30分钟，大约得3碗药汁。先服第1碗，盖被子，不见风，15~30分钟，身上开始出汗，持续出汗半小时左右，体温会逐渐下降至正常，出汗自然停止。如果不出汗，或出汗不多，体温仍然较高的话，过2个小时后，再温服第2碗。如果还没有完全降下来，2个小时后，可服第3碗。一般喝完第1碗药，即可完全退热。热退下来后，注意保暖，让患者安睡，身冷的话，喝1碗热粥，剩下的药不能再服。

第二天家长告知：患儿只服了1剂药的第1碗，服完后，刚开始有些烦躁不安，体温略微上升，10分钟后，持续微微出汗半个多小时，热即完全退下，一早起来，便若无其事地玩耍了。

☞ **用方思路**

大青龙汤是治疗流感、重感冒初起，高热、不出汗、烦躁、怕冷、头痛、身痛，起效最快、最安全的方药，然而，会用此方的人不多，我对此方的认识也有一个过程。几年前，学生尹周安医生到衡阳南华医院中医科工作不久，来电话询问我，他在会诊时见到不少白血病患者，每次急性发作时，总是高热，怕冷，不出汗，烦躁，头痛，身痛，脉紧，该用什么方？我顺口而出：大青龙汤。然而，他说用了没有效。我也没有仔细推敲不效的原因在哪里，因为自己用得也不多。后来他从福建一个年轻的经方高手方志山医生那里得知：不效的原因就在于剂量不对，煎服的方法不到位。听到这个信息之后，我赶紧又仔细温习了一遍《伤寒论》的原文第38条："太阳中风，脉浮紧，发热，恶寒，身疼痛，不汗出而烦躁者，大青龙汤主之。若脉微弱，汗出恶风者，不可服之，服之则厥逆，筋惕肉瞤，此为逆也。"处方记载是："麻黄六两，桂枝二两，杏仁四十枚，生姜三两，大枣十枚，石膏如鸡子大。"煎服的方法是："上七味，以水九升，先煮麻黄，减二升，去上沫，内诸药，煮取三升，去渣，温服一升，取微似汗。汗出多者，温粉扑之。一服汗者，停后服。若复服，汗多亡阳，遂虚，恶风，烦躁，不得眠也。"从原文的记载来看，所有的症状与流感、重感冒初起的高热、怕冷、不出汗是完全相符合的。从处方中7味药的剂量来看，除了杏仁用四十枚有疑问之外，桂枝二两，相当于 6 克,生姜三两,相当于 9 克,石膏如鸡子大,相当于 60 克,大枣十枚,相当于 30 克,这都不成问题。关键在于麻黄用六两,相当于 18 克,是桂枝剂量的 3 倍。大大超过现代麻黄的用量。麻黄发汗解表的力量很大,如果认证不准,煎之不当,服之不当,真的会如张仲景所说的那样"服之则厥逆""汗多亡阳"。因此,晋唐之后,特别是从明清到如今,许多医家"畏麻黄如虎",说白了,就是害怕出医疗事故,宁可不用麻黄,用之也不敢超过三钱,即 9g。然而,《伤寒论》对大青龙汤煎法、服法是有明确规定的,只要严格遵守,并不会导致医疗事故。汉代的一升水究竟是多少毫升?历来有争论。我不想参入这种文字之争,只从最后"煎成三升,先温服一升"来比照今人服药的剂量,一升水,应当相当于一饭碗,即 250 毫升。因为我们一般服药,每次就是服一饭碗。回过头来看,大青龙汤"以水九升",就是用 9 碗水,先煎麻黄,边煎边要去掉浮上来的泡沫,大约15 分钟后,再下其他药,最后煎成 3 碗。这个煎药程序十分重要。服法也重要:先服 1 碗,出了汗,热一退,就停服。由此可见,张仲景用药是极其谨慎、极其仔细的。如此去煎麻黄,如此服大青龙汤,就不会导致医疗事故。我们不光要学经方,而且要学习经方中体现出来的这种严谨的科学态度和负责精神。此事对我的教训深刻,深感学用经方,一定要丝丝入扣,不可马虎大意。

明白了这一点,我在临床运用大青龙汤退高热时候,一般成人麻黄用到 18~24g,儿童用到 12~15g,在处方上仔细写明白,慎重嘱咐患者家属必须严格遵守煎服法,每次只开 1 剂药,并留下我的手机号码,以便出现状况时及时处理。几年来,我用之治疗看似十分严重的流感、重感冒,哪怕高热达到 40℃,仅服 1 剂药,即达到如《黄帝内经》所说"覆杯而卧,汗出而愈",从来没有出现过医疗事故,许多西医觉得不可思议。医生的职业是高尚的,也是高风险的,医生应当尽力为患者治好病,但也要谨防医疗事故的发生,但不能因为害怕承担风险而放弃有效的治疗措施。唯有如孙思邈所说的"胆欲大而心欲小,智欲圆而行欲方"这句至理名言,应该成为每个中医的座右铭。

清瘟败毒丸治疗高热:重感冒

周某,男,39 岁,常德人,干部,2001 年 4 月 24 日初诊。患者于 5 天前淋雨受寒,晚上即发高热,达 39.5℃,头痛欲裂,痛剧时呕吐,周身肌肉疼痛,畏冷,不出汗,急送长沙市某医院住院治疗,高热一直未退,徘徊在 38.7~39.7℃,

做过各种检查，发现白细胞不高，怀疑为流行性脑炎，要求做脑脊液穿刺，患者家属不同意。察之面色红，表情痛苦，呻吟不止，仍然畏冷，未出汗，舌红，苔厚腻，黄白相兼，咽喉红，口不渴，腹部软，压之不痛，5 天里大便仅 2 次，量不多，小便黄，脉紧数，此为寒湿束表，热郁于内，仍当解表，宜用清瘟解毒丸。

处方：生地黄 10g，玄参 15g，天花粉 10g，赤芍 10g，黄芩 10g，山豆根 10g，金银花 10g，连翘 10g，竹叶 10g，柴胡 15g，葛根 15g，羌活 10g，防风 10g，白芷 10g，川芎 6g，甘草 5g。水 3 碗，煎 10 分钟，温服 1 平碗，以汗出热退为度，不汗出，则 2 小时后再服 1 碗。

4 月 26 日二诊：服上方第 1 剂第 1 碗药时，觉苦涩难咽，药入胃后不到 5 分钟，即全部吐出，嘱继续补服，服完含话梅或糖块 1 枚，以免再吐。第 2 碗服完未吐，但体温上升了 0.2℃，达 39.6℃，头更痛，身更胀，脸色更红，嘱勿惊慌，此为药物暝眩，注意保暖。半小时后，周身徐徐汗出，持续了 10 多分钟之久，高热退至 38.2℃，患者感觉轻松许多，想吃东西，嘱余药不再服，以待明天。第二天早上 8 点测腋下体温 37.8℃，嘱上午 10 点、下午 4 点服药。晚上 9 点测体温，已不再发热。第 3 天一整天未发热，患者头痛、身痛等全部症状均已消失，只是疲劳、乏力、思睡，舌苔厚腻虽减，仍然黄白相兼，嘱第 3 剂药继续服完，以巩固疗效，另外处以补中益气汤加栀子、藿香、神曲 7 剂，带回家煎服以善后。

☞ **用方思路**

本案属于重感冒。在南方春季乍暖还寒之时，温差大，湿度大，湖南人谓之"倒春寒"，患流感、重感冒的人甚多，病势凶险陡峻，症状表现严重，体温常在 39℃以上。西医采取物理降温和其他对症治疗的方法，有时热退不下来，拟进一步做脑脊液穿刺，以确定是否为脑炎，家属往往不肯配合。该病用中药治疗，只要得当，往往一剂知，二剂已。这类病从季节上来看，应当属于温病中的"风温""春温"，但用辛凉解表诸方，如银翘散、桑菊饮等，几乎没有疗效，用辛温解表诸方，如桂枝、麻黄、大青龙汤等，也不解决问题。因为空气中夹有寒湿，这时两类治法及其方剂都不完全对证。过去我常投《此事难知》九味羌活汤，多 1、2 剂而汗出热退，头痛恶寒、周身酸痛等症状悉除，虽然退高热也是治疗中的一个重要环节，但有的患者咳嗽旋起，久久难平。可能是这些患者先内有伏热，而方中羌、苍、辛、芷等温药又助热化燥，并引动肺气上逆所致，从西医来看，可能是继发感染了急性咽喉炎、急性支气管炎等，我长期未找到对证的成方。

10多年以前，在为海南出版社整理故宫藏珍本医书时，从清廷御药房所备丸散膏丹及其炮制方法的手写本上发现此方，深感与重感冒、流感病风寒湿外束、内有伏热的病机吻合，施之临床，疗效显著。

本方取九味羌活汤中的羌活、防风、白芷、川芎、黄芩、生地黄、甘草，去掉其中辛温的细辛、温燥的苍术，取柴葛解肌汤中的柴胡、葛根，取银翘散中的金银花、连翘、竹叶，加玄参、山豆根清火解毒，赤芍、天花粉凉血滋阴，构成一首清热透表、清火解毒的方剂。

化癣神丹治疗高热：急性喉炎？心肌炎？

孙某，女，20岁，大学生，高热3天，体温39.8℃，始终不降，住院后经过各种检查，一直找不到病因，2004年11月1日初诊。患者面部潮红，舌红而干，咽喉部干红不适，偶尔干咳，喉壁布满暗红色颗粒。不头痛，不汗出，没有其他感冒症状，大便已经3天未解，平时经常大便干结，脉搏急促异常，每分钟达140次以上。西医怀疑是急性心肌炎，拟于第2天做进一步检查。这时长沙已经数月不下雨，气候干燥。此为热伏少阴，酿成喉癣，当滋阴降火。

处方：生地黄60g，玄参30g，淡豆豉30g，麦冬30g，五味子6g，桑白皮10g，地骨皮15g，黄芩10g，白薇10g，紫菀10g，百部10g，白芥子5g，人中黄6g。

1剂药煎2次，每次煎一大碗水，下午6时服第1碗药，9时服第2碗药，清晨6时，热已退至36.8℃，旋即出院，服下方5剂善后。

熟地黄30g，生地黄15g，麦冬15g，山萸肉15g，桑白皮10g，地骨皮10g，川贝母10g，甘草5g。

☞ 用方思路

我历来重视望诊中的"望咽喉"，只要是咽喉疼痛或发热，必详细观察咽喉的情况。这个案例的关键就在于此。从咽喉所见，当属于喉癣，这是我生平遇到的第一例，用化癣神丹应有效，但患者高热不退，使得病情复杂化，开方不得不斟酌再三。

临床属于温病的发热，有外感与伏气之分。外感温邪，发热常逐渐升高，必有咳嗽、头痛、流涕等症状；属于伏气温病，常陡然出现高热，偶见咳嗽，咳声短促轻浅，无痰，很少头痛。外感温病，初起虽有舌红、咽红，但必定颜色较淡；

伏气温病，内热潜伏甚久，一旦发病，则舌红绛无苔，咽深红而干。慢性咽喉炎和慢性扁桃体炎急性发作时，常带有伏气温病的特点。提出温病应当分外感与伏气论治的是王孟英，他以此纠正了《温病条辨》认为温病的发展规律是"始上焦，终下焦"的片面观点，但是，王孟英没有拿出一个治疗伏气温病的有效方剂。柳宝贻在《温经逢源》的"伏温从少阴初发证治"中，提出用"黄芩汤加玄参、豆豉，为至当不易之法"。张镜人先生则赞赏葛洪《肘后方》中的黑膏，认为黑膏着重于育阴达邪，犹如叶天士的"乍入营分，犹可透热，仍转气分而解"的原则。黑膏的主药为生地黄、淡豆豉。

我参考了两位名家之说，以化癣神丹为主方，加黄芩、生地黄、淡豆豉，以清解郁热，育阴达邪。因为药证相符，故能一剂奏效。这也为我后来治疗慢性咽喉炎、扁桃体炎的急性发作提供了经验。

《辨证录》化癣神丹由玄参、麦冬、五味子、牛蒡子、白芥子、百部、紫菀、白薇、甘草9味药构成，原方主治喉癣，咽红干燥不舒，咳嗽不止。颜德馨先生认为："喉癣多由过食炙五辛，致肾阴亏损，虚火上炎，肺金受灼，咽喉得病。先有咳嗽，旋即咽干痒痛，喉间渐生暗红斑点，状如苔藓，燥烈疼痛，妨碍饮食，时吐臭液，日久不愈，渐成虚损。本方以大剂玄参补益肾水，麦冬滋养肺阴，以益水上之源；牛蒡子、百部、紫菀清肺止咳，散结理咽；白薇清热凉血；白芥子虽辛温，杂于大队甘寒剂中，不畏其伤阴，而取其辛润化痰，且能使阴柔之品流动。诸药合用，共奏滋阴降火、清咽化痰之功。"[7]

我在临床，经常遇到许多长期咳嗽被当作支气管炎治疗无效的患儿，视其咽喉，有红色斑点，或挟有白色滤泡，干咳少痰，入睡汗多，即用喉癣神方，往往能取得意外的疗效。

定喘汤治疗高热咳喘：支气管肺炎、肺部感染、肺气肿、肺不张

郑某，男，67岁，湖南郴州人，退休干部，2003年4月25日初诊。患者7天前因为感冒并发支气管肺炎，在省人民医院住院治疗，体温39℃上下，每天用抗生素、激素滴注，发热始终未退。咳嗽、气喘不停，咳痰困难，但咳出大量黄色浓痰后稍舒，胸闷，不能平卧，大便干结，小便黄而短少，不出汗，口干，喜冷饮，舌红，苔黄腻，脉滑数。平素有肺气肿、部分肺不张，经常咳嗽、短气。

此为春温引动伏邪，痰热郁闭于上，先治其标，用定喘汤加减：麻黄 10g，杏仁 10g，半夏 10g，苏子 10g，黄芩 15g，桑白皮 10g，地龙 30g，鱼腥草 60g，金银花 30g，虎杖 30g，瓜蒌皮 30g，葶苈子 30g，牛蒡子 15g，玄参 30g，生地黄 30g，淡豆豉 100g，鲜竹沥口服液 5 支(每支 20ml，成药)。3 剂。用大容器煎，初煎取 3 大碗，二煎取 2 大碗，共 5 碗，分 5 次服。每 2 小时服 1 碗，每次兑鲜竹沥口服液 1 支。

4 月 28 日二诊：服 1 剂后，身上汗出不断，体温 38.4℃，喘咳减少大半，痰也少了许多，可以平卧。嘱咐第 2、3 剂每天改为服 3 次。现在体温降至 37℃，仍然咳嗽，动则气喘，但痰已经不多，大便通畅，小便仍黄，舌苔黄腻已减，脉弦滑，时有间歇。患者已经出院，拟回家休养，希望能够拟定一个长期服用的处方。

授以熟地补骨脂丸加减：熟地黄 30g，山药 30g，山萸肉 30g，茯苓 15g，西洋参 30g，蛤蚧 1 对，紫河车 30g，怀牛膝 15g，车前子 15g，补骨脂 30g，胡桃肉 30g，五灵脂 30g，琥珀 10g，柏子仁 30g，沉香 10g，葶苈子 15g，川贝母 15g。3 剂，为蜜丸，每日 2 次，每次 10g，一剂蜜丸大约可服 3 个月。

患者服完 2 剂药丸之后，症状基本消失，很少感冒咳嗽，2005 年 6 月，西医检查，肺气肿大为改善，已经看不到肺不张的迹象。

☞ **用方思路**

本案为支气管肺炎，高热不退。患者 7 天始终不出汗，因感冒而诱发，从时令考虑，当为春温引动伏邪，一诊基本方即用定喘汤，加生地黄、淡豆豉、鲜竹沥。生地黄、淡豆豉为葛洪的"黑膏方"中的两味主药，淡豆豉剂量达到 100g，配合麻黄、金银花等其他清热解毒、宣肺降气、化痰平喘止咳之药，冀其一鼓而汗出。并采取大剂量、频服的方法，以保证疗效，因为中药虽然副作用小，但效价较低，也不如西药来得快，作用也不如西药持久，故采取这种超常规的服法，时刻维持药物在血液中的高浓度，对于治疗急性发热是合适的。二诊则是"缓者治其本"，基本方是叶天士熟地补骨脂方，加葶苈子、川贝母、琥珀降气化痰消瘀，采用丸剂缓图，不意半年之后，不仅肺气肿得以改善，肺不张也消失，说明即使是器质性的疾病，中医药方证对应，治疗得当，也是可能逆转、改变的。

《摄生众妙方》的定喘汤，是治疗风寒外束、痰热内蕴，咳嗽气喘，痰黄黏稠的名方，相传为明代南京一药肆专售的治喘良方。本方用麻黄宣肺散邪以平喘，白果敛肺定喘而祛痰，共为君药；苏子、杏仁、半夏、款冬花降气平喘，止咳祛痰，共为臣药；桑白皮、黄芩清泻肺热为佐药；甘草调和诸药，为使药。

从我的临床经验来看，本方对于慢性支气管炎急性发作而属于痰热证的颇为适合。但初起时，特别是发热时，方中的白果不宜用，因为恐收敛而咳痰不出；方中清化热痰之药尚嫌不够，故加浙贝母、地龙、牛蒡子、新鲜竹沥利窍化痰；如有肺部感染时，清热解毒之力亦感不足，须加虎杖、鱼腥草。白花蛇舌草、败酱草、葶苈子等也可随证而加。

熟地补骨脂方出自叶天士《临证指南医案》，本无方名，由陈克正先生厘定。原方由熟地黄 120g、山萸肉 120g、茯苓 120g、山药 120g、怀牛膝 45g、车前子 45g、补骨脂 45g、五味子 45g、胡桃肉 90g 组成，蜜丸，每次服 10g，每日 2 次。加减：如无山萸肉，可以枸杞子 60g 代之；暴喘汗出，加人参 60g；肾虚较甚，加巴戟天 30g、青盐 15g；喘甚加沉香 15g。

陈克正先生云："本方以熟地、山萸肉、怀牛膝补肾阴，补骨脂、胡桃肉补肾阳，茯苓、山药健脾肾，五味子、胡桃肉敛气纳气平喘，车前子祛痰止咳利水。共治肾气不纳，身动则气促喘急，形瘦食少，尺脉下垂者。程门雪先生说：'此方所选方药，则温补柔养，通而不滞，且重摄纳之力，较八味尤优，又可久服无弊，高年内伤久恙调理最妙。'"[8]

此方实际化裁于济生肾气丸，去附桂之温、丹皮之寒、泽泻之利，加补骨脂、五味子、胡桃肉补肾纳气，确如程先生所说，本方所具有的温柔摄纳之力，比《金匮要略》肾气丸为优。

从我的临床经验来看，如果年深日久，"老慢支"不能控制，其发展趋势，往往变成肺气肿、肺不张、肺心病，此时虚多邪少，本方力量尚不够，除了人参、沉香在所必加之外，我常加蛤蚧、紫河车、五灵脂、柏子仁。其中，加五灵脂非常关键，是借其活血激荡的作用，让全方灵动起来，这是从朱良春先生处得到的启发。他有专文介绍"人参与五灵脂同用而效佳无弊"，介绍古方"皱肺丸"由五灵脂、柏子仁、胡桃肉组成，治疗肺气肿（肺胀）有效。朱先生认为："五灵脂能入血分以行营气，能降浊气而和阴阳，它的多种作用即可据此引申和参悟。"[9]经过这样添加之后，全方不仅能够大大改善心肺功能，甚至使得部分肺不张的患者获得痊愈。

安宫牛黄丸治疗发热昏迷：流行性乙型脑炎

2008 年 7 月，我校外事办一个老师的亲戚因为昏迷住在湘雅附二院抢救，请我前去诊疗。患者是一个 20 岁的女孩，姓颜，复旦大学的学生。一个多月之前，在下乡进行社会活动时患病，高热昏迷，确诊为乙型脑炎。父母接回长沙后，在这个医院治疗已经一个月。我去察看时，患者每天发低热，38～38.6℃，一直昏迷不醒，用冰敷降温，察之舌红，苔灰腻，脉细滑数，我开了 5 剂甘露消毒丹加减。二诊时，发热已退，仍然没有苏醒，时发抽搐，还在使用冰敷。医院认为办法用尽，建议转到上海医院去治疗。家长正在犹豫。我则告知：不管西医将来怎么治疗，中药可以用安宫牛黄丸，要用含金箔的那种，镇静安神止抽搐的效果更好。早晚各一粒。此后，我没有再去看。到了冬季，忽然接到女孩母亲发来的一条短信："我女儿昏迷 200 天后，苏醒了，下周来看病。"一周后，母女来到百草堂，我问道："不是说要转院到上海吗？"母亲回答："上海方面说，湖南的诊断是正确的，他们也没有办法，不肯收治。我们舍不得放弃，仍然留在这个医院，住在走廊上，只进行了最简单的维系生命的措施，坚持服安宫牛黄丸，一直到女儿苏醒。一共服了 162 天，光安宫牛黄丸的费用就花了 10 多万。"令人不可思议的是，苏醒后的女孩几乎没有任何后遗症，肝肾功能完全正常，体内重金属的检测也正常。女孩来百草堂就诊时，神志正常，思维清晰，说话流利，唯左手抬举时有一些迟缓。准备在家休息一个月后，回学校去上课。

☞ 用方思路

安宫牛黄丸出自《温病条辨》，全方由麝香、牛黄、朱砂、雄黄、冰片、丹参、郁金、黄芩、黄连、栀子 10 味药组成，是治疗温病热入心营、痰火闭窍、神志昏迷的著名中成药，不仅用于温病，对凡是昏迷不醒，属于痰火闭窍的患者，都有醒脑开窍的强大作用。此药在临床使用了 200 余年，救治了无数危重患者，是中医药宝库中的无上明珠。本案患者昏迷不醒，舌红，苔黄腻，脉细滑，与安宫牛黄丸所适合的病机相吻合，故我坚持要患者家属服用安宫牛黄丸，因为时发抽搐，必须用含有金箔的那种才有镇静安神的作用。患者在高热昏迷的时候，在西医看来用冰敷降温的方法似乎无可非议，但在低热、体温正常的时候，还在使用冰敷，就有一些匪夷所思了。这种措施，延缓了安宫牛黄丸醒脑开窍的进程，以致服用了 162 天女孩才苏醒过来。

安宫牛黄丸在西方国家是绝对禁止使用的。然而十几年前，一个患者的治愈改变了人们的观念。2002 年 5 月 10 日，香港凤凰卫视新闻节目主播刘海若在英国伦敦火车脱轨事故中受了重伤，陷入深度昏迷，在英国治疗无效，所以被送回中国，住进北京宣武医院重症病房。当时她的病情十分危险，一个月内 3 次高热，已经对所有的抗生素都产生了耐药性，抢救小组决定停服所有抗生素，完全使用中药和物理降温的方法，早晚鼻饲安宫牛黄丸。2 周后，体温基本正常，3 周后，睁开了眼睛。其中安宫牛黄丸的醒脑开窍起了关键作用。接着还连续报道了她功能恢复的情况。

　　我的好友、英国中医师学会主席马伯英教授，曾经用安宫牛黄丸成功救治过 2 例深昏迷患者。其中的一例：某，女，23 岁，艺术学院学生。2010 年 1 月 10 日下午 4 时半应邀就诊。患者病起于元旦之前，曾有高热，达 41℃，在某医院求诊，给服退热药片。该晚入睡至半夜，室友被"咯吱咯吱"声吵醒，发现是患者抖动致床铺摇晃发出响声，而患者神志不清。急送附近医院，入 ICU 治疗观察。做了气管切开，装置呼吸机并使用该高级医院一切可能使用的抢救措施及西医药物，请专家会诊，还是诊断不明，昏迷依旧不醒。马教授到达时已是她入院第 10 天，所见仪表显示，生命体征平稳（血压：120/70mmHg，脉博：78/min，体温：37℃，心电图：正常），但患者深昏迷及全身抽搐（每 10～20 分钟抽搐 2～5 分钟）没有改善。面色紫黑，脸部肿胀大如小脸盆。眼白上翻，上下肢不时抽搐，按压眶上神经孔、人中等部毫无反应。患者是深昏迷无疑。脉象略涩，次数正常。勉强撬开嘴，见舌淡红，苔光。然随之牙关痉挛，舌头被咬住不能回缩而呈紫色，迅速肿胀。终于撬开牙关后将舌头塞回。患者病情危殆，医院已竭尽所能，确实回天乏力。马教授认为此患者乃病毒性感冒高热并发脑部炎症，引致昏迷，并发癫痫。故建议可以试用安宫牛黄丸磨汁从鼻饲管注入。1 月 12 日晚 9 时，患者母亲电告已经如法注入安宫牛黄丸一颗之量，知觉似有所复。1 月 13 日中午电告其女儿已能自行睁闭眼睛，对呼叫有反应。嘱再用一丸。14 日医生护士称不知何因"昨晚患者苏醒要自行拔去输液管子"。患者仍不会说话，抽搐减少但仍有。15 日，已能下床，抽搐仅发作一次，拔除气管插管。17 日移入普通病房。19 日电告能自行上厕所，但尚不会说话，易发脾气。嘱予服安神补心丸。21 日电告服后好转，能认识男友，并喜依附其身，然仍不能认识其母。23 日马教授前往探视，其母谓"今日开口说话，并认出妈妈"。见患者肿胀全退，面色姣好，能断续回答问题。不过身体尚较软弱，上厕所曾跌倒一次，抽搐偶发。至此判断，患者基本复原。2

月 12 日，出院。出院后抽搐仍断续有所发生，是癫痫后遗症表现。

安宫牛黄丸被西方列为禁用药，其主要原因是药丸中有雄黄、朱砂两味药，雄黄含有砷，朱砂含有汞，按照现代药理学分析，这两种有害金属在肝脏、大脑、骨头中间沉淀，不容易排除，对身体造成危害。然而，至今为止，我没有看到过一例有关服用安宫牛黄丸导致砷汞中毒的报道，而且这位颜姓女孩服用了 162 天，并没有发现重金属在体内沉淀、损伤肝肾功能的情况。由此可见，中医治病是以方剂为主，方剂中药物之间的相互作用，以及在体内的代谢过程非常复杂，是当代科学并没有研究透彻的一个领域，决不能只见到方剂中某一味药有毒副作用，就否定和禁用整个方剂。这既不科学，又不符合临床实际情况。当然，安宫牛黄丸也不能滥用，第一要对证，第二要中病即止，不宜过分使用。

黄芩滑石汤治疗感冒发热：乙肝？

贺某，男，32 岁，已婚，长沙市人，行商，2005 年 5 月 12 日初诊。患者因为低热已住院 17 天。最开始是头痛，流清涕，发热，体温 38.5～39℃，服药后感冒症状基本消失，只是每到下午 4 点钟左右开始发热，体温 37.8～38.2℃，晚上 11 点左右退热，发热前有一阵畏冷，肌肉酸痛，退热前有一阵烦躁，畏冷加剧，然后微汗出，汗出过后，热虽退，但仍然感到周身不适，天天如此。现在头不痛，咽喉不红、不肿，不咳嗽，住院做了各种检查，白细胞数值不高，也排除急性肝炎、类风湿关节炎等疾病的可能。察之面色微黄，舌淡黄，口不渴，小便黄，脉弦。此为湿热流连气分，当清热利湿，宜用黄芩滑石汤。

处方：黄芩 10g，滑石 30g，茯苓皮 10g，大腹皮 10g，猪苓 10g，白蔻仁 6g，通草 5g，香薷 10g，茵陈 15g。3 剂。

先用开水 3 碗将药浸泡 15 分钟，用盖捂好，煎开七八分钟，筛出 1 大碗，于下午 3 点钟左右趁热服，每天只服 1 次。

5 月 15 日二诊：服上方第 1 剂后，不到半小时，遍身均匀汗出，汗黏滞粘手，15 分钟后汗止，觉全身舒畅，当天下午和晚上未发热。服第 2 剂后，只有少量汗出，服第 3 剂后，不出汗，一连 3 天未发热。又观察 2 天未发热后，患者出院，出院前又做了"两对半"检查，反而发现第 2、第 4、第 5 项指标呈阳性，说明患者这一次可能得的是急性乙型肝炎，但无形中已经治愈了。

☞ **用方思路**

本案不是感冒，只是类似于感冒，因为在住院治疗期间为了查清病因，给患者做过乙肝检查，并未发现异常，而治愈后再做"两对半"检查，反而显示患者近期内感染过乙肝病毒，已经痊愈，并且自身产生了抗体。因此，我怀疑他的感冒症状只是病毒性肝炎初期表现出来的体征，由于治疗得当，阻断了疾病发展的进程，使得这个乙肝病未能最后形成。从我的临床经验来看，很多严重的传染病，包括病毒和细菌感染引起的传染病，初起的症状往往类似于普通感冒，在没有发展到一定程度之前，即没有完成由量变到质变的过程之前，无法通过理化检查加以确诊。如果在起始阶段就用发汗解表等治法，力求透邪于外，往往可以阻断疾病的进程，使其消灭于萌芽状态。张仲景的"六经辨证"和温病学家的"卫气营血三焦辨证"之所以能够成为中医治疗各种传染性疾病和病毒性疾病的有力武器，就是因为这两大辨证体系把这些疾病发病的共同规律和共同体征进行了准确的归纳，并且提供了成系列的治疗效方。无论是张仲景还是叶天士，都特别重视各种治法中的首要方法"汗法"，这是阻断病毒性疾病发展的第一道屏障，通过"发汗"透邪，达到退热、消炎、使病毒及其代谢产物通过汗腺排除出体外的作用，这就是中医用解表法治疗感冒和其他病毒性疾病的优势所在。当然，其药理作用可能不至于这么简单，只是现代科学尚缺乏更深入的研究，但绝非有些人说的那样："汗法"只相当于喝一杯白开水，或者吃几片阿司匹林出汗。

本案就是使用的汗法透邪。选用黄芩滑石汤的主要理由出自《温病条辨》卷2第63条："脉缓身痛，舌淡黄而滑，渴不多饮，或竟不渴，汗出热解，继而复热……黄芩滑石汤主之。"从证候来看，本案患者与条文颇合，但从患者出汗前后的情况来看，显然用原方透达之力尚不够，故在黄芩滑石汤清热利湿的基础上，加香薷发汗祛湿，加茵陈清热利湿，以强化原方透达清利的作用，并选择在发热之前1小时左右服药，从而达到一鼓而汗出热退的效果。

黄芩滑石汤出自《温病条辨》，由黄芩、滑石、茯苓皮、大腹皮、猪苓、白蔻仁、通草7味药组成，以黄芩清泻湿热，以茯苓皮、猪苓、滑石、通草清热利湿，白蔻仁、大腹皮理气化湿，合而使湿去热清，是治疗湿温病主方之一。

从我的临床经验来看，本方可视作三仁汤的后续方，从临床实际来看，本方也确实常用于三仁汤之后。湿温患者在服过三仁汤、银翘散之类方之后，经常出现汗出热退，接着又发热的情况，按照叶天士的见解："此水谷之气不运，湿复阻气，郁而成病，仍议宣通气分，热自湿中而来，徒进清热不应。"疾病仍在气分，仍在中焦不能化湿，但湿已开始郁而化热，然而并未形成燥热之证，其重要标准为"舌淡黄而滑"，故仍然以化湿为主，兼以清解郁热，用药偏重于中下焦。总之，"汗出热解，继而复热"属于湿阻者，在外感病的临床极多，本方的运用机会也极多。

清暑益气汤治疗夏季低热：病毒感染？

仇某，男，45岁，已婚，广西柳州人，在长沙高新技术开发区某医药公司工作，2004年6月14日初诊。患者于10年前夏天感冒过一次，拖延近3个月才好。其后每进入夏天即浑身不适，或者发低热，或者周身乏力，头目昏沉，困乏思睡，睡而不醒，工作效率差，饮食无味，但勉强能食，身体消瘦，大便稀溏。夏季一过，即慢慢恢复正常，做过病毒性肝炎的各种检查，均未发现异常，现在已经发低热半个月，经朋友介绍前来就诊。察之面色淡黄，神情憔悴，自诉成天萎靡不振，注意力不集中，小便短黄，大便黏滞，解出不畅，每到下午3～4点钟即感到全身烘热，测体温37.3～37.5℃，晚上11点钟左右热退，退热时，微微出汗。舌淡、苔黄腻，口渴不多饮，脉濡。此为"疰夏"，当益气养阴、清湿热，宜用清暑益气汤加减。

处方：黄芪15g，党参15g，炙甘草10g，麦冬10g，五味子5g，升麻10g，葛根30g，苍术15g，白术10g，陈皮10g，青皮5g，黄柏15g，泽泻10g，神曲10g，石斛10g，茵陈10g。7剂。

6月29日二诊：服上方后，不再发热，感到神清气爽，全身轻快，有饥饿感。前几天去爬山，回来后虽然疲劳，仍然同房，以致这两天又感到恢复原状，只是未发热，倦乏的程度也比服药前减轻。舌淡红，苔薄黄，脉濡，仍用原方加减，但告诫服药期间不要做激烈运动，戒烟酒，忌同房，禁冷饮、忌辛辣，保护元气，保存精力。

处方：黄芪15g，西洋参10g，炙甘草10g，麦冬10g，五味子5g，升麻10g，葛根30g，苍术15g，白术10g，陈皮10g，青皮5g，黄柏10g，泽泻10g，神曲10g，石斛10g，茵陈10g，茯苓15g，刺五加30g。15剂，2天1剂。

8月25日三诊：上方共服30剂，每2天1剂。2个月中，身体状况之好为10年来所未有，头脑清醒，精力充沛，食欲较佳，大便正常，小便清长。察之面色红润有光泽，舌淡，苔薄白，脉濡。嘱之停药以观察。

其后 3 年，未再出现夏季低热。

☞ **用方思路**

本案为长达 10 年的季节性发热，西医做过结核、病毒性肝炎、风湿热等无数次的各种检查，年年都查不出病因，只能归结为"不明原因发热"。患者是学西医的，怀疑自己体内潜伏着某种未知的病毒，曾经打了 3 年的干扰素，这 3 年果真没有发热，但第 4 年再用，却失去疗效。患者从未服过中药煎剂，一诊时，希望我根据他提供的思路，选择有抗病毒作用的中药来治疗。其假设不是没有道理的，其建议也曾给我以误导，使我马上联想到了治疗"邪伏膜原"的达原饮，想到用板蓝根、大青叶、贯众、白花蛇舌草、金银花等实验证明有抗病毒作用的药物，但这种思维的干扰只是一刹那间的事情，我很快找回了自我。中医至高无上的治疗法则是"辨证论治"，而不是"辨病原微生物论治"。从证候来看，这种病应当属于"疰夏"，即夏天出现的长期低热，具有明显的季节性，虽然"疰夏"一病几乎是小孩夏季发热的专有名词，但老人和抵抗力差的成年人也常有。暑天湿热并重，一旦汗出不畅或小便不利，湿热不攘，邪无出路，则耗气伤阴，出现午后发热、身热不扬（低热）、四肢困倦、胸闷不饥、口渴等一系列证候，而且缠绵难愈，甚至年年到季节即发作。因为该患者发病已久，病史较长，故一诊不用香薷饮、三仁汤、甘露消毒丹等清暑解表或清热利湿的方剂，而选择李东垣的清暑益气汤加减，以益气养阴、清湿热，服后立见成效。

之所以出现反复，是因为患者症状改善后，一时高兴，忘乎所以，不讲禁忌所致。故二诊仍然守方不变，向患者交代清楚禁忌，把服药的疗程拉长，最终获得痊愈。

清暑益气汤出自李东垣的《脾胃论》，本方以补中益气汤改柴胡为葛根健脾益气，加苍术、黄柏、泽泻以清热燥湿利湿，加麦冬、五味子以养阴，加神曲以助运化。其中，白术、苍术同用，目的在通过一静一动，加强本方扶正祛邪的作用，诚如《玉楸药解》所言："白术守而不走，苍术走而不守，故白术善补，苍术善行。"陈皮、青皮同用，目的在通过一升一降，加强本方调节全身气机的作用，诚如《本草纲目》所言："陈皮浮而升，入脾肺气分，青皮沉而降，入肝胆气分，一体二用，物理自然也。"改柴胡为葛根，则旨在升提阳明脾胃之气，况且葛根又可升津养阴。如此组方，共奏健脾升阳、益气养阴、清热利湿的作用。

从我的临床经验来看，本方是治疗暑湿和湿热困脾以致耗气伤阴的最佳方剂，有其他温病方不可替代的价值。王孟英一句"有清暑之名，无清暑之实"的差评，误导了后世许多临床医生，使其至今不知道掌握运用本方的要领，而《方剂学》教材仍然把王孟英的清暑益气汤作为正方，把李东垣的清暑益气汤作为附方，且只是顺带一提，不予分析，这是完全不了解临床实际所致。四季温病，按照病机可分为燥热与湿热两大类，在暑季则分为暑温与暑湿。燥热为邪，在气分者，当以甘寒清热养阴为主，如人参白虎汤、三石汤；湿热为邪，在气分者，当以清热化湿为主，如三仁汤、黄芩滑石汤。当暑温之邪耗气伤阴，出现体倦少气、口渴汗多、舌红而干、脉虚数时，可用王孟英的清暑益气汤，也可用生脉散等；当暑湿之邪耗气伤阴，出现体倦少气、头晕乏力、胸闷不饥、舌苔黄腻、脉虚软时，则是李东垣的清暑益气汤所主。王氏方与李氏方两者不可替代。虽然李氏方中没有荷叶、西瓜皮之类的清解暑热的专用药，化湿也不用温病学家所喜用的白蔻仁、藿香、滑石、薏苡仁之类，但该方能够解除暑湿之患，是毋庸置疑的，王孟英的评价属于不实之词。从我见到的临床实际来看，李氏方运用的概率比王氏方大得多，这也许是由本人所生活的地域暑季炎热潮湿所致。故每当暑季治疗一些年老体弱的患者，见其身倦乏力、胸闷不饥、舌苔黄腻、小便黄、长期低热不退时，投本方疗效甚佳。有时介绍给老弱之人作为养生防病之方常服之，大都能安然度过暑季。

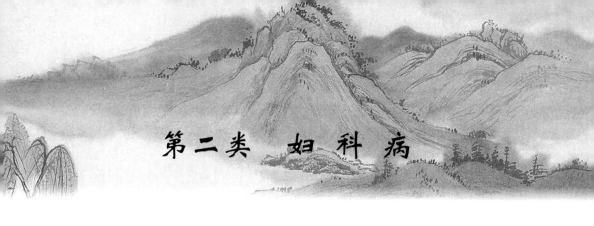

第二类 妇 科 病

一、痛 经

佛手蛋治疗原发性痛经

成某，女，17 岁，长沙某中学高三学生，2001 年 4 月 25 日初诊。患者自 13 岁来月经，每次均在第 1 天疼痛不已，无法上课，须卧床休息，月经周期尚准，经期 5 天，有少量血块。西医检查有子宫发育不良，曾经服过数十剂中药，不见疗效。患者厌倦服药，勉强来就诊。察其面色无华，舌淡，脉细，每次月经来时，即便秘严重。处以佛手蛋，嘱其来月经时，提前四五天服，平常不服。

处方：当归 30g，川芎 15g，大枣 5 个，枸杞子 15g，黑豆 30g，桑椹 30g，生姜 15g，红糖 30g，鸡蛋 1 个，煎好药后，兑蜂蜜 30g。服 5 天，每天 1 剂。

另外，乳香、没药、花蕊石、血竭、三七各 5g，研匀，装胶囊分 5 天以药汁送服，每次 5 粒。

5 剂药服完后，疼痛大减，可以去上课，血块极少，大便亦通畅。嘱第 2 个月经周期仍然照原方服。第 3 个月经周期即去胶囊剂，只服佛手蛋，半年后，痛经完全消除，且容光焕发，子宫发育不良已被排除。

☞ **用方思路**

当归、川芎，是四物汤的一半，古称佛手散，有活血通经的作用，古人早就用于治疗痛经，再加生姜温寒以助归芎活血，且能散寒止呕，红糖活血又能补血，加鸡蛋补虚，煮熟后，吃蛋、喝汤，变成民间普遍使用的一首食疗方，很多做母亲的经常会用来帮助女儿缓解痛经。然而，伯父彭崇让认为：四物汤之四味药物本为刚柔相济，佛手散取其中刚烈的两味，虽然是为了活血通经之需，又加了红糖、鸡蛋，毕竟稍嫌燥烈，有时服用后咽喉疼痛，如果再加大枣、黑豆、枸杞子 3 味，既能克服原方可能带来的副作用，而长远的效果又超过原方，且仍然不改食疗方的本色。

伯父生前推崇陆九芝、张山雷的著作，所加 3 味药的根据，皆化出于二人的著作。陆九芝《世补斋医书》的"坎离丸方论"云："坎离丸者，山左阎诚斋观察取作种子第一方，最易最简，最为无弊。方乃红枣、黑豆等分。红枣色赤入心，取其肉厚者，蒸熟去皮核；黑豆色黑入肾，即大黑豆，非马料豆，椹汁浸透，亦于饭锅内蒸之，蒸熟再浸再蒸。二味合捣如泥，糊为丸，或印成饼，随宜服食。亦能乌须发、壮筋骨，以此种玉，其胎自固，而子亦多寿。"而张山雷的《女科辑要笺正》也说："大枣补心脾，黑豆补肝肾，而调之以桑椹汁，确是养阴无上妙药。黑大豆尤以一种皮黑肉绿者更佳。豆形如肾，确能补肾，且多脂液，而色黑兼绿专补肝肾真阴，尤其显然可知。"

伯父取方中大枣、黑豆两味，另改桑椹汁为桑椹子，再加枸杞子。我使用的经验证明：有痛经的未婚、未育妇女，每逢月经来时即服几剂佛手蛋，不仅能够使得月经通畅，而且有利于发育和将来的生育，原先因为痛经、血行不畅而导致的脸色晦暗无光泽，也会逐渐好转。

宣郁通经汤治疗痛经

张某，女，24 岁，未婚，北京市人，1998 年 10 月 12 日初诊。患者痛经 3 年多，月经常提前四五天，来之前一周即烦躁，睡眠不好，乳房胀痛，脸上长痤疮，月经后症状减缓，口苦，舌红，苔薄黄，脉细数，约 5 天后月经将来。

用宣郁通经汤加减：白芍 30g，当归 15g，牡丹皮 15g，栀子 10g，黄芩 10g，香附 10g，郁金 10g，八月札 10g，绿萼梅 10g，琥珀 10g（布袋包煎），合欢皮 10g，甘草 3g，柴胡 5g。7 剂。

10 月 29 日复诊：上方服完，月经即来，疼痛、烦躁、失眠诸症均减轻。嘱原方不改，每次月经前服 7 剂，连服 3 个月。

3 个月后告知已经痊愈。

☞ **用方思路**

宣郁通经汤出自《傅青主女科》，由白芍、当归、牡丹皮、栀子、柴胡、甘草、香附、白芥子、郁金、黄芩 10 味药组成。方中以白芍、当归柔肝活血为君药；以牡丹皮、栀子、黄芩清肝泻火为臣药；柴胡、香附、郁金、白芥子疏肝、理气、解郁、化痰为佐药；甘草调和药性为使药。本方能够补肝之血，解肝之郁，利肝之气，降肝之火，故能使肝火郁结所致的痛经得以迅速消除。

本方是治疗痛经使用频率最高的方剂之一。治疗肝经郁火，古方有丹栀逍遥散，本方即出自该方，但从立意来看，所适合的病机有很大的不同。即去掉了原方中的白术、茯苓、薄荷、生姜，重用白芍、当归、牡丹皮，轻用柴胡、甘草，再加香附、郁金、白芥子、黄芩，以理气活血、化痰清热。使柔肝活血、清肝解郁散结成为构方的重点，疏肝理气退居次要，健脾渗湿予以取消。显然，宣郁通经汤治疗痛经，是建立在养血活血为本、清解郁火为标的基础之上，方中的白芍须用酒炒，不能用生白芍，当归用酒洗，郁金用醋炒，都必须遵古法，向药店交代明白，否则效果大打折扣。加减：乳房胀痛，加绿萼梅 10g、八月札 10g；月经排出不畅，加刘寄奴 15g、九香虫 10g；疼痛剧烈，加川楝子 10g、延胡索 10g；瘀块多，加蒲黄 10g、五灵脂 10g；血量多，时间长，加蒲黄炭 10g、血竭 5g。

生龙活虎丹治疗原发性痛经

李某，女，21 岁，香港人，长沙某大学大一学生，2005 年 9 月 28 日就诊。患者 14 岁初潮，从 17 岁开始即痛经，每次持续二三天，有紫色血块，月经周期或前或后不定期，食欲不振，面色萎黄，舌胖淡，脉沉细，服过许多中药煎剂，未见明显好转，此次月经刚过。

处以生龙活虎丹加减：当归 50g，白芍 50g，柴胡 10g，牡丹皮 20g，白术 25g，高丽参 15g，炙甘草 10g，三七 20g，琥珀 20g，血竭 20g，阿胶 30g，花蕊石 30g，香附 10g，蒲黄 20g，五灵脂 20g。1 剂，为蜜丸，每日 2 次，每次 10g，可服 1 个月。

10 月 8 日复诊：上述丸药已经服完，7 天前来月经，遵嘱月经期间亦未停药，本次经来疼痛大减，血块明显减少，5 天干净，自我感觉良好。察脉舌变化不大，但面色转好。仍用前方为蜜丸，连服 3 个月。

3 个月后复诊，告知痊愈。

☞ **用方思路**

生龙活虎丹由柴胡、当归、白芍、炙甘草、茯苓、白术、牡丹皮、香附、三七、琥珀、人参、阿胶 12 味药组成。

据我伯父彭崇让先生说，本方出自养天和药铺，属于经验方，原来制成成药出售，是这个药铺的招牌药。这首方也是丹栀逍遥散加减，去栀子，是嫌其太凉，加香附理气，三七活血，琥珀定痛，人参补气，阿胶养血，标本兼顾，考虑周全，制成丸剂缓图，不仅可以治疗痛经，也可用于调经，是气血不足、身体虚弱患有痛经女性的最佳选择。

温经汤治疗痛经、卵巢囊肿

刘某，32 岁，湖南郴州人，营业员，已婚，小孩 5 岁，2001 年 11 月 21 日初诊。患者月经紊乱已经 3 年，每次月经均错后 1 周左右，来时小腹胀痛，量少，颜色黯淡，时有血块，手足不温，面色晦暗，头晕，舌淡，脉沉涩，2001 年 9 月，B 超检查左侧有卵巢囊肿，约 4.2cm×3.0cm×2.8cm。

处以温经汤加减：当归 15g，白芍 10g，川芎 10g，牡丹皮 10g，阿胶 10g（蒸兑），麦冬 10g，吴茱萸 5g，桂枝 10g，党参 10g，生姜 10g，半夏 10g，炙甘草 10g，三棱 10g，莪术 10g。7 剂。

患者因为路途较远，复诊不便，连服本方 50 余剂，中间两次来月经，均只有轻微疼痛，手足转温，精神较以前好，两次月经中间的间距为 31 天，2002 年 3 月 4 日，B 超检查已不见卵巢囊肿。

☞ 用方思路

本方出自《金匮要略·妇人杂病脉证并治》，原文云："妇人年五十，所病下利，数十日不止，暮即发热，少腹里急，腹满，手掌烦热，唇干口燥何也？师曰：此病属带下。何以故？曾经半产，瘀血在少腹不去。何以知之？其证唇干口燥，故知之，当以温经汤主之。"原文中的"下利"，后世注家认为应当是"下血"，有道理。

方剂后的说明中进一步指出："亦主妇人少腹寒，久不受孕，兼取崩中去血，或月水来过多及至期不来。"

全方共吴茱萸、桂枝、当归、白芍、川芎、牡丹皮、阿胶、麦冬、党参、炙甘草、半夏、生姜 12 味药。方中以吴茱萸、桂枝、党参、炙甘草益气温阳，通利血脉，为君药；四物汤去熟地黄加阿胶、牡丹皮，养血调经，活血祛瘀，为臣药；半夏、麦冬、生姜降逆滋阴止呕，为佐使药。共奏温寒补血、活血祛瘀之功。

从我的临床经验来看，本方适合的病机是阳虚血寒，血虚夹瘀。方中暗合胶艾四物汤、桂枝汤、吴茱萸汤、麦门冬汤在内，组方深合"气为血之帅，气行则血行""血得寒则凝，得温则行"之旨，因而广泛运用于血虚、血瘀、阳虚、有寒的各种妇科病，如痛经、闭经、月经推后、崩漏、不孕、子宫肌瘤、卵巢囊肿等。我在临床不仅将此方用于妇科病，只要病机相符，同样可用于男性，如久治不愈、属于阳虚有寒、血虚、血瘀的头痛等。倘若伴随着严重的呕吐、头痛的痛经，往往借鉴蒲辅周先生的经验，用益母草 60g、生姜 30g，先煎汤代水，下其他药再煎，吴茱萸可用至 30g，但一定要加红糖 30g 同煎，才不至于温燥过甚。

少腹逐瘀汤合桂枝茯苓丸、止痉散、调肝汤治疗痛经：子宫内膜异位症

陈某，女，32 岁，已婚，小孩 4 岁，2012 年 5 月 24 日初诊。患者生小孩后痛经，每次在月经快完时疼痛，疼痛三四天到 1 周，平时月经推后四五天，检查有子宫内膜异位症。现在是月经第 4 天，即将干净，小腹开始疼痛，仍然有少量血块，手足怕冷，面色㿠白，舌淡，有瘀斑，脉小紧。用少腹逐瘀汤、桂枝茯苓丸加减：炮姜 10g，延胡索 15g，乌药 10g，蒲黄 10g，五灵脂 10g，没药 10g，小茴香 5g，赤芍 10g，当归 10g，炙甘草 10g，蜈蚣 1 条，全蝎 5g，桂枝 10g，茯苓 15g，牡丹皮 10g，桃仁 10g，赤芍 15g。7 剂。

6 月 7 日二诊：服上方后，剧烈疼痛没有发生，但仍然隐隐空痛，持续了 1 周，舌淡，有瘀斑，脉小弦。改用调肝汤加减，为丸剂缓图：当归 60g，巴戟天 50g，白芍 90g，炙甘草 30g，山萸肉 50g，山药 50g，阿胶 50g，桂枝 30g，茯苓 30g，牡丹皮 30g，桃仁 30g，乳香 15g，没药 15g，小茴香 10g，穿山甲 15g，蒲黄 30g，五灵脂 30g，蜈蚣 30g，全蝎 30g。1 剂，为水丸，每天 2 次，每次 6g。

11 月 10 日三诊：连续服上方 3 剂，经历了 5 次月经，已经完全不痛，月经日期也趋于正常，没有血块。嘱继续服 1 剂后，做 B 超检查，看子宫内膜异位是否消失。

☞ 用方思路

少腹逐瘀汤出自《医林改错》，由小茴香、肉桂、干姜、当归、川芎、赤芍、蒲黄、五灵脂、没药、延胡索 10 味药组成。本方以当归、赤芍、川芎养血活血为

主药，蒲黄、五灵脂、延胡索、没药行瘀止痛，小茴香、肉桂、干姜温经散寒为辅药，共奏活血化瘀、温寒止痛的作用。王清任在"少腹逐瘀汤说"中指出："此方治少腹积块疼痛，或有积块不疼痛，或疼痛而无积块，或少腹胀满，或经血见时，先腰酸少腹胀，或经血二月见三五次，接连不断，断而又来，其色或暗，或黑，或块，或崩漏，或少腹疼痛，或粉红兼白带，皆能治之，效不可尽述。更出奇者，此方种子如神，每经初见之日吃起，一连吃五付，不过四月必成胎。"

在王清任所创制的活血化瘀诸方中，这首方是后世用得最多的方剂之一。凡是血瘀寒凝于少腹所导致的男女各种病证，本方均可考虑使用。本方以"失笑散"蒲黄、五灵脂为基础，取"手拈散"中的延胡索、没药，"四物汤"中的归、芎、芍，"暖肝煎"中的小茴香、肉桂，再加干姜，去掉其他方中的气药、补药，纯走温通活血化瘀一途，因而气雄力专，止痛效果甚佳。可以说，凡是小腹疼痛，属瘀属寒的，此方都有一定疗效。不仅治疗痛经，对妇科慢性盆腔炎、输卵管堵塞、卵巢囊肿、子宫肌瘤、宫外孕、不孕症、习惯性流产、子宫内膜异位症、盆腔瘀血症，以及慢性肠炎、结肠炎等，灵活运用，都有良效。因为本案瘀血较多，疼痛较剧，本方还合用了桂枝茯苓丸与止痉散。

调肝汤出自《傅青主女科》，共7味药，以当归、阿胶、白芍、山萸肉补肝，山药、甘草健脾，巴戟天益肾。其中，甘草合芍药、山萸肉，酸甘养阴，可缓急止痛；巴戟天辛、甘、温，温肾暖冲任，治少腹冷痛，用量很少，则寓有"阴中求阳"之意。全方共奏补肝暖肾、养血止痛的作用。

从我的临床经验来看，本方治疗少腹疼痛，所适合的病机是肝肾虚寒，尤以血虚为主。妇女以血为本，月经之后，血海空虚，体弱之人，容易产生少腹空痛和其他各种病证，而养肝益血、调补冲任，是解决问题的根本方法，故傅青主说："此方平调肝气，既能转逆气，又擅止郁痛，经后之症，以此方调理最佳，不特治经后腹疼之症也。"本方的创制，有类于左归饮的思路，左归饮以补肾阴为主，兼顾肝、脾；调肝汤以补肝血为主，兼顾脾、肾。本方与魏柳州的一贯煎、张景岳的暖肝煎相比，一贯煎适合的病机是肝阴虚而肝气郁结，暖肝煎适合的病机是肝阳虚而肝气郁结，而调肝汤适合的病机则是肝血虚而肝气郁结，本方不用川楝子、乌药等理气药来疏肝止痛，巧用少量温药巴戟天以启迪肾气，阴中助阳，有助于肝气的舒展，这些用药经验，只有对"肝为刚脏，体阴而用阳"有深刻理解，才会有如此妙招。领会了其中的道理，才能掌握好调肝汤的运用范围。我常于原方中加黄芪、党参、熟地黄、川芎，即合用圣愈汤，以加强补气养血的作用，疼痛较剧，加八月札、绿萼梅以疏肝理气。在临床，本方除了治疗痛经之外，还常用治月经不调、闭经、慢性前列腺炎、阳痿、慢性肝炎等。

一般子宫内膜异位症是在来月经时疼痛，而且一天比一天痛剧，有大血块排出。本案不同之处在于疼痛在月经过后出现，用桂枝茯苓丸合少腹逐瘀汤加减之后，虽然没有出现往常那种剧烈疼痛的情况，但仍然隐隐疼痛了一周。这说明此案病机属于虚实夹杂。虚为任脉虚寒，实为血瘀有寒，当温补与温消结合。傅青主的调肝汤，温补任脉，滋养精血，治疗月经过后腹中虚痛，颇为合适。而桂枝茯苓丸合少腹逐瘀汤加减，活血化瘀，散寒止痛。三方合用，虚实兼顾，故能够取得满意效果。

天仙藤散合逍遥散治疗月经前水肿

周某，女，24岁，浏阳人，未婚，2003年4月15日初诊。患者14岁初潮，16岁有一次来月经时，全身淋雨未及时处理，此后，每次来月经前四五天，即出现眼睑水肿，严重时，感觉眼睛挣不开，身体不适，月经来之后，水肿逐渐消退，月经干净后，需要几天身体才完全恢复，做过多次检查，未发现有肾病和其他疾病，月经周期尚准，月经量不多，有白带清稀。现在正值月经前5天，眼睑开始水肿，腰酸，头晕，心悸，失眠，小腹胀，察之面色白，舌胖淡，津液多，脉弦滑，宜用天仙藤散合逍遥散加减。

处方：当归10g，白芍15g，柴胡10g，茯神10g，苍术15g，炙甘草10g，生姜10g，桂枝10g，香附10g，乌药10g，苏叶10g，天仙藤15g，茯苓皮15g，陈皮10g。7剂。

4月27日二诊：服上方后，眼睑水肿情况比以前大为好转，其他感觉也比以前要好，月经已经干净3天，有轻微腹痛，白带较多，色白清稀，舌淡，脉弦，宜用调肝汤加减。

处方：巴戟天10g，白芍15g，当归10g，阿胶10g，山萸肉10g，炙甘草10g，山药10g，茯苓10g，杜仲10g，补骨脂10g，续断10g，露蜂房10g。7剂。

嘱咐患者服上方感觉好的话，每次月经前服逍遥散加减7剂，月经后服本方7剂，连服3个月经周期。

3个月后，经前水肿痊愈。至2007年生小孩之前，未再复发。

☞ 用方思路

本案属于月经前紧张综合征之一，此类患者不少，病因不明，西医一般采取对症治疗的方法，患者长年周期性地服利尿药，恐有副作用，又不能根治，故找中医求治者颇多。此病按照一般"水肿"的治法，用健脾利水之剂，效果不佳，重点当放在肝的疏达之上，故初诊用逍遥散、天仙藤散、苓桂术甘汤3方合方加减，予以疏肝、理气、活血、温寒、化饮为治，得以改善，二诊在月经过后，当以调肝养血为主，故用调肝汤加减。如此调理3个月经周期后，疾病得愈。

天仙藤散出自《妇人大全良方》，由天仙藤、香附、乌药、陈皮、苏叶、木瓜、生姜、炙甘草组成，治疗妊娠水肿，肿自双脚开始，往上蔓延，趾间出水。李时珍告诫："不可作水（即当作一般水肿）妄投汤药，宜天仙藤散主之。"天仙藤散原来是淮南名医陈景初的秘方，南宋陈自明称得自李伯时家。我分析全方的重点不在利水，而在理气，不在健脾，而在疏肝。特别是方中的主药天仙藤，苦温无毒，入肝脾，可行气化湿，活血止痛。我意识到本方大有用途，不必拘泥于妊娠水肿，可以广泛用于治疗妇女特有的各种水肿，我常以此加减治疗月经前水肿和黏液性水肿，疗效颇佳。《仁斋直指方》有一首"天仙散"，治疗"痰注臂痛"，其主药也是天仙藤，配羌活、姜黄、白芷、白术、半夏、生姜，我常改白术为苍术，治疗中年妇女不明原因的手指关节肿胀，疗效亦佳。

《太平惠民和剂局方》逍遥散是治疗妇科病的名方，但此方的源头出自《伤寒论》四逆散、《金匮要略》当归芍药散，由两方加减而成。即四逆散去枳实，当归芍药散去泽泻，加生姜、薄荷，共10味药。方中以柴胡疏肝解郁，当归、芍药养血柔肝，白术、茯苓健脾祛湿，炙甘草益气补中，缓肝之急，生姜以其辛温而助苓、术和胃，薄荷以其辛凉而助柴胡散郁。这两味药很容易被人忽略不用，而使疗效必然有所削弱。全方气血兼顾，肝脾并调，不温不寒，适应范围广。倘若血热有火，尚须加牡丹皮10g、栀子10g，即丹栀逍遥散。两方运用得宜，可以治疗多种妇科疾病，号称"女科圣手"的傅青主最善于用此方，《傅青主女科》多首方剂均从本方化出。

妇女出现水肿，大致上有四种情况。其一是月经前水肿，与月经周期有关；其二是黏液性水肿，与月经周期无关；两者水肿的部位都在眼睑，肿的程度不严重，前者会随着月经的干净而消退，后者经常早肿晚消。其三是手指小关节肿胀，多出现于40岁前后的妇女。其四是妊娠水肿。前三种水肿西医都无法确定具体的病因，情况严重时，只能采取对症治疗的方法。中医按照脾主湿、肾主水的理论，从脾肾论治，效果也不显著。我观察到这四种水肿都是妇女所独有，男子所无，当与女性的内分泌有关，不能当作一般水肿来看待，而妇女的内分泌失调与肝的关系最为密切，故考虑从肝论治。

二、崩　漏

犀角地黄汤合黄连解毒汤、四乌贼骨一蘆茹丸、不补补之方治疗崩漏症：少女功能性子宫出血症

刘某，女，长沙市人，13 岁半，2012 年 7 月 12 日初诊。患者 3 年前即 10 岁半初潮，1 年后月经失调。月经每次提前七八天，经期 10 多天，刚开始量多，有少许血块，后期拖拉，呈现咖啡色血。2011 年 7 月在某医院妇科经 B 超诊断为双侧多囊卵巢改变，接受该院"国家科技部'十一五'国家科技支撑计划中医治疗常见病研究"，用协定处方不间断治疗整整 1 年多，花费五六万，没有任何疗效。本月 1 周前月经才干净，现在又来 3 天，量多，颜色鲜红，有少量血块，不痛，舌红，脉弦数。用犀角地黄汤合黄连解毒汤加减：水牛角 30g，生地黄 15g，赤芍 10g，牡丹皮 10g，黄连 10g，黄芩 15g，黄柏 30g，茜草 30g，蒲黄 10g。3 剂，每剂加山西陈醋 100g，同煎。

7 月 19 日二诊：服上方 3 剂，血即止住，小腹微微隐痛，舌淡红，脉弦细。用上方加减为丸：玳瑁 50g，生地黄 90g，赤芍 30g，牡丹皮 30g，黄芩 60g，黄柏 60g，黄连 60g，茜草 90g，乌贼骨 30g，阿胶 60g，艾叶炭 30g，蒲黄炭 60g，白术 60g，乌梅 90g。1 剂，研末，加陈醋 1 瓶为丸。每天 2 次，每次 5g。

11 月 10 日三诊：服上方后，连续 2 个月稳定，月经规律，量也不多。10 月底，因为参加运动，又提前来月经，仅 3 天止住。不到半个月，又来月经，今天已经 2 天，量不多，色鲜红，无血块，舌淡，无苔，脉弦细。用犀角地黄汤加减：水牛角 30g，生地黄 15g，赤芍 10g，牡丹皮 10g，黄芩 15g，茜草 30g，蒲黄炭 10g，山萸肉 30g。7 剂。

11 月 17 日四诊：月经尚未完全干净，有少量咖啡色，拖拉了 2 天。用不补补之方：熟地黄 30g，熟地炭 30g，续断炭 30g，黄连 10g，白芍 30g，枸杞子 30g。5 剂。

11月25日五诊：服上方3天后，血完全止住，仍然用犀角地黄汤合黄连解毒汤加减为丸：玳瑁50g，生地黄90g，赤芍30g，牡丹皮30g，黄芩60g，黄柏60g，黄连30g，茜草90g，乌贼骨30g，阿胶60g，艾叶炭30g，蒲黄炭60g，白术60g，乌梅90g，山萸肉60g，知母30g，熟地黄60g，熟地炭30g，续断30g。1剂，研末为丸。每天2次，每次5g。

此后连续观察了3年，再未出现过月经异常的情况。

☞ **用方思维**

本案少女10岁半即来月经，一直不规则出血。从生理来看，属于垂体和内分泌系统尚没有健全。某医院最初诊断为多囊卵巢综合征，后来又认为是功血症，按照科研协定处方治疗1年多，没有任何疗效。初诊时见患者月经来后又来，色红、量多，不痛，血块不多，显为血热，气分亦热，用犀角地黄汤合黄连解毒汤加茜草、蒲黄止血，很快止住。二诊为图治本，采用一诊方，合四乌贼骨一藘茹丸，加艾叶、白术、乌梅，在清凉之中，兼以温、补、涩，为丸剂缓图，连续稳定了2个月。又因参加激烈运动再次血崩，再用一诊方仍然有效，但月经后几天，血量少，如咖啡色，用不补补之方收尾，并将此方合到前方中，使"截流，清源，固本"三者合一，制成药丸，继续服用。

犀角地黄汤出自《备急千金要方》，共4味药，以犀角凉血，生地黄滋阴，赤芍、牡丹皮活血凉血，是治疗血分有热的主方。黄连解毒汤出自《外台秘要》，共4味药，以黄连清中焦之热，黄芩清上焦之热，黄柏清下焦之热，栀子清三焦浮游之热，是治疗气分有热的主方。两方相合，常用于治疗气血两燔的各种病证。

四乌贼骨一藘茹丸属于"《黄帝内经》十三方"之一，共3味药，以乌贼骨收敛止血，茜草凉血，雀卵补虚，治疗"血枯"。藘茹即茜草，雀卵常以阿胶代替。

妇科病经常可以看到月经淋漓不止，血如咖啡色，是为"漏证"，很不易治。我从《刘亚娴医论医话》中，获得妇科名医陈筱宝的一首治漏方，名"不补补之方"：熟地黄30g，熟地炭30g，枸杞子15g，白芍15g，黄连10g，用来治疗本病有效。我常加茜草30g、乌贼骨10g、续断炭15g。因为二地用量大，脾胃虚弱者，服后常有些腹泻，则加神曲。本案崩、漏二证均有，故根据不同情况施以犀角地黄汤合黄连解毒汤治崩，不补补之方治漏，最后将三方合之为药丸长服。

我治疗血崩证，凡是大量出血，颜色鲜红，没有血块时，常在对证药方中，加山西陈醋100g同煎，有止血、散瘀作用，酸收而不留邪。有小量碎血块时，用之不妨，但血块大，腹部疼痛剧烈时，则宜慎用。古方犀角地黄汤，因为犀牛角一药禁用，故目前代之以水牛角，每剂剂量须 30g，气味很重。然而，即使在古代，犀角也是昂贵之品，在清代俞根初的《通俗伤寒论》中，即代之以玳瑁，认为其清热凉血的效果不比犀角差，我在临床，常以玳瑁代替犀角，每剂 10g 即够，做成药丸更好。

胶艾汤合归脾汤、柏叶汤、四乌贼骨一蘆茹丸治疗崩漏：功能性子宫出血症

胡某，女，32 岁，已婚。1996 年 4 月 5 日初诊。患者 1 年来经水不断。每次月经来潮四五天，量特多，夹有血块，以后则淋漓不断，拖至 20 余天，一月仅有几天干净。曾进行过两次刮宫术，效果不佳，出血反而更严重。现在月经已来 2 天，量多、色红、有大的暗色瘀块，腹痛，腰酸，头晕，失眠，面色无华，食欲及大小便均可，舌淡，苔薄白，脉细滑。此属崩漏，当止血消瘀，用胶艾四物汤加减。

处方：阿胶 10g，艾叶 5g，生地黄 15g，当归 10g，川芎 10g，白芍 15g，续断 15g，炮姜 5g，侧柏叶 10g，茜草 15g，乌贼骨 10g，花蕊石 10g（布袋包），琥珀 10g（布袋包）。5 剂。

4 月 10 日二诊：服完 5 剂后，血已渐止，腹痛、腰痛均减轻，但感到十分疲劳，食欲不佳，胃部饱胀，大便次数多，睡眠仍差。舌淡，脉细软。当补气养血，用归脾汤加减。

处方：黄芪 30g，红参 10g，白术 30g，炙甘草 10g，当归 10g，茯神 15g，远志 10g，酸枣仁 15g，桂圆肉 15g，广木香 5g，焦三仙（各）10g（布袋包），生姜 10g，红枣 10g。7 剂。

4 月 20 日三诊：服上方精神好转，食欲恢复，大便正常，仍睡眠欠佳，腰酸，略有白带，舌淡红，脉缓。

处方：上方去焦三仙，加杜仲 10g、续断 10g、菟丝子 10g。再服 7 剂。

4 月 28 日四诊：服上方感到舒适，精神脸色均如常人，离正常月经来潮已近，在上方的基础上，续服 7 剂。

处方：黄芪 30g，红参 10g，白术 30g，炙甘草 10g，当归 10g，白芍 10g，生地黄 10g，炮姜 5g，艾叶 5g，续断 15g，琥珀 10g（布袋包），花蕊石 10g（布袋包），

生姜 10g，红枣 10g。

5月10日五诊：5月3日月经来潮，基本准时，月经量仍较多，但5天即净，只有少量血块。

处方：黄芪 30g，红参 30g，白术 30g，炙甘草 10g，当归 10g，白芍 10g，生地黄 10g，炮姜 5g，艾叶 5g，杜仲 15g，续断 15g，菟丝子 15g，山萸肉 20g，鸡血藤 30g，巴戟天 20g，琥珀 10g，花蕊石 10g，三七 10g，血竭 10g。3剂。研末为蜜丸，每服 10g，早晚各1次，可服2个月。服完1剂药丸后，未再复发。

☞ 用方思维

初诊方胶艾四物汤出自《金匮要略·妇人妊娠病脉证并治》第4条。原文云："师曰：妇人有漏下者，有半产后因续下血都不绝者，有妊娠下血者，假令腹中痛，为胞阻，胶艾汤主之。"其方辨证的要点在崩漏、腹痛属于虚寒者。全方共7味药，方中的四物汤为补血的祖方，加阿胶则补血之力更增，加甘草和中，艾叶暖宫，确为治疗虚寒漏证的良方。

二诊方归脾汤出自《济生方》，全称为归脾养心汤，共12味药。方中黄芪、人参、白术、茯神、炙甘草益气健脾，当归、龙眼肉、酸枣仁养血安神，木香理气，远志化痰，生姜、红枣和营卫。其中，茯神、远志也有宁神作用。本方主要治疗因心脾两虚、气血不足所致的心悸怔忡，健忘失眠，体倦食少，以及脾气虚导致的统摄无权，出现便血、吐血、皮下紫癜，妇女崩漏下血等。患者舌淡，苔薄白，脉细弱。本方的配伍特点：一是心脾同治，重点在脾，使脾旺则气血生化有源，方名归脾，意即在此；二是气血并补，但重用补气，意在生血。方中黄芪配当归，寓当归补血汤之意，使气旺则血自生，血足则心有所养。大出血之后，往往有这些症状出现。故本方经常作为各种出血特别是妇科崩漏善后调养、防止再次出血的效方。

该患者病程已久，虚实夹杂，虚为血虚、阳虚，实为瘀血凝滞。故一诊处方以胶艾汤为主，加炮姜、柏叶温寒，即合《金匮要略》治疗虚寒出血的柏叶汤；加乌贼骨、茜草，即合《黄帝内经》治疗妇人血枯、时时下血的四乌贼骨一蘆茹丸；加续断补肾止血；加花蕊石、琥珀活血化瘀止痛。全方将补虚、温寒、止血、消瘀融于一炉，不用炭类药强力止血，恐血止后会造成更多的瘀滞。血止后，重要的是固本，患者气血两虚之本相已露，故二诊用归脾汤加焦三仙，两调心脾，兼以和胃。三诊以原方加杜仲、续断、菟丝子，三调心肝脾，等待月经来潮。四诊潮期已近，须未雨绸缪，在原方补气血的基础上，加艾叶、炮姜、花蕊石、琥珀等温化瘀血之品。治疗一个月经周期，基本对路，故五诊综合前四次用方的思路，制成蜜丸，以巩固疗效。

加减当归补血汤合归脾汤治疗崩漏：功能性子宫出血

谢某，女，46岁，2016年3月8日初诊。患者素来月经正常，2015年12月17日来月经后，近3个月来，一直未止，有时候多，有时候少，颜色暗红，时有小血块。打过止血针，服激素调节，吃过几十剂中药，住过两次院，都没有止住过一天。西医检查，没有发现任何异常，诊断为功能性子宫出血。久之则精神疲惫，睡眠不佳，饮食无味。察之面色憔悴，情绪不安，舌淡，脉缓。

处方：黄芪60g，当归10g，桑叶30g，三七6g，白术15g，白芍30g，棕榈炭10g，蒲黄炭10g。7剂。

3月18日二诊：服上方7剂后，每天排出核桃大的血块，共计16块，3天前月经完全干净，觉得异常舒服。察之面有血色，精神畅快，舌淡红，脉弦缓。

处方：黄芪30g，当归10g，炙甘草10g，白参10g，白术10g，茯神15g，远志6g，酸枣仁15g，木香5g，桂圆肉15g，红枣3个，生姜10g。15剂。

☞ 用方思路

加减当归补血汤出自《傅青主女科》，是治疗崩漏日久不止的著名方剂。本方由黄芪、当归、三七、桑叶4味药组成。傅青主先生曰："夫补血汤乃气血双补之神剂，三七根乃止血之圣药，加入桑叶者所以滋肾之阴，又有收敛之妙耳，但老妇阴精既亏，用此方以止其暂时之漏，实有奇功而不可责其永远之绩者，以补精之味尚少也。服此方四剂后，再增入白术五钱、熟地一两、麦冬三钱、北五味子一钱，服百剂，则崩漏之根可尽除矣。"

傅青主原方中的桑叶只有14片，岳美中先生加至30g，并再加白芍30g、白术12g，说："用此方止血，关键在白芍、桑叶用量要大，据《止园医话》载，白芍止血力大，我加入方中，常用一两以上大量，治愈多人。"

我在本案中加了一味棕榈炭，是读旧本《傅青主女科》所得。旧本上原来有很多则"眉批"，也不知是谁人所写，现在的版本删掉了所有眉批。这首方上面的眉批是："加棕榈炭三钱，荆芥炭三钱"，我在临床运用，感到荆芥炭止血作用不大，而棕榈炭收涩之力很大，属于强力止血之品，宜用于大量流血而血中没有血块者，如果夹有血块，须加蒲黄炭。

加减当归补血汤是傅青主为"年老血崩"而创制的，1986年，我曾经用之治疗一例82岁的老年妇女。半年以来，患者每天阴道流血不断，必须天天打止血针才能减少出血，每个月不出血的时间只有几天。医院认为患妇科肿瘤的可能性非常大，因为老人已年过80岁，子宫萎缩，无法使用阴道窥测镜，加之患者心脏不好，不宜进行手术，故患者及其家属也不打算进一步检查确诊，希望采取保守疗法。我处以本方，3剂血止。于是患者每个月服几剂，不再流血，半年之后，终因心力衰竭而去世。本方我在临床运用很多，大部分是功血症。2000年，曾经治疗一例37岁的患者，因为功血症，在某医院住院3个月，花费七八千元，疗效不佳，服此方5剂，血即完全止住，3年未复发。复发后，又服原方5剂，仍然有效。

从我的临床经验来看，本方不仅对绝经期前后妇女的功能性子宫出血有效，而且对崩漏已久，虚象已显，但并无寒热之证可凭者，也卓然有效。但属于崩漏初起、血分有热者，不可运用。

古人治疗崩漏，常有"截流、澄源、复旧"三步分治之说，但大部分医家都在血止之后，用归脾汤善后，效果亦佳。

三、腹痛带下

当归芍药散合炮甲黄蜡丸治疗盆腔积液卵巢囊肿

周某，女，37岁，湖南怀化人，已婚未育，2008年3月14日初诊。患者于半年前进行人工流产，月经一直未来，现乳房、小腹轻微胀痛，阴道有少量分泌物，既往每次月经前双侧乳房胀痛，小腹不适，左侧有压痛，白带多，颜色偏黄，有腥味，月经量不多，有少量血块，常持续八九天，检查有子宫内膜炎、附件炎，3月1日B超显示：左侧卵巢囊肿，大小34mm×28mm，盆腔内见到多个液性暗区，最大左侧12mm×9mm，右侧16mm×13mm，察之面色萎黄，舌暗红，苔薄白，脉弦涩。

处方：桂枝10g，茯苓15g，牡丹皮10g，桃仁10g，赤芍15g，当归15g，川芎10g，白术15g，泽泻10g，刘寄奴15g，八月札15g，急性子15g。7剂。

另外，炮甲黄蜡丸6g，分两次用开水送服，早晚各一次。

4月20日二诊：服上方5剂后，月经即来，量不多，颜色偏黑，3天干净。本次月经将来，小腹胀，有压痛，乳房胀，腰酸，白带多，颜色黄，舌红，脉滑数。

处方：柴胡15g，白芍30g，当归10g，川芎10g，茯苓15g，泽泻10g，苍术10g，黄柏15g，牡丹皮10g，栀子10g，枳实10g，蒲公英30g，败酱草30g。7剂。

另外，炮甲黄蜡丸6g，分两次用开水送服，早晚各一次。

5月4日三诊：服上方后，月经5天干净，现小腹仍有压痛，白带较多，颜色偏黄，舌淡红，苔薄白，脉细缓。

处方：当归10g，白芍30g，川芎10g，茯苓15g，苍术10g，泽泻10g，黄柏10g，芡实30g，萆薢10g，乌药10g，小茴香3g。14剂。

另外，炮甲黄蜡丸6g，分两次用开水送服，早晚各一次。

6月5日四诊：本次月经基本正常，月经前后的白带减少，腹部疼痛轻微，月经过后3天检查，盆腔积液与卵巢囊肿均已消失，舌淡红，苔薄白，脉细缓，拟续服当归芍药散加减14剂以巩固疗效。

☞ 用方思路

当归芍药散两次见载于《金匮要略》，首见于"妇人妊娠病篇""妇人妊娠，腹中绞痛"，再见于"妇人杂病篇""妇人诸疾腹痛"。方中共6味药，以当归、白芍、川芎和血止痛，以白术、茯苓、泽泻利湿健脾，故对腹痛、白带多，属于虚证者，颇为适合。国医大师班秀文先生擅治带下病，特别喜用当归芍药散加减，强调"治湿不忘瘀"，对于带下伴有下腹疼痛，或带下伴见面色黧黑之人，或久病带下不愈之人，常用本方治疗。我发现慢性盆腔炎患者往往以腹痛为主，白带量或多或少，而腹中隐隐作痛或有压痛，则是最突出的证候，长时间难以消除，故认定此方是治疗慢性盆腔炎的主要方剂。《金匮要略》中所说"妇人诸疾腹痛"即泛指这种慢性盆腔炎的腹痛。我在临床用方，如果白带偏黄，腰痛明显，则改白术为苍术，并加黄柏，即合用二妙散。遇到盆腔炎急性发作，加红藤、败酱草、蒲公英；输卵管两侧压痛显著，加八月札、刘寄奴。慢性盆腔炎日久，经常出现盆腔中的炎性包块、盆腔积液、卵巢囊肿等，当归芍药散有时不能胜任，则须配合服用炮甲黄蜡丸，此方出自当代名医金千里的经验，以炙穿山甲研末，加等量黄蜡为丸，亦可加少量麝香。每日2次，每次3克，一个月为一个疗程。[10]此方药少、气雄、力专，药性透达盆腔，以峻剂缓图，有特殊的消肿、排脓、散结作用，能有效地消除盆腔内的炎性包块、盆腔积液、卵巢囊肿等。

暖宫定痛丸合桂枝茯苓丸治疗小腹痛：盆腔积液

李某，女，31岁，已婚，已育，2012年5月14日初诊。患者5年前冬天，来月经时外出，感受了风寒，回家后即感到寒战、怕冷，腹部冷痛，月经有血块。至此后，即每天小腹疼痛不已。平时隐隐胀痛，或在小腹正中，或在两侧，来月经时剧烈疼痛，有血块，从未停止。白带不多，清淡无气味。4月15日B超显示：盆腔内见到多个液性暗区，最大左侧24mm×19mm，右侧23mm×18mm。求医多年，没有得到有效治疗。察之面色晦暗，舌淡无苔，舌两边有瘀斑，脉沉细涩。

处方：荔枝核50g，橘核50g，香附50g，乌药50g，小茴香10g，延胡索50g，胡芦巴30g，五灵脂50g，蒲黄50g，肉桂10g，茯苓90g，牡丹皮60g，桃仁60g，赤芍90g。1剂，为水丸，每次服6g，来月经时服9g，每天2次，1剂大约可以服2个月。

7月5日二诊：服上方后，腹痛大部分消失，来月经时，血块减少，精神感觉好许多。察之面色稍有光泽，舌淡无苔，脉沉细缓。

处方：荔枝核50g，橘核50g，香附50g，乌药50g，小茴香10g，延胡索50g，肉桂10g，茯苓60g，牡丹皮50g，桃仁50g，赤芍50g，穿山甲50g，皂角刺50g，红藤90g，蒲公英90g，三棱60g，莪术90g。1剂，为水丸，每次服6g，每天2次，1剂大约可以服2个月。服完后经B超检查，盆腔积液已经消失。

☞ **用方思路**

初诊用暖宫定痛汤加减。此方出自《刘奉五妇科临床经验》，由荔枝核、橘核、川楝子、延胡索、乌药、香附、小茴香、胡芦巴、五灵脂9味药组成。这首方是从治疗寒疝的"橘核丸"化出。寒疝属于肝经寒湿凝结下焦，气机不畅，因而疼痛肿胀，其理与属于肝经寒湿的白带多、腹痛、按之有包块的证候相一致，因而作者借用橘核丸，去掉原方的肉桂、苍术等温燥药，加重其理气活血药而成。[11]其中，橘核、荔枝核辛温，入肝经，行肝经之结气，善治少腹两侧包括男子睾丸、女子输卵管和卵巢部位的肿痛；胡芦巴、小茴香暖下焦，再配以五灵脂，以增其行气活血定痛的作用。我认为还可以加强其活血化瘀作用，故加蒲黄，合桂枝茯苓丸，以通阳活血止痛。

二诊疼痛已经基本消失，重点改为消除盆腔积液，故减少部分活血止痛药，加穿山甲、皂角刺、红藤、蒲公英、三棱、莪术，排脓解毒，软坚散结。第2剂水丸服完后检查，盆腔积液已经消除。

乌梅丸合白头翁汤治疗霉菌性阴道炎

周某，女，37岁，教师，已婚，生有一男孩，已6岁，2010年10月21日初诊。自从生小孩以后，月经不调数年，每次月经来，或不畅，或淋漓不止，持续八九天，有少量血块，颜色暗红，月经前后阴痒，白带多，色黄，呈浆糊样，有异味，纳差，失眠。西医检查属于霉菌性阴道炎，用过多种西药、中药，效果不显。察之舌淡红，津多，有齿痕，脉弦细。

丸剂：乌梅90g，白头翁60g，秦皮30g，黄柏60g，黄连30g，干姜15g，川椒15g，桂枝15g，蛇床子15g，茯苓30g，当归30g，白参30g，苦参30g，白鲜皮30g，五倍子30g，穿山甲30g，蜂房30g，乌梢蛇60g。1剂，为蜜丸，每次服10g，每天2次，1剂大约可以服2个月。

洗剂：苦参60g，川椒15g，川槿皮30g，五倍子60g，白矾30g，蛇床子30g，贯众30g，百部30g，白鲜皮60g，石榴皮60g，狼毒10g。5剂，每瘙痒时煎洗，坐浴。

2011年1月16日二诊：服上方期间，来过2次月经，洗剂仅用过一次，白带显著减少，瘙痒大为减轻，月经也比原来通畅，颜色鲜红，经期缩短至五六天，感觉精神、睡眠均有改善，脉舌同前，效方不改，仍然以上方为蜜丸，续服1剂。

☞ 用方思路

白头翁汤出自《伤寒论》第371条，原文云："热利下重者，白头翁汤主之。"原方共白头翁、秦皮、黄柏、黄连4味药，均为苦寒清热、燥湿收敛之品。乌梅丸出自《伤寒论》第338条，原文云："蛔厥者，乌梅丸主之，又主久痢。"原方共10味药，以乌梅、桂枝、干姜、附子、细辛、川椒温寒，黄连、黄柏清热，人参、当归补虚，以大剂量乌梅为主药，酸涩收敛。

从原文来看，这两首方没有一首是治疗"带下"即妇科慢性阴道炎的，显然"方证不符"，似乎渺不相涉。然而，带下的病机多为湿热下注，热利下重的病机也是湿热下注，所以，借用白头翁汤治疗带下，完全适合。但白头翁汤的药性一派寒凉，治疗带下急性期有效，用于慢性期则效减，且无法防止其再度复发，这是由湿热久缠导致寒热错杂、虚实夹杂所决定的。而乌梅丸温清并用，补涩兼施，恰恰是对付这种复杂病机的一首效方。两方相合，再加入止痒、摄带的苦参、白鲜皮、蛇床子、五倍子、乌梢蛇等，制成丸剂缓图，并辅以外洗药治标，最终得以痊愈。

2014 年 6 月，我应邀在第三届国际经方研讨会（北京）上作了一次主题发言，特别引用了这个病案，提出："用经方虽力求方证对应，但方证不对应时，方与病机对应，同样可以有效，这符合异病同治的道理。只有这样，才能在继承的基础上进一步发展，大大拓展经方的用途。"7 月 25 日《中国中医药报》刊登了我的部分发言稿，题为《方、证、病机对应之我见》，引起了中医学术界很大反响。

细菌性、霉菌性阴道炎属于妇科顽疾之一，病情缠绵不已，患者苦恼不堪。西医治疗，无非内服抗生素，外用洗药栓塞剂，治标不治本，时间一长，不仅疗效逐步降低，患者体质变差，而且会导致菌种紊乱，霉菌滋生，医生束手无策。中成药，则选择余地不大，疗效也不确切；中医煎剂，一旦服用时间长，则易败胃口，难以坚持到底。我在临床治疗妇科慢性炎症用这一组合为主，再根据患者具体情况适当加减，做成丸剂缓图，疗效颇佳。在微信群中有一个"妇科慢性炎症群"，每天都有不少全国各地的患者通过微信或直接来找我就诊，说是"群里的姐妹介绍来的"。

济生乌梅丸合黄连解毒汤治疗带下：
HPV 高危人乳头瘤病毒感染

案例一：夏某，女，44 岁，长沙某医院医生，2013 年 11 月 5 日初诊。2013 年 3 月，患者因为外阴炎，鳞状上皮组织增生，可见挖空样细胞，进一步做 HPV-DNA 检查，发现异常，4 月份指标为 656（正常值：0～1）。其中 HPV-58 为阳性，其余为阴性。注射白介素治疗 40 天，8 月份指标为 644.39，指标下降不多。后服用干扰素、抗病毒等药，指标反而上升至 968。曾于 10 月 9 日在全麻下做了宫腔镜检查，发现为增生状态子宫内膜，小息肉形成，并有慢性盆腔炎。

患者白带多，颜色黄，有异味，时有阴部瘙痒，腹部两侧疼痛，来月经时加重。月经周期尚正常，有少量血块。面色萎黄无华，舌淡，苔薄白，小便黄，脉弦细。

处方：乌梅 90g，僵蚕 60g，水蛭 90g，红藤 90g，穿山甲 60g，三棱 60g，莪术 60g，土鳖虫 60g，乳香 50g，没药 50g，石榴皮 60g，刺猬皮 60g，五倍子 60g，黄芩 60g，黄连 60g，黄柏 60g，栀子 30g，干王浆粉 30g。为水丸，每天 2 次，每次 6g。月经来时也服。

2014 年 3 月 22 日二诊：白带少了很多，气味也减少，腹部右侧偶尔疼痛，偶尔阴部瘙痒，舌脉无变化。2014 年 2 月 13 日，进行 HPV-DNA 检测，结果：检测值 200.77。

处方：乌梅 90g，僵蚕 60g，水蛭 90g，红藤 90g，穿山甲 60g，三棱 60g，莪术 60g，土鳖虫 60g，乳香 50g，没药 50g，石榴皮 60g，刺猬皮 60g，五倍子 60g，黄芩 60g，黄连 90g，黄柏 60g，栀子 30g，干王浆粉 30g，刘寄奴 50g，败酱草 60g，凌霄花 30g，鸡血藤 30g。为水丸，每天 2 次，每次 6g。

6 月 10 日三诊：以上症状均减轻，月经仍然有少量血块，有时感到疲乏无力，舌淡，脉弦。3 天前进行 HPV-DNA 检测，结果为：检测值 290.80，比上次升高 90 单位。但患者告知：服第一次药丸时，仍继续在用白介素和干扰素，第二次服药丸时，完全停止用西药，自认为这次指标的下降全部是用中药的效果。

仍然用 3 月 22 日方，加黄芪、当归、刺五加、地榆为丸：乌梅 90g，僵蚕 60g，水蛭 90g，红藤 90g，穿山甲 60g，三棱 60g，莪术 60g，土鳖虫 60g，石榴皮 60g，乳香 50g，没药 50g，刺猬皮 60g，五倍子 60g，黄芩 60g，黄连 90g，黄柏 60g，栀子 30g，干王浆粉 30g，刘寄奴 50g，败酱草 60g，凌霄花 30g，鸡血藤 30g，黄芪 90g，当归 60g，刺五加 60g，地榆 60g。为水丸，每天 2 次，每次 6g。

10 月 11 日四诊：没有任何症状和不适，前天的 HPV-DNA 检测结果为：检测值 190.44，比上次降低 100 单位。病理诊断报告：增生状态子宫内膜，小息肉形成。

处方：乌梅 150g，僵蚕 90g，水蛭 90g，穿山甲 60g，天葵子 90g，急性子 60g，干漆 60g，三七 60g，五灵脂 60g，白参 60g，干王浆粉 60g，三棱 60g，莪术 60g，石榴皮 90g，刺猬皮 90g，五倍子 90g，蒲公英 90g，红藤 90g，黄柏 60g，败酱草 60g，贯众 60g，熊胆 10g。为水丸，每天 2 次，每次 6g。

2015 年 1 月 19 日五诊：前天进行 HPV-DNA 检测，结果为：检测值 42.31，子宫内膜增生与小息肉均未见。继续以上方为水丸，服 1 剂。半年以后复查，检测指标已经完全正常。

案例二：吴某，女，30 岁，湘潭市人，2014 年 6 月 24 日初诊。患者十几年前得过肾盂肾炎，2 年前做过宫外孕手术、乳腺纤维瘤手术。子宫内膜薄，月经量少，2 天即净，月经周期尚规律，但有少量血块，痛经，白带多。5 月份进行 HPV-DNA 检查，指标为 485（正常值：0～1）。其中 HPV-58 为阳性，其余为阴性。鉴于患者身体状况欠佳，医生没有使用白介素、干扰素、其他抗病毒等药，建议找中医治疗。察之面色㿠白，身体消瘦，疲乏无力，大便偏干，舌淡，脉缓弱。

处方：乌梅 100g，五倍子 60g，石榴皮 60g，刺猬皮 100g，黄柏 60g，白矾 50g，大黄 50g，蒲公英 60g，黄连 50g，黄芩 60g，牡丹皮 50g，桃仁 50g，赤芍 60g，穿山甲 60g，五灵脂 30g，西洋参 60g，黄芪 100g，当归 60g，刺五加 60g，鸡血藤 60g，干王浆粉 90g。1 剂，为水丸，每天 2 次，每次 6g。

2014 年 10 月 15 日二诊：一周前进行 HPV-DNA 检查，指标为 3.44（正常值：0～1）。患者看到显著的治疗效果，情绪十分乐观，因为没有生育，希望中药能够助其备孕。察之面色稍微红润，舌淡红，脉小弦。

处方：熟地黄 60g，当归 60g，白芍 60g，黄芪 90g，白参 60g，菟丝子 60g，山萸肉 60g，阿胶 60g，鹿角胶 60g，紫河车 90g，鸡血藤 90g，续断 60g，雪蛤 50g，石榴皮 60g，黄柏 60g，仙灵脾 50g，穿山甲 30g。为水丸，每天 2 次，每次 6g。

2015 年 12 月，患者已经怀孕 6 个月，因为患感冒来就诊，告知原来的病早已痊愈。

☞ **用方思路**

近年来，通过 HPV-DNA 检测筛查和预防人乳头瘤病毒感染，是在妇女中广泛进行的一项保健措施。一旦查出病毒指数升高，很多妇女即感到恐慌、焦虑，担心宫颈癌病变，而西医也没有对付这类病毒的特效药物。我经过仔细观察和分析，发现这些患者都有比较严重的妇科慢性炎症，特别是慢性阴道炎。由于炎症长时间不能消除，导致上皮组织增生、变性；由于免疫功能下降，导致人乳头瘤病毒感染。从中医的角度来看，仍当从治疗"带下"着手，以"扶正祛邪"作为总的治疗原则，组方宜清热祛湿解毒、软坚散结消瘀、益气养血扶元。我把《济生方》乌梅丸和《外台秘要》黄连解毒汤作为组方的基础。

《济生方》乌梅丸主要药物为乌梅、僵蚕，原来治疗肠风下血，用乌梅收敛，僵蚕散结。20 多年前，我效法一位名老中医龚志贤，将此方用于治疗肠道息肉，确有疗效[12]。后来拓展到消除各种增生物，如声带息肉、宫颈息肉等。这两个病案增生的情况显然复杂严重得多，故在原方中加石榴皮、刺猬皮、五倍子，协助乌梅收敛固涩；加水蛭、穿山甲、三棱、莪术、土鳖虫，协助僵蚕软坚散结。

黄连解毒汤主要药物为黄连、黄芩、黄柏、栀子，是清热燥湿解毒的通用方剂，故加红藤、败酱草、蒲公英等，以强化消除妇科炎症的作用。以上两首方，均祛邪有余，扶正不足，还需加蜂王浆干粉、黄芪、当归、鸡血藤、刺五加等，以扶元、益气、养血。

第一例病情较重，又经历了使用干扰素、白介素等所导致的曲折变化，故治疗了一年多才接近治愈。第二例病情较轻，虽然患者体弱多病，不能用干扰素、白介素等药物，反而很快获得显著疗效。两者的组方原则上大致相同，但由于证候表现不同，体质强弱有别，因而在扶正祛邪药物的选择、用药的轻重比例方面，仍然需要精心设计。

二妙散治疗腹痛带下：巧克力囊肿手术后复发

李某，女，31岁，长沙市人，2010年9月30日初诊。患者2004年因患巧克力囊肿进行手术，最近复发。经B超检查，囊肿大小为3.0cm×2.7cm×2.5cm，月经周期尚规律，有血块，白带多，颜色偏黄，经常腰酸，腹痛，腹胀，大便黏稠，舌红，苔黄腻，脉滑数。

用二妙散加减：苍术60g，黄柏60g，草薢60g，穿山甲60g，露蜂房50g，红藤120g，败酱草60g，蒲公英60g，三棱30g，莪术60g，水蛭90g，土鳖虫90g，壁虎120g。1剂，为水丸，每天2次，每次6g。

12月20日二诊：服上方后，白带显著减少，腹胀减轻，月经血块明显减少，但左下腹牵扯疼痛，经B超检查，囊肿为1.1cm×1.0cm×1.3cm，显著缩小。舌淡红，苔薄白，脉弦细。

仍然用原方加减：苍术30g，黄柏60g，草薢60g，穿山甲60g，露蜂房50g，红藤120g，败酱草60g，蒲公英60g，三棱30g，莪术60g，水蛭90g，土鳖虫90g，壁虎120g，乳香50g，没药50g，白芍90g。1剂，为水丸，每天2次，每次6g。

2011年3月1日三诊：服上方后，左腹部疼痛基本消失，经B超检查，已不见复发的囊肿，尚有少量白带，颜色偏黄，少量血块，舌红，苔薄黄，脉弦。

仍然用原方加减为药丸：苍术30g，黄柏60g，草薢60g，穿山甲60g，露蜂房50g，红藤120g，败酱草60g，蒲公英60g，三棱30g，莪术60g，水蛭90g，土鳖虫90g，壁虎120g，乳香30g，没药30g，赤芍60g，牡丹皮30g，黄芩30g，黄连 30g。1 剂，为水丸，每天 2 次，每次 3g。

2012 年 11 月，患者因为其他病来门诊治疗，告知药丸持续服用了半年，经过 2 次 B 超检查，均未复发，月经和白带的情况尚可。

☞ 用方思路

比较严重的巧克力囊肿，口服西药、中药都很难消除，采取手术剥离或药物注射使之萎缩是必要的。但治疗后，许多患者容易复发，动员患者再次进行手术的概率不大，同时，医生也难以保证术后不再孳生。在这个环节，用中医治疗往往有效。根据我的经验，大部分患者复发的基础，仍然是盆腔内的慢性炎症，本案患者的症状表现为腰酸，白带多，大便黏稠，腹痛，腹胀，属于下焦湿热，积结为痰瘀，故初诊选用了二妙散加减。加萆薢、露蜂房，清湿热，摄带下；加红藤、败酱草、蒲公英清热解毒，治疗盆腔内的慢性炎症；加三棱、莪术理气消胀；加穿山甲、水蛭、土鳖虫、壁虎软坚散结，活血化瘀。为药丸服用 2 个月后，囊肿显著缩小。左下腹牵扯疼痛，是输卵管有炎症，故二诊用原方加乳香、没药活血止痛，大剂量白芍缓急止痛。三诊时，囊肿已经完全消除。为防止复发，针对盆腔内的炎症，原方再加黄芩、黄连，清气分湿热，牡丹皮、赤芍清血分瘀热，为药丸，小剂量长期服用，直至最终治愈。

盆腔内慢性炎症，是盆腔积液、卵巢囊肿、巧克力囊肿产生的共同基础，患者不一定白带多，但多数表现为腹痛。我常以大剂量红藤为主，佐以败酱草、蒲公英。红藤又称大活血、大血藤，《景岳全书》用大剂量红藤、紫花地丁治疗肠痈，民间用于治疗胃肠炎腹痛、小儿蛔虫腹痛、关节红肿疼痛。现代研究证明，此品对多种细菌有极敏感抑制作用。红藤、蒲公英、败酱草均性味平和，不似黄连、黄芩之类苦寒燥湿，容易斫伤阳气、津液，宜于长期服用，唯剂量要大。这三味药也可以加入到当归芍药散中，止痛效果更佳。

四、闭　经

三紫调心汤治疗闭经：多囊卵巢综合证

康某，女，34 岁，安阳人，保险公司职员，已婚 8 年，未孕，2005 年 5 月 18 日初诊。患者月经稀发，每年仅来 9、10 次月经，近 3 年来经常闭经，服黄体酮之类药则可来1次，平素工作压力较大，精神紧张，失眠多梦，最近已经连续3个月未来月经，每月有几天出现白带增多、小腹胀坠的感觉，月经似来而未来，昨天又有这种感觉。去年经某医院B超检查，左右侧卵巢大小为29mm×23mm、31mm×35mm，双侧卵巢内均扫及10多个小卵泡，位于包膜下，最大的一个位于左侧卵巢，6mm×7mm，提示双侧卵巢回声改变，卵巢壁增厚，考虑双侧卵巢多囊改变，多囊卵巢综合征。察之面色发暗，精神疲惫，舌淡青，苔薄白，舌下静脉色紫怒张，脉滑数，自诉比别人怕冷，从不"上火"，宜用三紫调心汤加减。

处方：紫石英30g（布袋包煎），丹参30g，石见穿15g，琥珀10g（布袋包煎），卷柏10g，柏子仁10g，泽兰10g，合欢皮20g，莪术15g，急性子15g，当归30g，凌霄花10g。7剂。每剂药加红糖30g，绍兴加饭酒30g，同煎。

5月27日二诊：服上方后，已来月经，量不多，2天即净，这几天睡眠有所改善，舌胖淡，仍然有青色，苔薄白，脉滑，拟用丸剂缓图。

处方：紫石英30g，石见穿15g，穿山甲15g，急性子10g，三棱10g，莪术15g，丹参15g，琥珀15g，合欢皮15g，鸡血藤30g，鹿角霜15g，卷柏10g，菟丝子30g，蛇床子15g，仙灵脾15g，当归30g，川芎10g，刘寄奴15g，红参15g，五灵脂15g，鸡内金30g，鳖甲30g，白芥子15g，大海马1对。3剂。蜜丸，每日2次，每次10g，早晚用开水送服，1剂药大约可服3个月。

9月18日三诊：上方实际服用100多天，期间来过3次月经，经量渐增，睡眠得到改善，精神也比以前好，察之面色较前光亮，舌胖淡，青色消失，舌下静脉颜色减退，脉弦缓，续用原方再服用1剂药。

2006年6月来告，已经怀孕。

☞ **用方思路**

三紫调心汤是当代名医姚寓晨所创制的治疗闭经的方剂，共紫石英、紫丹参、紫参、琥珀末、淮小麦、合欢花、柏子仁、广郁金、生卷柏9味药。本方的设计很有特色，原方的"方解"云："方中紫丹参功能活血通经，凉血除烦，为心、肝二经之要药。紫参又名石见穿，专司活血止痛。紫石英功能镇心定惊，且能暖宫。三紫相伍，上能定志除烦，下能养血通经。柏子仁功专安神、润肠，为心、脾之要药；淮小麦养心安神，专疗神志不宁，两药相配，养心安神，润燥养营。广郁金具行气解郁、活血祛瘀之功，又系疗神志之恙的要药。生卷柏既能破血通经，又能止血，破血通经当用生药，《名医别录》谓卷柏能'强阴益精'，《日华子本草》

云卷柏'生用破血'。琥珀末为重镇安神之要药，合欢花功专解郁除烦，两药相合镇惊安神，畅气破瘀，以收通补兼治之效。[13]"

从我的临床经验来看，本方适合于精神因素引起的闭经。由于工作、学习高度紧张，突然闭经的青年女性很多，短则一两个月，长的可达一两年，患者并没有其他器质性的疾病，激素分泌也正常，亦无典型的虚证表现，部分患者刚开始有心烦、易怒、失眠等证候，时间一久，也逐渐消失，治疗颇感棘手。我曾经用逍遥散、天王补心丹、温胆汤之类加减调摄，常久不见功，近年来，采用姚先生创制的本方，用于临床，感到疗效明显。

多囊卵巢综合征目前在临床极为常见，多发于未婚或已婚的青年妇女，以闭经和月经稀发为主要表现形式，发病原因不明，B超检查可发现有多个未成熟的卵泡，病程较长者常伴随双侧卵巢壁增厚。该病不同于一般的闭经，每个月服用黄体酮类西药虽然可以促使月经来，但无法从根本上治愈。很多患者因为并无太大的痛苦，有的甚至认为不来月经反而减少每个月出现的麻烦，未曾积极治疗，以至于对今后的生育造成很大的困难。本案患者也是在结婚 8 年之后想要怀孕，才积极找中医治疗的。一诊时，正逢患者有小腹胀、白带增多等月经要来的感觉，用三紫调心汤加减以活血通经，月经即来。闭经的妇女，有的每个月总有几天出现这种感觉，但又不现月经，有这种感觉的比没有这种感觉的好治，能够在感觉出现时服药通经，比未出现这种感觉时服药效果更好。二诊时仍然用三紫调心汤加减治疗，但着眼于标本兼治，以治本为主，即将温阳、补血、活血、软坚、散结融于一炉，蜜丸缓图。其后，月经逐月正常，半年后怀孕。

该案有本人的一处用药心得，即用合欢皮活血通经，兼以安神。三紫调心汤中原来用合欢花，其与合欢皮虽然同可解郁宁神，但根据我在临床运用的体会，花性上扬，偏走气分，对于气郁引起的咽喉不适疼痛有效；皮则下行，偏走血分，含有收缩子宫的成分，对于治疗闭经更有利。故用此方时，我常改用合欢皮。因流产、刮宫引起的闭经，以合欢皮、凌霄花配鸡血藤、当归、菟丝子、桑寄生、阿胶，也有很好的疗效。

桂枝茯苓丸合三紫调经汤治疗闭经：多囊卵巢综合征

陈某，女，35 岁，长沙市人，2011 年 1 月 3 日初诊。患者 5 年前患脑垂体瘤，做过手术，已愈。自诉 2 年前自生小孩不久，发现患多囊卵巢综合征，经常月经不来，靠服用黄体酮以维持月经。目前闭经又已 3 个月。睡眠欠佳，大便结多年，怕冷，面色晦暗，舌淡红，苔薄，脉沉细。

用桂枝茯苓丸合三紫调心汤加减：上桂 15g，茯苓 60g，牡丹皮 30g，桃仁 30g，赤芍 30g，大黄 90g，紫石英 30g，丹参 30g，石见穿 30g，炮山甲 60g，水蛭 60g，三棱 30g，莪术 30g，蜂房 30g，蛇床子 30g，肉苁蓉 30g，菟丝子 60g，急性子 30g，当归 30g，雪蛤 60g。1 剂，为蜜丸，每次 9g，每天 2 次。

2011 年 3 月 10 日二诊：患者自诉药后月经已来，连续 2 个月月经正常，大便结多年之症状消失，经多家医院诊断多囊卵巢已无，月经色暗，舌质暗红。

药已对证，仍用原方加减：上桂 10g，牡丹皮 30g，桃仁 30g，赤芍 30g，紫石英 30g，丹参 30g，石见穿 30g，炮甲 30g，当归 60g，雪蛤 30g，鹿角霜 30g，肉苁蓉 90g，仙灵脾 30g，琥珀 30g，郁金 30g，卷柏 30g，柏子仁 30g。1 剂，为蜜丸，早晚各 1 次，每次 9g。

☞ 用方思路

桂枝茯苓丸出自仲景《金匮要略·妇人妊娠病脉证并治》第 2 条，原文记载："妇人宿有癥病，经断未及三月，而得漏下不止，胎动在脐上者，为癥痼害。妊娠六月动者，前三月经水利时，胎也。下血者，后断三月，衃也。所以血不止者，其癥不去故也。当下其癥，桂枝茯苓丸主之。"该方由桂枝、茯苓、牡丹皮、芍药、桃仁 5 味药组成，具有缓消癥块、活血化瘀之功，主妇人素有癥病，瘀阻胞宫，血不归经，漏下不止之证。我通过临床验证，本方药性平和，不寒不热，适应于所有瘀血体质，除常用于妇科的子宫肌瘤、卵巢囊肿、盆腔炎、痛经综合征等疾病外，还广泛用于内科、外科、五官科、皮肤科等疾病，均能获得满意疗效。只要患者出现手足冷、月经有血块、面色晦暗、舌青、脉涩等瘀血阻滞的证候时，都可以运用。本案患者有脑垂体肿瘤的病史，闭经、怕冷，故选用此方活血化瘀通经。

患者长期从事文艺演出，工作压力大，生活节奏紧张，可能是导致闭经的另外一个主要原因，三紫养调心汤是治疗这一类功能性闭经的专方。患者大便干结，故加大黄，用之通阳、通便，改善末梢循环。两者合用，治疗闭经效果更佳。加仙灵脾、菟丝子、蛇床子、当归、肉苁蓉、雪蛤以温阳益精，穿山甲、鹿角霜以软坚散结通经，故疗效显著。至今已经 5 年多，再没有出现过闭经。

瓜石汤合二至丸治疗产后闭经

曾某，女，32岁，成都人，中学教师，已婚已育，2006年3月27日初诊。患者去年6月生产，产后大出血，月经至今未来，生小孩以前，月经一直提前，量多，曾2次刮宫，做过多次检查，也无明确结论。察之体型较瘦，面色偏黄，有明显的黄褐斑，头晕，睡眠欠佳，胸闷，咽中有痰，手脚心发热，食欲好，口干，大便秘结，小便黄，有少许白带，颜色偏黄，舌红而干瘦，有薄黄苔，脉细数，此为阴虚血热，宜用瓜石汤合二至丸加减。

处方：瓜蒌皮25g，天花粉10g，瓜蒌仁30g（捣破），石斛30g，生地黄15g，玄参15g，麦冬15g，茵陈10g，牡丹皮10g，地骨皮15g，合欢皮15g，琥珀10g（布袋包煎），女贞子15g，旱莲草15g。14剂。

另外，雪蛤2g，每日早餐做甜品吃。

4月15日二诊：服上方后，睡眠明显改善，大便通畅，头晕、胸闷、咽中有痰、口干、手脚心发热均有所好转，但仍未来月经。察之面上黄褐斑略微变淡，舌红，苔薄黄，脉弦细，仍用上方加凌霄花15g，服14剂。雪蛤照服，另外以藏红花2g，红糖15g，每天开水泡服。

4月30日三诊：服上方后，月经已来，量不多，3天即干净，颜色偏黑，感觉全身舒畅，察之面上黄褐斑明显消退，脉舌同前，建议停药，雪蛤及藏红花尚可吃一段时间。

☞ **用方思路**

瓜石汤出自北京妇科名医刘奉五的经验方，共瓜蒌、石斛、玄参、麦冬、生地黄、瞿麦、车前子、益母草、黄连、川牛膝10味药。原方云："本方主要治疗由于胃热灼伤津液所引起的月经稀发、后错，以及精血枯竭所引起的闭经。此类患者平素多有阳气过盛，肝热上逆，以致胃中燥热，灼伤津液。阳明本为多气多血之经，下隶冲任二脉，若阳明津液充实，则冲任精血满盈，月经能以时下。若阳明燥热过盛，津液枯竭，不能化为月经，轻者月经稀发、后错，重者闭经数年不至。审其临床特点，虽为经闭，但无气血两虚之象，反而自觉口干、舌燥、心胸烦闷，急躁多梦，甚者胸中发热，五心烦热，脉弦滑沉取无力或滑数，一派阴虚血燥征象。古人曾用三合汤（四物汤、调胃承气汤、凉膈散）治疗本病。原方由当归、生地黄、白芍、大黄、玄明粉、甘草、连翘、栀子所组成。在临床实践中，刘老医生观察到多数患者虽有上述症状，但大便不一定干燥。而且本病又系慢性病，非数剂药能以收功。如若长期服用三合汤，因其中有大黄、玄明粉等苦寒泻下之品，更易耗伤津液。而本方以瓜蒌、石斛为主药，瓜蒌甘寒润燥，宽胸利气，石斛甘淡微寒，益胃生津，滋阴除热，合用共奏宽胸润肠、利气和胃之效。另加玄参、麦冬养阴增液。因本病源于阴虚血燥，故在四物汤中去掉较为温燥的当归、川芎，用生地黄滋阴生血，瞿麦、车前子活血通经，益母草偏寒，通经活血之中又能生津液，马尾连（或栀子）清胃热，热去则津液能以自生，牛膝引血下行，以期经行血至之目的。总之，全方以滋液清热、宽胸和胃之力，而达到活血通经的目的。由于药性平和可以长期服用。在临床应用时若见大便燥结，也可先用三合汤，待阳明燥实已解，仍可改用本方作为后续治疗。"[11]

从我的临床经验来看，本方确能治疗多囊卵巢综合征、希恩综合征、泌乳闭经综合征等十分棘手的疑难病，但应当以体瘦、口渴、大便结、小便黄、舌红、脉数、月经量少甚至闭经，病机属于阴虚火旺为主要用药指征。本案为产后出血导致阴血久久不能恢复而闭经，属于虚证而非实证，故用瓜石汤时，暂时减掉黄连之苦寒燥湿以免继续伤阴，减掉瞿麦、川牛膝、益母草等通利药，合二至丸以加强滋阴清热的作用，同时配合服雪蛤，以待精血慢慢生成。二诊时，由于阴血得养，诸症改善，故在原方中加凌霄花通经，再配合藏红花服用，月经终于开始恢复正常。

该案有我的几处用药心得。其一，用瓜石汤时，常用全瓜蒌，即瓜蒌皮、瓜蒌仁、瓜蒌根（即天花粉）各15g同用，以瓜蒌皮宽胸理气化痰，瓜蒌仁润肠通便，天花粉生津止渴。方中石斛常用至 30g，又得天花粉之助，则养胃阴之力大增。其二，用雪蛤增加雌激素。雪蛤又称哈士膜油，为东北山林中一种蛤蟆的输卵管，含有天然雌激素，性凉润而味甘平，古代本草没有记载，现在也很少有医生用于临床治病，我用于治疗妇女非正常的月经量减少甚至闭经，属于雌激素水平降低者，多有疗效，可以增加月经量，减少黄褐斑。近年来餐馆中有一道"雪蛤木瓜"羹，食之者众，但所用雪蛤多为山东、河北所产，质量较差，价格也便宜。正宗产于东北的雪蛤，如小孩手掌抓拢的形状，呈黄白色，膏脂丰腴，取一个大约两克，冷水浸泡七八个小时后，膨胀至很大，有如一团棉絮，清掉夹杂在中间的黑膜，煮开即可服。此物男性不宜久服，阳虚者不能久用，我曾经用之治疗一老年男性患者，有前列腺肥大病史，长年咳痰不爽，连服 10 天之后，已不咳痰，但夜尿频繁，甚至失禁。其三，用藏红花养血通经。一般红花性温，活血破血，闭经属于血寒实证者适宜；藏红花性平味甘，开郁散结，闭经属于血热虚证者适宜。元代宫廷食谱《饮膳正要》中即用作食疗，明代宫廷本草《品汇精要》中云："主散郁调血，宽胸膈，开胃进饮食，久服滋下元，悦颜色。"每次用1～2克，开水泡服，加红糖一勺更好，凡体质较虚或有虚热，不宜温通破血，只宜养血柔润使之自然而通的，用之缓图最妥。

两地汤合二至丸治疗多次流产导致闭经

吴某，女，38岁，广东江门市人，已婚，生有一女，2009年5月7日初诊。患者于25岁结婚，婚前曾经3次药物流产，近3年来，月经量逐渐减少，每次仅一二天，今年没有来过一次月经。用西药黄体酮、炔雌醇环丙孕酮片（达英35）等，效果不佳，昨天经妇科检查：子宫内膜偏薄，仅0.4cm。睡眠欠佳，大便偏干，白带少，下阴干涩，口干口苦，舌偏红，无苔，脉弦细。此为阴虚，精血不足。

用两地汤合二至丸加减：生地黄90g，地骨皮60g，玄参60g，麦冬60g，阿胶60g，白芍60g，熟地黄30g，女贞子60g，旱莲草60g，柏子仁30g，酸枣仁50g，紫河车90g，雪蛤30g，穿山甲15g，神曲30g，山楂90g。1剂，为蜜丸，每次9g，每天2次。

6月30日二诊：服上方1个月后来月经，量不多，颜色较深，睡眠改善，下阴干涩也有好转，唯大便偏稀。

仍然用原方加减：生地黄90g，地骨皮60g，玄参60g，麦冬60g，阿胶60g，白芍60g，熟地黄30g，女贞子60g，旱莲草60g，五味子30g，柏子仁30g，酸枣仁50g，紫河车90g，雪蛤30g，穿山甲15g，神曲30g，鸡内金30g，山楂90g。1剂，为蜜丸，每天2次，每次9g。

服完上方1剂后，月经连续3个月按时来，量中等。

☞ 用方思路

从我的经验来看，凡是进行过2次以上药物流产的女性，不少人在若干年后会出现月经量少，子宫内膜变薄，有的甚至出现闭经、提早绝经。本案患者即是由量少而逐渐闭经，并伴有失眠。我常用两地汤合二至丸加减。

两地汤出自《傅青主女科》，是治疗月经提前、量少的名方，共生地黄、地骨

皮、白芍、玄参、麦冬、阿胶 6 味药，以滋养阴血、清虚热为主，

二至丸出自《证治准绳》，仅 2 味药，以女贞子柔肝，旱莲草凉血，是治疗肝肾不足、阴虚有热的名方，因为在冬至采女贞子，夏至采旱莲草，故称二至丸。二至丸合两地汤，再加柏子仁、酸枣仁养心安神，对于月经量少，或提前，或不提前，睡眠不佳，大便偏干，属于阴虚有虚热的女性非常适合。但方中一派滋腻养阴之品，不易消化吸收，有的人服后大便容易偏稀或腹泻，故加神曲以助运化。

单纯用两地汤合二至丸治疗子宫内膜变薄，往往力量不够，我经常加入紫河车、雪蛤。这两味"血肉有情之品"，富含天然激素，对于不孕症、多囊卵巢综合征、子宫内膜变薄者，随证加入，均有佳效，但有乳腺增生、子宫肌瘤等增生性疾患的妇女，则宜慎重。

五、不孕与流产

毓麟珠合寿胎丸治疗不孕症

黄某，女，32 岁，加拿大籍华人，结婚 4 年不孕，没有采取任何避孕措施，检查也没有查出任何问题，特意来长沙就诊，经其他医生调治 2 个月，同时用中、西药治疗未怀孕。2012 年 4 月 9 日初诊。患者月经尚正常，周期规律，月经量稍微偏少，白带不多，面色不华，饮食、大小便、精神尚可，舌淡，脉沉细。

处以毓麟珠合寿胎丸加减，嘱月经干净后 3 天开始服：杜仲 15g，续断 15g，菟丝子 15g，桑寄生 30g，阿胶 10g（蒸兑），熟地黄 10g，当归 10g，川芎 10g，赤芍 10g，甘草 10g，仙灵脾 10g，紫石英 30g，穿山甲末 2g（冲服），雪蛤 2g（另外炖服）。14 剂。

11 月 6 日二诊：患者本人没有来，其母亲告知：服完 14 剂后，5 月份月经未来，检查已经怀孕，今年年底为预产期，目前状况良好。

2013 年 1 月从加拿大来电告知：顺产一女婴，重 7 斤，母女平安。

☞ **用方心得**

毓麟珠出自《景岳全书》，共熟地黄、当归、白芍、川芎、人参、白术、茯苓、炙甘草、菟丝子、杜仲、鹿角霜、川椒 12 味药。本方是治疗因气血虚弱、肝肾不足而致久不受孕的著名方剂，方中以八珍汤补气血，菟丝子、杜仲、鹿角霜温补

肝肾，川椒暖胞宫，散下焦寒湿。制成丸剂缓图，久服即可怀孕。张景岳自赞"凡种子诸方，无以加此"。

从我的临床经验来看，本方对于子宫、卵巢发育不良，黄体功能不全，基础体温单向而导致不孕，属于气血不足、肝肾亏损者有效。方中的川椒，古人曾经很看重，凡是男女下焦有寒、性激素水平低下者多用之。但据我考察，此物属于纯阳之品，散寒、止痛、逐邪之效大过于温养作用，在历代本草和方书中，很少见到其壮阳、暖宫的记载，即使有，也是附带一提，且久服容易"上火"。故我往往去之，代之以蛇床子10g、仙灵脾10g、紫石英30g。煎汤服用时，一般在月经干净后第3天开始服，连服15～20剂，无输卵管粘连、堵塞，严重的慢性炎症时，一般服2～3个周期，即有可能怀孕。

据夏桂成先生介绍，南京中医药大学已故名老中医黄鹤秋所制四补三胶汤，用治奇经阴阳俱虚所致的子宫萎缩、月经闭止等，即毓麟珠去鹿角霜、川椒，加仙灵脾、紫河车、阿胶、龟甲胶、鳖甲胶。但凡先天不足而致子宫、卵巢发育不良，黄体功能不全，一般药物久治不效，均可借此血肉有情之品，制成膏滋服用为妥。

本案病情其实不复杂，故使用最普通、最常用的促怀孕方毓麟珠加减。少腹不冷，我常去方中的鹿角霜、川椒，代之以仙灵脾、紫石英，再合用张锡纯的寿胎丸（菟丝子、桑寄生、续断、阿胶），无气虚之证，则去人参、白术、茯苓。另外用雪蛤炖服，穿山甲研末冲服。在月经周期正常、查不出任何器质性原因、输卵管基本通畅的情况下，此方非常有效。

彭氏经验方血竭散治疗闭经：多囊卵巢综合证、不孕症

付某，女，30岁，长沙市人，2013年1月14日初诊。患者从2005年起，月经稀发，逐渐闭经，诊断为多囊卵巢综合征，服用西药2年余，月经仍然不正常，身体变胖。2008年改服中药丸，月经逐渐正常，2010年1月怀孕，9月顺产。半年后，月经又不正常，检查仍然诊断为多囊卵巢综合征，再按照原来的药方制药丸服，不意服后又怀孕，鉴于西医说剖腹产不宜短期内生二胎，于是忍痛流产。目前孩子已经两岁半，患者依旧闭经，希望月经调治好之后，能够再生一胎。

她保存了我当年开的处方，提供给我参考：血竭30g，琥珀30g，三七50g，鹿角霜30g，三棱30g，莪术30g，穿山甲50g，皂角刺30g，石见穿30g，露蜂房

30g，白芥子 30g，牵牛子 30g，海藻 30，甘草 30g，白参 30g，五灵脂 30g，蛇床子 30g，雪蛤 30g。1 剂，为蜜丸，每天 2 次，每次 9g。

我要求患者把详细的病史发给我，以便建档，让我斟酌 2 天，然后开方。

2013 年 1 月 17 日，新开处方：血竭 30g，琥珀 30g，三七 50g，三棱 30g，莪术 30g，穿山甲 50g，皂角刺 30g，石见穿 30g，鹿角霜 30g，露蜂房 30g，白芥子 30g，牵牛子 30g，海藻 50g，生甘草 50g，白参 30g，五灵脂 30g，蛇床子 60g，雪蛤 50g，山楂 60g，苍术 60g，急性子 50g，紫河车 60g，仙灵脾 30g，菟丝子 50g。1 剂，为水丸，每天 2 次，每次 6g。

服后，月经正常，半年后，又怀上二胎。

☞ **用方思路**

这首多年以前开出的处方，是我根据患者的病机而设计的个人经验方，并非古代成方。根据我的临床观察，多囊卵巢综合征，多数属于虚实夹杂。虚为肝肾不足，实为痰瘀交阻。大凡雌激素偏低的，以虚证为主，虚中夹实；雄激素偏高的，以实证为主，实中夹虚。虚证宜调节冲任，大补精血，兼以活血化瘀；实证宜化痰消瘀，软坚散结，兼以补益肝肾。本案患者身高体胖，雄激素高，家族有卵巢癌病史，可能还有卵巢壁增厚，从多方面分析，当属实证。故遣方用药以化痰消瘀、软坚散结为重点。

全方 17 味药，以血竭、琥珀、三七、三棱、莪术活血化瘀，穿山甲、皂角刺、石见穿、露蜂房、鹿角霜、白芥子、牵牛子化痰散结，特意取十八反、十九畏中的海藻反甘草、人参畏五灵脂，借其相互激荡的作用，以达到化痰、散结、活血、消瘀的作用。仅仅用蛇床子、雪蛤两味药，补肝肾，益精血。由于方证相符，故能够取效。新开的处方，在原方的基础上，再加急性子软坚散结，苍术、山楂化痰消脂，菟丝子、紫河车、仙灵脾，温补冲任，使祛邪扶正之力均有所加强，当服之有效。半年后，患者怀上二胎，如今，第 2 个小孩已经 1 岁多。

附：患者邮件

彭教授：您好！我是小付，是昨天到您那儿看病的患者，您要我把我的病史写上，您好开方子，今天我把我的病情写给您。

2001 年高中毕业读大学，因为我高中时是篮球队的，当时非常瘦，身高 173cm，体重只有 45kg，高中毕业后没再训练，体重以每年 5kg 的速度增长。2004 年达到 65kg。2005 年，我母亲因患卵巢癌病逝，之后 2 个月，我就开始出现月经不调，月经稀发，最后闭经。去医院检查，做 B 超，验了 5 项性激素检查，查出是高雄性多囊卵巢。按医嘱服用炔雌醇环丙孕酮片（达英 35），对于当时还是处女的我，服用避孕药是件非常难为情的事。而且那个药按周期吃了才来月经，确切地说不是月经，是撤退性出血。不吃就不来月经，我持续吃了 2 年，其后就断断续续吃，月经一直就不规律。让我最为痛苦的是，我的体重飙升到 80kg。对于 20 岁出头的姑娘来说这是最为痛苦的。想当年我体重才 45kg 啊，在学校是号称校花的。在朋友的介绍下认识了您，可以说这是我人生的转折点。当时您建议我先停掉西药，说激素类药副作用太大。然后给我开了 7 剂煎药，说吃了就会来月经。之前，我是不太相信中医的，总觉得有些玄乎。吃了您给我开的药后，奇迹出现了，我久违的月经在吃药的第 5 天就来了。当时真的很开心，也被中医学的神奇彻底征服！后来彭教授给我开了一种粉状药，每天饭后吃一勺，连续服用了 3 个月，服药期间月经按时到访，后来您建议我停药一段时间，看月经还正常来不？停药后月经一直正常，直到 2008 年年底，月经又不正常了，这次您给我开了丸子，每次服40 粒，每天 2 次。成分和您上次给我的药差不多，说现在改进了，这种丸子比较好服用。服用后我的月经又正常到访。3 个月停药后月经正常，当时您提醒我要减肥，说正常的体重有助于我病情的好转，我在您的建议下努力减肥，体重从 80kg减到 65kg。之前因为一直月经不正常不能怀孕，我觉得我没资格谈婚论嫁，怕害了人家。也因为太胖极度自卑，现在体重降了，月经正常了，我觉得我有资格谈恋爱了。2009 年 8 月，交了男朋友，也就是我现在的老公，有了正常的性生活，期间没有服药，月经正常，也没避孕，性生活次数很频繁，基本上每天一到两次。一个多月后又开始月经不调。当时跟老公正处于热恋，我非常痛苦，很舍不得这段感情，但老公家是独生子，肯定希望要孩子。好在老公对我不离不弃，陪我一起看医生，在您这又服用了那种药丸，月经又恢复正常。

2010 年 1 月 16 号，我很清楚地记得这一天。当时 40 多天没来月经了，我极度沮丧，估计多囊卵巢又复发了。我忍痛跟老公、当时的男朋友提出"分手"了，说真不想害了他。那一天他买了 99 朵玫瑰向我求婚，说会陪我积极治疗，若以后即使没有宝宝，即使是领养一个孩子都要跟我结婚。我被这个善良的男人彻底打动了。当时同意了他的求婚。当天下午他陪我去找您，您给我把了脉，问了我情况后，让我做了个尿检。结果，发现这次停经不是多囊卵巢，居然是怀孕了！！！这个病困扰了我这么多年，靠不开刀，不人工授精就能自然怀孕，真的很难得，当时我就抱着老公哭了，这是幸福的眼泪啊！就在这一天，上帝送了我两个好男人，一个是我老公，一个是我儿子。因为有了宝宝，我也彻底打消了不敢跟老公结婚的疑虑，您给我开了保胎药。其后我去医院做了个激素检查，发现孕激素不足，当时服用了黄体酮保胎。怀孕2个月时有点出血。医生说还好，当时是早期，没出血时就做了性激素检查，实时服用了黄体酮，要不孩子保不了的。我这种情况等出血时再保胎是很难的。

2010年9月2号，我顺利生下一健康的男孩。2010年11月，有了产后第一次月经。产后我体重达到90kg。2011年3月，月经又不正常了，去医院检查，又是多囊卵巢。这次我又去找了您，服用那款药丸后不到一个月，我发现我又怀孕了。我跟爱人是独生子女，符合生二胎条件，可因为我是剖腹产，不能马上要孩子，所以忍痛流掉。流产后服用进口的避孕药屈螺酮炔雌醇片（优思明）。

2011年4月，我胆结石诱发了，医生查出优思明的副作用就是诱发胆结石。我就再不敢吃这药了，跟爱人采取避孕套避孕。之后没服药月经很正常。

2012年9月，月经没来，当时工作压力很大。10月21日正准备看医生的时候，月经又来了。11月3号跟爱人同房后发现出血，之后几天尿中都有些血，很少量。当时以为是接触性出血，现在想来可能是少量月经，直到今天月经都没来，11月底去照了B超，没发现卵巢多囊样改变。上星期五把B超单给您看过，您也说很正常。当时您给我开了7天催月经的药，服用后月经还是没来。

生完孩子后，我们夫妻性生活次数明显下降。以前每天都有一到两次，现在一个月就两次左右，而且我阴道特别干涩，很紧。上次做阴道B超，医生花很多功夫才把探测头探进我体内。我都怀疑自己有卵巢早衰的嫌疑。还有，我有些阴吹，可能是脾虚。我平时饮食口味很重，喜欢吃辛辣的，脾气暴躁，工作压力大，经常熬夜，越胖越不爱运动，体重有85kg。我爸爸、叔叔、姑姑都内分泌不好，有甲亢。母亲患卵巢癌过世的。

感谢彭教授为我带来了宝宝，现在孩子两岁半了，活泼健康。本打算今年怀孕，明年生个马宝宝的。如今又月经不来了，我很着急，而且开的催月经的药都没效果了，这是以前从来没有过的，以前只要是您开的方子，都有神奇的效果，立竿见影！在此拜托彭教授赐我一个良方，我真的还想要二胎，而且我今年才30岁，不想这么早就进入更年期啊。谢谢！小付。

毓麟珠合三紫调心汤、泰山磐石散治疗不孕症：一侧输卵管切除、两孕两流、多囊病

唐某，女，33岁，长沙人，民航地勤人员，2004年9月4日初诊。患者结婚8年不孕，月经多年不正常，经期推后，量少，颜色鲜红，无血块，经期无特殊不适。去年1月因为宫外孕施行左侧输卵管切除术，今年3月怀孕，但胚胎死于腹中。7月B超检查：左右侧卵巢大小分别为27mm×21mm、33mm×25mm，双侧卵巢内均扫及十多个小卵泡，位于包膜下，最大的一个位于右侧卵巢，7mm×8mm，提示双侧卵巢回声改变，考虑双侧卵巢多囊改变。察其面色晦暗，体形较胖，自诉比旁人怕冷，腰酸，精神欠佳，易紧张，睡眠不实，白带清稀，大便干结，已经半年未来月经，舌淡，少苔，脉细滑。此为肾虚，气血不足，拟用毓麟珠加减：熟地黄12g，当归12g，白芍6g，川芎3g，红参6g，白术6g，茯苓6g，炙甘草3g，菟丝子12g，杜仲6g，鹿角霜6g，续断15g，鸡血藤30g，肉苁蓉30g，巴戟天15g。15～30剂。

10月18日二诊：服上方30剂后，腰酸、怕冷、精神欠佳、大便干结均改善，仍然精神紧张，睡眠欠佳，停药1周后来月经，量少，颜色淡红，3天干净，察其面色开始转红润，舌淡红，脉弦细。拟用三紫调心汤加减：紫石英30g，丹参30g，石见穿20g，柏子仁20g，大海马1对，蛤蚧1对，仙灵脾30g，枸杞子30g，菟丝子30g，续断20g，川芎15g，肉苁蓉30g，蛇床子30g，当归30g，熟地黄30g，白芍20g，鹿茸10g，苏合香20g。1剂为蜜丸，每日2次，每次10g，饭后开水送服。

2005年1月20日三诊：怀孕2个月，食少，感觉口中发苦，头晕，腰酸，精神尚可，舌淡红，脉细滑。拟用泰山磐石散加减：黄芪30g，当归10g，黄芩10g，熟地黄10g，白芍10g，川芎5g，砂仁10g，白术30g，炙甘草10g，桑寄生15g，续断15g，党参30g，菟丝子10g。30剂。

10月27日四诊：服上方30剂后停药，8月8日顺产一女婴，重3.5kg，现乳汁少，左侧乳房无乳胀，要求服"发奶"的药，大小便及睡眠均可。拟用通乳丹加减：黄芪60g，党参30g，当归15g，麦冬30g，桔梗10g，王不留行10g，穿山甲10g。以上药炖猪蹄一个，喝汤，吃猪蹄，每周1～2次。

☞ 用方思路

本案患者一侧输卵管切除，两次怀孕，两次流产，又有多囊卵巢综合征，从西医的角度看，正常孕产的可能性几乎为零，但患者坚持不懈地找中医治疗，服中药近 4 年，最后几个月终获疗效。初诊见其月经推后、量少，但不痛，无血块，两孕而不育以及其他肾虚之象，当为冲任亏虚，气血不足，故选用毓麟珠加减，服药 30 剂，月经得来，取得初步效果。二诊用三紫调心汤合四物汤、五子衍宗丸加减，调心肾，养气血，再增添数味"血肉有情之品"，以加强填补冲任的作用，并制成蜜丸缓图。本来以为如此复杂的疾病，当治疗很长一段时间，不意前后仅三个月即怀孕，且以泰山磐石散"保驾护航"至最终顺产，这是医患两方面都始料未及的。5 年后，这个患者要求再生一胎，又以三紫调心汤合育龄丸加减为蜜丸，一剂后怀孕，并顺产。

五子衍宗丸出自《妇科证治准绳》，王肯堂云："嘉靖丁亥得于广信郑中函宅，药止五味，为繁衍宗嗣种子第一方也，故名。"方中菟丝子、枸杞子补肾阳，益精血；五味子、覆盆子补肾固涩；车前子亦有补肝肾之功。本方用于肾虚遗精、阳痿早泄、小便后余沥不清、久不生育，及气血两虚、须发早白等症。现代医学研究发现，五子衍宗丸有保护睾丸生精功能，调节下丘脑-垂体-性腺轴功能，抗衰老、降血糖、抗氧自由基、增强免疫等多种功能。我在临床发现，此方不仅有增加男士性功能作用，也能够调节妇女的内分泌功能。

通乳丹出自《傅青主女科》，由人参 30g、黄芪 30g、当归 60g、麦冬 15g、桔梗 5g、木通 5g 组成，猪蹄 2 个，炖服。原文云："此方专补气血以生乳汁，正以乳生于气血也。"我常加穿山甲 5g、王不留行 10g，可使乳汁下得更快。

关于本案，还有一段饶有兴味的插曲，这年的 8 月 10 日星期三上午，我在省中医附属二医院"湖湘名医馆"坐堂，患者不多，恰逢台湾地区的一位 38 岁的青年中医路过长沙，听完我的一堂课后，特地找到诊室来考察我看病的情况，此人曾通过台湾地区中医考试，并获得第 2 名，他声称自己平均每天看病 100 余人，但大多数是普通疾病，遇到许多难病仍然束手无策，感到很郁闷。我请他举一个例子，他举了多囊卵巢综合征导致的闭经、不孕，认为这种病现代很常见，西医无办法，中药也罔效。我抬头一望，正好这位患者的丈夫独自一人坐在候诊椅上，于是我告知这位台湾地区同行，其妻就是患多囊卵巢综合征，经中医药治疗后，已经怀孕。原来其妻前天顺产一女婴，重 3.5kg，他今天特地来给我送喜糖，聊表谢意。虽然事出凑巧，但对这位台湾地区的中医俊秀触动不小。当然，多囊卵巢综合征确实是中西医都棘手的病证，但难治并非不治，在于医生的辨证准确、用药精当，更在于患者的坚持不懈。

当归芍药散治疗不孕：输卵管积水堵塞

李某，女，32岁，长沙市人，2012年4月15日初诊。患者结婚4年，因为两侧输卵管积水堵塞导致不孕，曾经在某生殖中心进行试管婴儿培植，连续5次没有成功。平时小腹隐痛，月经尚规律，量中等，经前乳房胀痛，白带不多。察之面色不华，舌淡红，脉弦细。用当归芍药散加减：当归60g，赤芍30g，川芎30g，泽泻30g，茯苓60g，白术50g，红藤180g，败酱草60g，牵牛子30g，急性子60g，三棱30g，莪术30g，九香虫30g，蜂房30g。1剂，做水丸，每天2次，每次6g。

2012年6月24日二诊：服完上方1剂后，即已怀孕，现感腰痛乏力，舌淡红无苔，脉弦细数。用泰山磐石散加味：黄芪50g，白参15g，炙甘草10g，当归10g，白芍10g，生地黄15g，川芎5g，白术30g，砂仁20g，续断30g，桑寄生30g，菟丝子15g，黄芩15g。15剂。

☞ 用方思路

当归芍药散是治疗妇人腹中疼痛的祖方。月经不调，多为血气不和；妇科炎症，多为内有水湿。而当归芍药散之当归、川芎、白芍，柔肝和血；白术、茯苓、泽泻，健脾利湿。全方药味平和，善于流通而不滋腻、不燥烈，非常适合妇女的生理特征。但此方用于妇女慢性盆腔炎引起的腹痛时，清热解毒的作用力量偏弱，故我在明确属于比较严重的盆腔炎时，往往加大剂量红藤、败酱草，能够显著提高疗效。

我在治疗输卵管积水时，除了用当归芍药散加红藤、败酱草消除盆腔炎症之外，还往往借助于3个药对的力量以疏通输卵管，消除积水。第一个药对是急性子配牵牛子，前者走血分，软坚散结，后者走气分，化气利水。第二个药对是三棱配莪术，前者活血，后者理气，具有开破作用却药性平和。第三个药对是九香虫配露蜂房，前者辛香走窜，后者咸平散结。输卵管堵塞，日久粘连，须赖虫类药入血络搜剔。严重者，九香虫改用麝香，并加穿山甲。我用此法治愈多例输卵管堵塞导致不孕者。

温脐化湿汤治疗痛经、不孕症

王某，女，30岁，湖南通道县人，农民，已婚4年未孕，1998年3月6日初诊。患者每月月经来之前小腹绞痛，经色如茶汁，两三天后，正式来月经，色紫黑，有血块，量不多，4天左右干净，经期一般推迟三五天。婚后4年未孕，西医查不出任何原因。视其面色暗黄，舌淡，苔白腻。诊脉沉缓。询其小腹冰冷，腰部酸痛，食欲不佳，白带清稀量多。患病原因始于3年前11月份，正值来月经时，家中被洪水所淹，自身照顾不暇，故罹患此病。证属寒湿阻滞冲任，经脉不通。治宜温经化湿，通调冲任。离本次月经来尚有四五天，身体已经开始有反应，方用温脐化湿汤加味：白术30g，云苓10g，山药15g，巴戟天10g，扁豆10g，白果仁10g，莲子10g，当归30g，川芎15g，蒲黄10g，琥珀10g（布包煎），胡芦巴10g，荜澄茄10g。连服7剂，月经来时也服，等月经干净后再来就诊。

3月20日二诊：服上方第4剂时来月经，遵医嘱服完7剂，已经停药2天。小腹绞痛大为减轻，茶色的经水和紫色的血块也大大减少，月经昨天已经干净，前后共5天。自我感觉是3年多来月经最顺畅的一次，食欲正常，面色转红润，舌色胖淡，有薄白苔，脉缓。处方：白术30g，茯苓10g，山药15g，巴戟天10g，扁豆10g，白果仁10g，莲子10g，白芍30g，当归15g，川芎10g，泽泻10g，苍术10g，续断10g。连服20剂。

4月13日三诊：服上方后，食欲增加，白带减少很多，腰部酸痛消失，精神体力均恢复到得病前的情况。按正常周期计算，月经将来。拟仍用初诊方加减：白术30g，茯苓10g，山药15g，巴戟天10g，扁豆10g，白果仁10g，莲子10g，乌药10g，沉香5g，当归30g，川芎15g，蒲黄10g，琥珀5g（布包煎）。连服5剂。候月经干净后来诊。

4月20日四诊：上方服到3剂时来月经，这次不仅未腹痛，而且基本没有血块，颜色也较鲜红，5天干净。患者要求通过中药使其怀孕。察其面色红润，舌脉均可，继用二诊方加减：白术30g，云苓10g，山药15g，巴戟天10g，扁豆10g，白果仁10g（捣碎），莲子10g（捣碎），白芍30g，当归15g，川芎10g，黑豆30g，大枣20g，枸杞子30g，菟丝子10g，续断10g。连服30剂。

同年6月份，有人来告知，患者已经怀孕，第2年又有人告知，已经顺产，生一女婴。

☞ **用方思路**

本案不仅月经前腹中绞痛，少腹冰凉，带下如茶水之色，而且月经中有紫色血块。询其原因，为多年前来月经时，不知禁忌，感受寒湿所致。既要治带，又要化瘀，还要温寒，幸好三者可以统一，而患者的脉舌又呈一派寒象，药证相符，故选用温脐化湿汤治疗。

温脐化湿汤出自《傅青主女科》，包括白术、茯苓、山药、扁豆、莲肉、巴戟天、白果7味药。傅青主曰："妇人有经水将来三五日前，而脐下作疼，状如刀刺者，或寒热交作，所下如黑豆汁，人莫不以为血热之极，谁知是下焦寒湿相争之故乎！""治法利其湿而温其寒，使冲任无邪气之乱，脐下自无疼痛之疾矣。方用温脐化湿汤。然必须经未来前十日服之。四剂而邪气去，经水调，兼可种子。此方君白术以利腰脐之气，用巴戟、白果以通任脉，扁豆、山药、莲子以卫冲脉，所以寒湿扫除而经水自调，可受妊矣。"

从我的临床经验来看，温脐化湿汤之立意，是以治疗带下为主。众所周知，傅青主治疗白带用完带汤，治疗黄带用易黄汤，而带下如"豆淋汁"，即黑豆汁的颜色，正是清稀白带被少量月经所染之色，兼以月经前少腹疼痛如绞，是月经为寒湿带下所阻，下来不畅的缘故，然而，方中活血通经止痛之药不够，我加当归、川芎通经，蒲黄、琥珀化瘀，胡芦巴、荜澄茄温寒化湿，故而一击中的，使得数年沉疴，始有起色。二诊仍用原方缓图，补益肝脾，体质改善。三诊仍然回到一诊的思路，去掉大辛大热的胡芦巴、荜澄茄，改用乌药、沉香理气，取所谓"病进则药进，病退则药退"之意，得到满意效果。四诊合佛手蛋之意，仅仅30余剂，患者已经种子怀胎。傅青主说此方"兼可种子"，并非虚言。临床确实有不少西医查不出实质性病变，而通过调经、治带痊愈的，此为一例。

丹栀逍遥散合当归贝母苦参丸、泰山磐石散治疗高催乳素导致流产

刘某，女，35岁，珠海市人，2012年4月中旬初诊。患者2008年检查出催乳素超高：36040mIU/L，并附有头痛，先用西药嗅隐亭治疗大约2个月，然后用中药治疗（药方找不到了），2009年检查结果有改善，但催乳素数值仍然偏高，磁共振脑垂体正常。2010年2月第一次怀孕，30天左右自然流产干净。然后出国2年，今年年初回来后再次怀孕（最后一次月经时间为2月13日）。37天检查孕

酮正常，人绒毛膜促性腺激素（HCG）：500 U/L（标准下限 10 000 U/L）。42 天再次检测 HCG：1234 U/L，阴道流血住院，注射黄体酮保胎，2 天后再次检测 HCG，数值微降，放弃保胎。约 47 天胚胎自然流出。住院期间出现间歇性腹部剧痛，多次流血。孕囊流出约一周后才好。流出后，采用过中医按摩、针灸治疗。现月经不规律，时前时后，多提前四五天，月经量少，颜色偏黑，舌淡红，脉弦。用丹栀逍遥散加减：白术 10g，当归 10g，白芍 15g，山药 15g，柴胡 10g，黄芩 10g，五味子 10g，炙甘草 10g，牡丹皮 10g，荆芥 10g，栀子 10g，茯神 30g，枸杞子 30g，熟地黄 10g，香附 10g，郁金 10g，菟丝子 30g。15 剂。

5 月 15 日二诊：半月后检查催乳素，784.4mIU/L（正常值为 106～530mIU/L，大于 742mIU/L 则为催乳素升高），支原体阳性。月经过后白带多，偏黄，偶尔瘙痒，腰痛，腹部有压痛，月经量仍然不多，舌淡红，脉弦细。用丹栀逍遥散合当归贝母苦参丸加减：牡丹皮 10g，栀子 10g，柴胡 15g，蒲公英 30g，败酱草 30g，当归 10g，白芍 10g，生地黄 15g，茯苓 30g，炙甘草 10g，土贝母 10g，苦参 10g，黄芩 10g，黄柏 10g，草薢 10g，苍术 10g，乌梅 15g，菟丝子 15g。15 剂。

7 月 17 日三诊：上方服完后检查，催乳素恢复正常，支原体未消失。月经 4 月、5 月、6 月仍然有血块，7 月 9 日来月经，血块消失。白带减少，舌淡红，有薄黄苔，脉弦细。仍用上方加减：牡丹皮 10g，栀子 10g，柴胡 15g，蒲公英 30g，败酱草 30g，当归 10g，赤芍 10g，生地黄 15g，茯苓 10g，炙甘草 10g，土贝母 10g，苦参 10g，黄芩 10g，黄柏 10g，草薢 10g，苍术 10g，乌梅 10g，五倍子 10g，蜂房 10g，蜈蚣 1 条。15 剂。

8 月 10 日四诊（网上会诊）：服上方后，胃部不适，出现呕吐，胃痛。服用 2 剂后停药 4 天，7 月 23 日再次服用仍然出现出汗，头晕，胃痛，疲劳等，嘱去蜈蚣、五倍子，继续服。8 月 3 日用西药阿奇霉素 1000 毫克，4 日、5 日各用 250 毫克。6 日晚发现意外怀孕停药。用泰山磐石散：生地黄 30g，白芍 15g，当归 10g，川芎 5g，黄芪 30g，白术 15g，炙甘草 10g，西洋参 10g，黄芩 10g，续断 15g，砂仁 10g。7 剂。

8 月 17 日五诊（网上会诊）：服药 1 周，感觉尚好，但口苦，欲呕，轻微腹胀。原方加黄连 6g、苏叶 6g、厚朴 5g、枳壳 5g、木香 3g，继续服 15 剂。

11 月 18 日家人来告：上方一共服用 20 余剂。目前已经妊娠三个多月，检查一切正常。后顺产一男孩。

☞ 用方思路

催乳素升高导致怀孕后流产并非少见，患者大多数表现为肝气郁结兼有下焦湿热，我在临床主要以丹栀逍遥散合二妙散、当归贝母苦参丸加减治疗，往往有疗效。

丹栀逍遥散出自《内科摘要》，由牡丹皮、栀子、当归、白芍、柴胡、白术、茯苓、炙甘草、生姜、薄荷 10 味药组成。本方以逍遥散疏肝解郁，健脾养血，加牡丹皮泻热中伏火，栀子清三焦郁火，故对于肝郁脾虚、血虚有热的月经不调，可肝脾同治，清热调经。

从我的临床经验来看，本方是治疗肝郁脾虚、生热化火的总方，其临床运用概率高过于逍遥散，因为肝郁日久，很少有不从火化者。如果月经前后不定，尚可加香附 10g、乌药 10g，即合用验方青囊丸，气血同调；如果月经以先期为主，可加生地黄 15g、地骨皮 15g，即合两地汤的主药；如果月经以后期为主，色红，有血块，可加桃仁 10g、红花 5g，即合桃红四物汤的主药；如果月经前乳房胀痛较甚，可加青皮 10g、土贝母 15g，即合《景岳全书》化肝煎的两味主药。灵活加减，效果甚佳。

当归贝母苦参丸出自《金匮要略·妇人妊娠病脉证并治》第 7 条："妊娠，小便难，饮食如故，当归贝母苦参丸主之。"苦参苦寒，可清热、燥湿、止痒，《神农本草经》云其可"逐水"，治"尿有余沥"。贝母苦甘、凉润，可化痰、清热，《神农本草经》云其可治"淋沥、邪气"。当归和血止痛。三味合用，治疗津血枯燥而小便艰涩或灼热疼痛者。我常用本方治疗妇科慢性阴道炎，白带黄而瘙痒，以及由于阴道炎发作而并发尿道炎者，有极佳疗效。

一诊时见患者月经前后不定，量少，故先用丹栀逍遥散加减，重在养血调经。二诊过后，催乳素已经完全正常。三诊时，见仍有白带，支原体没有消失，故原方加五倍子、蜂房、蜈蚣三味动物药以搜剔顽疾，不意患者服后，出现胃部不适等强烈反应，主要是五倍子味涩、蜈蚣气腥所致。这对医者是一个值得吸取的教训：气味较重的虫类药不宜入煎剂。幸好影响不大，随即怀孕，用泰山磐石散养胎，安全度过了 3 个月的妊娠期。

六、备 孕

定经汤治疗月经前后不定期

张某，女，32岁，湘潭市人，某大学研究生，已婚8年，生有1男孩，5岁，2015年6月15日初诊。患者近2年来月经周期紊乱，有时提前四五天，有时推后七八天，月经量不多，经常腰酸膝软，头晕，睡眠欠佳，胃口一般，白带较多，色白清稀，末次月经4月28日，现已超过半个月，仍然没有将来的迹象。察之面色不华，舌淡，苔薄白，脉缓。处方：当归30g，白芍30g，熟地黄15g，菟丝子30g，柴胡10g，山药15g，茯神15g，合欢皮10g，香附10g，石见穿30g，续断10g，补骨脂10g。7剂。

11月20日二诊：服上方3剂后，月经即来，遵医嘱继续服完，这次月经量仍然不多，颜色偏淡，腰痛慢慢好转，服药时，大便次数增多，胃口有所下降，舌淡，脉沉缓，仍用原方加减。处方：当归30g，白芍30g，熟地黄15g，菟丝子30g，山药30g，茯神30g，柴胡10g，荆芥6g，酸枣仁15g，合欢皮10g，砂仁10g，神曲10g。10剂，每2天1剂。

12月19日三诊：昨天药才服完，5天前来月经，今天已经干净，这次周期较准，月经量增加，睡眠、食欲均可。要求继续服药，希望怀孕。仍用定经汤加减，处方：当归30g，白芍30g，熟地黄15g，菟丝子30g，山药30g，茯神30g，柴胡10g，荆芥6g，续断15g，桑寄生30g，阿胶15g，山茱萸30g，巴戟天15g，酸枣仁15g，砂仁10g，神曲10g，紫石英30g，蛇床子30g。3剂。

蜜丸，每日2次，早晚各1次，每次10g，饭后开水送服，大约可服3个月。

上药服完后，告知已经怀孕。

☞ **用方思路**

本案月经周期紊乱，无明显的热象、寒象，而虚象突出，从月经量少、白带清稀、腰酸、头晕、舌淡、脉缓等证候来看，属于肝肾精血不足，冲任亏虚，兼以肝郁，故初诊用定经汤加减。服后诸证改善，但大便次数增多，食欲减退，是补益精血之药较为滋腻，而患者本身脾胃较弱所致，二诊仍用定经汤加减，加砂仁、神曲醒脾和胃消食，2天1剂，观察下次月经来时的情况。三诊时，月经按时而来，患者已经有了可以受孕的基础，故仍然以定经汤加减为蜜丸缓图，3 个月后，已然受孕。

定经汤出自《傅青主女科》，由白芍 30g、当归 30g、熟地黄 15g、山药 15g、茯苓 10g、菟丝子 30g、柴胡 3g、荆芥穗 6g 等 8 味药组成。本方重用白芍、当归，以养血柔肝；重用菟丝子，合熟地黄、山药，以补肾益精；又恐重用之药滋腻沉降，故皆用酒制，以利于升散调达；柴胡疏肝解郁、茯苓淡渗利湿、黑芥穗引血归经。从我的临床经验来看，本方仍然是逍遥散的加减方，同样是调经，傅青主只是通过几味药的更迭，特别是剂量的调整制作的讲究，使得以疏肝健脾为主的古方，变为补益肝肾精血为主、疏展肝气为次的新方，适合于月经周期不定，以肝肾精血亏虚见证为主的患者。月经提前为主，加牡丹皮 10g、地骨皮 15g；月经推后为主，加肉桂 3g、威灵仙 15g；月经不畅，加红花 10g、乌药 10g。此外，月经周期不定，常见于妇女更年期，故我常用本方治疗更年期综合征。如潮热、阵汗、面部烘热，加牡丹皮 10g、地骨皮 15g、山萸肉 15g、龟甲 10g，熟地黄改生地黄 15g；失眠多梦，加丹参 15g、首乌藤 30g、白蒺藜 15g；心情郁闷，悲伤欲哭，加淮小麦 30g、大枣 30g、炙甘草 10g、石菖蒲 15g、郁金 10g。

该案有本人的两处用药心得。其一，茯神、香附、合欢皮合用，以调节心神。凡是属于肝郁而致心神不安、失眠的，我常以此 3 味药配合使用，非常有效。茯神合香附，名交感丹，《杂病源流犀烛》和《串雅内外编》有载。合欢皮，古人嵇康《养生论》有云："合欢蠲忿，萱草忘忧"，具有活血与安神两重功用。这三者合用，香附理气，合欢皮活血，茯神祛湿，以疏达调节为主，极具流通之性，不同于一般养血安神或重镇安神之品。其二，寿胎丸加蛇床子、紫石英种子。寿胎丸为张锡纯先生所创，由续断、桑寄生、阿胶、菟丝子组成，用于习惯性流产，我加蛇床子、紫石英，用于治疗不孕症属于冲任亏虚者，常有佳效。作煎剂时，每于月经干净后 3 天开始，服十几剂，往往一二个月经周期即可受孕。

由于我国开放了生二胎的政策，很多适龄妇女准备生二胎，"备孕"成为当前的热门话题。我的患者百分之七八十是妇科患者，故经常会有许多中青年妇女走进诊室说："医生，我在备孕，想吃点中药调理。"在我看来，只要生过一胎的适龄妇女，一般不会有输卵管堵塞不通的问题，通常的妇科炎症也不会影响怀孕。重点是要调节好月经周期，周期紊乱，就不会有正常排卵。月经周期紊乱包括月经不定期、月经提前、月经推后几类。月经量很少、经 B 超检查子宫内膜薄的，多半是有过多次流产的历史，虽然不影响受孕，但患者担心怀孕后胎儿质量不高。

还有的患者出现卵巢早衰，只要能够坚持服药，尚有一定希望。这些情况，大部分可以通过中药调理，达到生二胎的目的。

两地汤治疗月经提前、量少

商某，女，38岁，2015年4月21日初诊。患者结婚15年，生有一女孩，今年10岁。流产两个后上环，去年5月份取环后，近一年没有怀上。月经每次提前七八天，量少，有少量血块，舌微红，大便偏干结，容易上火，脉细数。处方：生地黄90g，地骨皮90g，白芍90g，玄参90g，麦冬90g，牡丹皮60g，桃仁50g，赤芍60g，菟丝子90g，当归60g，鸡血藤90g，阿胶90g，雪蛤60g，仙灵脾60g，穿山甲50g。1剂。做蜜丸，每天2次，每次9g，饭后开水送服。

7月6日确诊怀孕。

☞ **用方思路**

两地汤出自《傅青主女科》，共地骨皮、生地黄、玄参、麦冬、白芍、阿胶6味药。

傅青主说："有先期经来，只一二点者，人以为血热之极也，谁知肾中火旺而阴水亏之乎！夫同是先期之来，何以分虚实之异""先期者，火气之冲，多寡者，水气之验。故先期而来多者，火热而水有余也；先期而来少者，火热而水不足也""治之法不必泻火，只专补水，水既足而火自消矣，亦既济之道也，方用两地汤"。两地汤中的君药为生地黄、地骨皮，傅青主说："此方之用地骨、生地，能清骨中之热，骨中之热由于肾经之热，清其骨髓则肾气自清而又不损伤胃气，此治之巧也。"这两味药的配合的确非常巧妙，凡是病机为阴虚有热，均可应用，不仅是月经先期、后期，量多、量少，也不仅限于妇科病。方中臣药玄参补肾水、降虚火，麦冬养胃阴、清心火，配合君药生地黄，《温病条辨》中命名为增液汤，治疗阴虚液枯，大便秘结，取"只专补水，水既足而火自消"之意，可谓善用傅青主方者。加上佐使药白芍和血，阿胶补血，以增加月经量，药仅6味，而丝丝入扣。

从我的临床经验来看，本方所适合的病机为阴虚血热、津液消灼。临床运用，只要月经先期量少，色红，大便不稀溏，可用原方。月经有血块者，加生蒲黄10g。但有的人胃气较薄弱，服后饮食减少，大便次数多，甚至溏泄，可加神曲以帮助消化，或减去玄参、阿胶，加女贞子、旱莲草、枸杞子、山萸肉等清润滋阴养血之品。更年期潮热证，老年人皮肤干燥瘙痒，但见舌红、口干、大便秘结者，用本方加减多有效。我常于方中去阿胶，增加北沙参、石斛两味药，一以养肺，一以养胃，广泛应用于内妇科疾病，感到与一贯煎有异曲同工之妙，而生津润燥之力尤过之。

丹栀逍遥散合清经散、二至丸治疗月经提前、量多

黄某，女，39岁，长沙市人，工程师，已婚已育，2005年7月15日初诊。患者上环10余年，月经一直有些提前，近年来，月经每次提前七八天来，量多，有血块，5天干净后，停一两天，又现一点，最后才完全干净，月经前乳房胀痛，月经来时小腹胀痛，烦躁，平时白带较多，颜色偏黄，西医检查有慢性盆腔炎。上个月25日来的月经，本月3日刚完，现在又开始乳房胀，白带增多，烦躁，失眠，口苦，察之面色红润，舌红，有薄黄苔，脉细数，此为肝郁血热，宜用丹栀逍遥散加减。

处方：牡丹皮10g，栀子10g，柴胡5g，白芍10g，当归10g，炙甘草10g，茯神15g，香附10g，苍术10g，合欢皮10g，琥珀10g（布袋包煎），蒲公英30g，蒲黄10g，五灵脂10g。7剂。

7月26日二诊：服上方3剂时，即来月经，继续把药吃完，这次月经共来五天，月经量减少，血块减少，经净后也未回头，目前月经已干净3天，有白带，量不多，颜色淡黄，舌淡红，有薄黄苔，脉弦细，宜滋阴养血，兼清热，用清经散合二至丸加减。

处方：生地黄15g，地骨皮15g，白芍10g，牡丹皮10g，黄柏10g，茯苓10g，地榆15g，女贞子15g，旱莲草15g，蒲公英15g，茜草15g。10剂，2天1剂。

8月23日三诊：本月16日药服完，17日月经已来，这次月经周期为30天，乳房胀、小腹疼痛几乎未感觉到，月经量和血块均有所减少，5天干净，其余均可，嘱按照二诊方再服10剂以巩固。

10月份告知，已经怀孕。

☞ **用方思路**

本案属于明显的肝郁血热，一诊针对月经前的乳房胀痛等"经前期紧张综合征"，用丹栀逍遥散清肝解郁。由于每次来月经均夹有瘀块，本方有活血化瘀之药

在内，故月经虽来，仍可服用。二诊继续清热凉血，但宜缓而不宜急，选用清经散合二至丸加减，2 天 1 剂，服至下次月经来潮。两次就诊，即达到了预期目标，最后仍然守方再服 10 剂而守全功。

清经散出自《傅青主女科》，原方只有地骨皮、牡丹皮、青蒿、黄柏、熟地黄、白芍、茯苓 7 味药，以地骨皮、牡丹皮、青蒿清热凉血，黄柏坚阴、清相火，熟地黄、白芍滋肾养血，柔肝涵木，少佐茯苓淡渗，和脾宁心，以治月经先期、量多。

从我的临床经验来看，月经提前 7 天以上，量多，色红，口苦口渴，舌红，苔黄腻，脉滑数者，多为血热，古法用芩连四物汤有效。然而芩连四物汤中，黄芩、黄连苦燥，当归、川芎辛温，恐进一步伤阴助热，故傅青主创制清经散，既能清血热，又不伤阴，用药更为妥帖。但我在临床用此方，往往改熟地黄为生地黄，合二至丸（即女贞子、旱莲草）加地榆、蒲公英、茜草、蒲黄炭，清血热、凉血、止血。如果月经中有瘀块，再加生蒲黄 10g，化瘀。

温经汤治疗月经推后、量少

黄某，女，31 岁，2015 年 5 月 14 日初诊。患者 3 年前生有 1 个女孩，近期在备孕，打算生二胎。但自生育后，月经逐渐推后，月经量也少很多。半年来，每次都推后七八天，白带不多，睡眠欠佳，饮食尚可，二便正常，稍微怕冷，月经刚过去 5 天，察之面色不华，舌淡，脉缓。

处方：吴茱萸 10g，白参 10g，法半夏 10g，生姜 10g，桂枝 10g，麦冬 18g，炙甘草 6g，白芍 10g，当归 10g，川芎 10g，阿胶 6g，牡丹皮 6g。25 剂。

7 月 5 日二诊：服上方后，月经应当于 6 月中旬来，但至 6 月底仍未见红，昨天检查，已经怀孕。无任何不适，建议先观察，暂时不吃药。后得知顺产一男孩。

☞ 用方思路

温经汤是《金匮要略》中一首十分重要的调经处方，见于"妇人杂病脉证并治"篇，原方包括了吴茱萸汤、麦门冬汤、当归芍药散、芎归胶艾汤、桂枝茯苓丸等多首经方的基础在内，故应用面相当广，原文介绍了本方所治的多种妇科病证，叙述比较复杂，而原方后的说明则作了精辟的概括："亦主妇人少腹寒，久不受孕，兼取崩中去血，或月水来过多及至期不来。"原方共 12 味药，即吴茱萸、法半夏、人参、生姜、桂枝、炙甘草、麦冬、当归、川芎、白芍、阿胶、牡丹皮。经方名家冯世纶教授解析道："既用吴茱萸汤去大枣加桂枝降逆止呕以祛胃之寒，又用麦门冬汤去大枣滋枯润燥以补胃之虚，另以当归、川芎、芍药、阿胶、丹皮行瘀和血以调经脉。胃为生化之本，气血之源，胃气利则津血生，此为生新祛瘀兼备的治剂，故带下崩中、月事不调、久不受孕者，并皆主之。"[12]

我凡是见到月经推后、量少，手足冷，不"上火"，白带清稀，属于血虚有寒的患者，每用此方，倘若欲受孕，则加紫石英、仙灵脾暖宫种子，温调任督，屡屡有效。

养精种玉汤治疗月经量少：子宫内膜薄

黄某，女，36岁，2015年7月15日初诊。患者曾经3次流产，现生有一个女孩，已经6岁，还想生二胎。月经周期基本正常，前后只差一两天，月经量很少，两三天即干净，白带不多，仅月经前有，无气味。西医检查：子宫内膜偏薄。近一年来没有避孕，但怀不上。察之身体偏瘦，面色萎黄，没有光泽，自觉饮食、睡眠、精力尚可，二便正常，唯性欲不强，舌淡红，脉细。处方：熟地黄90g，当归90g，白芍60g，山萸肉60g，阿胶60g，紫河车90g，仙灵脾50g，鸡血藤90g，菟丝子90g，枸杞子90g，神曲60g，木香30g。1剂，为蜜丸，每天2次，每次9g，可服2个月左右。

9月21日二诊：服药两个多月，第1次月经看不出变化，第2次月经明显增多，前后5天，感觉前阴湿润，分泌物增多，性欲有所增强，面色开始红润，舌淡红，脉细滑。继续为蜜丸服1剂。

12月底得知，已经怀孕。

☞ 用方思路

养精种玉汤出自《傅青主女科》"身瘦不孕"一节，共4味药，即四物汤去川芎之辛散，加山萸肉以酸收，集中药力补肝肾、养精血。原文云：身瘦不孕的治法"必须大补肾水而平肝木，水旺则血旺，血旺则火消，便成水在火上之卦。方用养精种玉汤""水煎。服三月便可身健受孕断可种子。此方之用，不特补血，而纯于填精，精满则子宫易于摄精，血足则子宫易于容物，皆有子之道也"。我常用此方加菟丝子、枸杞子、鸡血藤、仙灵脾，特别是加阿胶、紫河车两味血肉有情之品，使得原方补肝肾、养精血的力量更加雄厚，加神曲、木香帮助运化，以便于大队滋补药物的吸收，做成蜜丸连续服几个月，帮助备孕，卓有疗效。

中青年妇女月经量少而周期准，不提前，不推后，根据我的观察，十之有九曾经流过产，特别是流过 2 次以上者。经阴道 B 超检查，一般是子宫内膜偏薄，而激素六项指标测定则正常。这类女性，怀孕没有问题，只是稍微困难一点。在备孕阶段，能够通过补肝肾、养精血，使月经量增多一些，内膜增厚一些，体质强壮一些，对于将来的生育很有好处。

寿胎丸合毓麟珠、泰山磐石散治疗胚胎发育不良

黄某，女，29 岁，衡阳县人，2012 年 7 月 10 日初诊。患者结婚 3 年，一直采取避孕措施，2012 年 3 月怀孕后，到医院检测：HCG 500mU/ml，黄体酮 28.53nmol/L，医生即开黄体酮口服。一星期后抽血检查，HCG 缓慢增加到 600mU/ml 多，黄体酮增加到 47.55nmol/L。医生即要求做 B 超，排除宫外孕。后 B 超发现宫内小液暗区。医生说基本排除宫外孕，但发育不好。即打针增加 HCG，同时继续口服黄体酮和维生素 E。一星期后，出现褐色分泌物。过两天后变成流血。又到医院检查，HCG 基本没增长。胚胎发育不好，建议清宫。患者要求先观察，医生增开了"固肾安胎丸"口服。几天后血流量减少，又到医院检查，HCG 基本没增长，B 超检查仍有液暗区，5 月 19 日，怀孕 50 多天后进行了清宫术。时过两个多月，想再次怀孕，先服中药调理。

患者平时月经推后一周左右，察之面色不华，腰酸，长期怕冷，舌淡，脉沉细。用毓麟珠合寿胎丸加减：杜仲 80g，黄芪 60g，桑寄生 90g，菟丝子 90g，当归 60g，阿胶 60g，紫河车 90g，续断 90g，鸡内金 30g，熟地黄 60g，白芍 60g，川芎 30g，鹿茸 10g，仙灵脾 30g。1 剂，制成水丸，每天 2 次，每次 9g，大约可以服 3 个月左右。

9 月 20 日二诊：患者来短信告知，9 月 11 日早孕试纸测试出现水印，仍服用药丸。9 月 17 日上医院抽血检测，HCG 约 850mU/ml，黄体酮 58.74nmol/L；9 月 19 日再到医院抽血检测，HCG 约 2250mU/ml，黄体酮 62.07nmol/L，目前除食欲稍微减退，微微恶心的早孕反应外，没其他明显不适症状。察之面色红润，不怕冷，舌淡红，有薄白苔，脉小弦。用泰山磐石散：黄芪 30g，白术 15g，炙甘草 10g，党参 15g，当归 10g，白芍 10g，川芎 5g，熟地黄 10g，砂仁 15g，黄芩 6g，续断

15g，菟丝子 15g，仙灵脾 10g，生姜 10g，红枣 10g。30 剂。

12 月 2 日患者用短信告知，怀孕三个多月，胎儿发育良好，患者无其他不适，建议停药。

☞ 用方思路

怀孕后，由于胎儿发育不良导致流产，临床所见极多，中医分后天失调和先天不足两大类治疗。所谓后天失调，责之脾胃虚弱，怀孕后经常恶心呕吐，不能正常饮食，胎儿营养跟不上，最终发育不良而流产。用资生健脾丸、参苓白术散、香砂六君子汤都有效。所谓先天不足，责之肝肾虚弱，平时经常腰酸膝软，面色不华，怀孕后并没有特殊的不适，但西医检查，往往 HCG 和孕酮偏低，用激素药物治疗不能使其升高、翻倍。经过多次探索，我发现适龄妇女在输卵管通畅、月经规律基本正常时，服毓麟珠合寿胎丸促孕一般都有效，即使怀孕之后，此方仍可服，而且有治疗胎儿发育不良的作用。本案患者第一次怀孕后，因为 HCG 与孕酮低，导致胎儿发育不良流产。故在一诊时，根据患者长期怕冷、舌淡、脉沉细的情况，在方中加鹿茸、仙灵脾温阳，为药丸。再次怀孕后，HCG 与孕酮迅速升高，胎儿正常发育，说明鹿茸、仙灵脾对于阳虚不足而 HCG 与孕酮低下的患者有促进其迅速升高作用。

根据这个案例的治疗经验，对于那些处于备孕阶段又曾经有过自然流产史的妇女，我把毓麟丸加减作为备孕的措施，在受孕前即服用，不让 HCG 与孕酮低下导致流产的情况再次出现，提前预防，效果明显。这也是《黄帝内经》"不治已病治未病"精神在妇科领域中的具体体现。

寿胎丸出自《医学衷中参西录》，由菟丝子、桑寄生、续断、阿胶 4 味药组成，其中，菟丝子补肾益精，桑寄生、续断补肝肾、固冲任，阿胶滋阴养血，四药相合，共奏补肾安胎功效，可治疗肾虚滑胎，及妊娠下血，胎动不安，胎萎不长者。

泰山磐石散出自《景岳全书》，共 12 味药。方中以八珍汤去茯苓，以防渗利伤胎，加黄芪补气养血，加黄芩清热安胎，续断补肾安胎，砂仁、糯米醒脾养胃安胎；主治气血虚弱所致的堕胎、滑胎、胎动不安或有习惯性流产史。孕妇面色不华，倦怠乏力，舌淡，苔薄白，脉弱无力。

与泰山磐石散齐名的安胎方是保产无忧方，出自《女科产后编》，由 13 味药组成，故又称作"十三太保"：川芎 5g，当归 5g，白芍 5g，炒黑芥穗 2.5g，艾叶 2g，枳壳 2g，炙黄芪 2.5g，菟丝子 5g，羌活 1.5g，厚朴 2g，川贝母 3g，甘草 1.5g，生姜 3g。本方药量很轻，可治疗妊娠胎动，腰痛腹痛，势欲小产，或临产时，交骨不开，横生逆下，或胎死腹中。"水煎温服。保胎，每月三五服；催生，临产热服。"

泰山磐石散与十三太保的区别在于：两者均能安胎，前者补气养血之力强，主治屡有堕胎之滑胎；后者补气血之力较逊，但有理气顺产之功，主治难产，有未产能安、临产能催之用。从我的经验来看：前者适合于怀胎后的头 3 个月服用，后者适合于临产前的头 3 个月服用。

二仙汤合益肾菟地汤、寿胎丸治疗闭经：卵巢早衰

向某，女，36 岁，长沙人，2014 年 7 月 30 日初诊。患者自诉结婚 12 年，生有一男孩，14 岁初潮，月经长期量少、推后，曾经诊断为多囊卵巢综合征，服西药雌激素半年后怀孕，现小孩 5 岁。自产后，一直没有来月经，再服用黄体酮等没有疗效，西医诊断为卵巢早衰。没有白带，性欲很低，饮食、二便正常，平常除了稍微怕冷、睡眠欠佳之外，无其他不适。察患者皮肤白皙，缺少光泽，头发枯黄，舌嫩红，脉沉细无力。

处方：仙茅 50g，仙灵脾 60g，五味子 60g，丹参 60g，当归 90g，熟地黄 60g，生地黄 90g，白芍 60g，巴戟天 30g，黄柏 60g，菟丝子 90g，蛇床子 60g，阿胶 9g，石斛 60g，山萸肉 60g，知母 60g，地骨皮 60g，女贞子 60g，紫河车 90g，雪蛤 60g。1 剂，为蜜丸，每天 2 次，每次 9g，饭后开水送服。

2014 年 10 月 16 日二诊：服上方后，白带有所增多，睡眠有所改善，但似乎更加怕冷。面色㿠白，稍微有光泽，舌质嫩红，脉沉细无力。

处方：仙茅 50g，仙灵脾 60g，五味子 60g，丹参 60g，当归 90g，熟地黄 60g，白芍 60g，巴戟天 30g，黄柏 60g，菟丝子 90g，蛇床子 60g，阿胶 90g，石斛 60g，山萸肉 60g，知母 60g，地骨皮 60g，雪蛤 60g，白参 60g，鹿茸 15g。1 剂，为蜜丸，每天 2 次，每次 9g，饭后开水送服。

2015 年 1 月 8 日三诊：服上方后，患者于 11 月 24 日来月经，于 12 月 29 日第二次来月经，每次都是 5 天，月经量同生小孩之前差不多。阴道已经有正常分泌物，性欲增强，睡眠、怕冷均有改善。患者心情愉悦，希望能够再生二胎。察患者皮肤白皙红润，开始有光泽，头发也比以前柔润，舌质嫩红，脉弦细。仍以上方加味：仙茅 50g，仙灵脾 60g，五味子 60g，丹参 60g，当归 90g，熟地黄 60g，生地黄 90g，白芍 60g，巴戟天 30g，黄柏 60g，菟丝子 90g，蛇床子 60g，阿胶

9g，石斛 60g，山萸肉 60g，知母 60g，地骨皮 60g，女贞子 60g，紫河车 90g，雪蛤 60g，续断 60g，桑寄生 60g。1 剂，为蜜丸，每天 2 次，每次 9g，饭后开水送服。

后来经过近 1 年的调治，2016 年 1 月已经怀孕。

☞ **用方思路**

患者生育前即有多囊卵巢综合征，服激素药得以怀孕，产后月经不来已经有 5 年多，西医诊断为卵巢早衰。因为雌激素缺少，肤发枯焦，没有光泽，阴道几乎没有分泌物，性欲低下，治疗比较棘手。但患者尚年轻，故仍然有治愈的希望。治疗均以二仙汤、益肾菟地汤合方加减。

二仙汤是当代中医创制的一首治疗更年期综合征的效方，由仙茅、仙灵脾、巴戟天、当归、黄柏、知母各 9g 组成，可温补肾阳，滋阴泻火，调理冲任，广泛用于更年期综合征。我曾经长期使用此方，取得较好的效果。后来得到姚寓晨先生的益肾菟地汤，其方有 4 味药与二仙汤相同，但去掉其中相对温燥的仙茅、当归，而代之以柔润的菟丝子、生地黄、熟地黄，并加白芍、丹参，在培补肾气、燮理阴阳的基础上，兼顾到肝与心，两方合用，则阴阳平调，设计更加周全。考虑到患者不到更年期的年龄即断经，发生在产后，并有多囊卵巢综合征的病史，说明其先天不足、精血亏损严重。故在原方基础上，再加五味子、女贞子、地骨皮、山萸肉、石斛、阿胶滋阴养血，蛇床子、雪蛤提高雌激素水平。一诊服后，有所改善，但月经未来，怕冷更加明显，说明阳气不足。故二诊加益气温阳的重剂白参、鹿茸，效果立显，连续两次正常来月经，月经量与产前相同，患者的身心状况得到很大的改善。故三诊加续断、寄生，即合张锡纯"寿胎丸"，一方面巩固疗效，一方面为患者备孕。

七、乳腺增生性疾病

柴胡桂枝干姜汤合化铁丸、调肝汤治疗乳核：乳腺结节

卓某，女，56 岁，湘潭人，社区干部，2006 年 11 月 13 日初诊。5 年前，患者左乳上方发现结节，大小为 17mm×9mm，性质不明，肿块发硬，不按不痛，每年均做 B 超检查，未见长大或缩小，常年怕冷，胸闷，背胀，经常感到一阵寒一阵热，吃温药则上火，吃凉药则腹泻，平时小便多，口干，口苦，大便先硬后溏，

有肾囊肿史，也未手术，舌胖淡，有浮黄苔，脉缓。此为肝郁气滞，痰湿凝结，而成乳癖，拟用柴胡桂枝干姜汤加减：柴胡 10g，黄芩 10g，桂枝 10g，干姜 10g，牡蛎 30g，天花粉 10g，炙甘草 10g。7 剂。

11 月 20 日二诊：服上方后，胸闷、背胀均消失，全身发热，感到很暖和，多年怕冷的现象解除，仍然有口苦，口渴，小便多，舌淡红，脉缓。仍用上方加软坚散结之品：柴胡 10g，桂枝 10g，干姜 10g，黄芩 10g，牡蛎 30g，天花粉 10g，甘草 10g，露蜂房 10g，鹿角霜 10g，白芥子 10g，夏枯草 15g，浙贝母 10g。14 剂。

12 月 5 日三诊：服上方后，感觉乳房肿块变软，其他均可，脉舌同前，拟用化铁丸与调肝汤加减：威灵仙 30g，楮实子 30g，当归 30g，白芍 15g，川芎 15g，山萸肉 30g，巴戟天 15g，肉苁蓉 30g，鹿角霜 15g，鸡血藤 30g，露蜂房 15g，穿山甲 15g，白芥子 10g，急性子 15g，菟丝子 15g，仙灵脾 10g，大海马 1 对。2 剂，研末，蜜丸，每日 2 次，早晚各 1 次，每次 10g，饭后开水送服，大约可服 2 个月。

服药丸后，经 B 超复查，左乳房肿块消失。

☞ 用方思路

初诊处以柴胡桂枝干姜汤，《伤寒论》第 147 条云："伤寒五六日，已发汗而复下之，胸胁满微结，小便不利，渴而不呕，但头汗出，往来寒热，心烦者，此为未解也，柴胡桂枝干姜汤主之。"这是少阳郁热兼以痰饮内停，属于寒热错杂之证。本案所述之证候显然与条文不完全相同，方证不对应，但方与病机是对应的，乳腺肿块，中医称之为"乳核"，病机属于"痰核结块"，肿块所生位置正在肝经循行之处，无论从整体辨证还是局部辨证，均相吻合。患者服完初诊所开的 7 剂药后，大喜过望，因为困扰多年的怕冷、胸闷、阵寒阵热竟豁然而愈。

二诊着眼于消除局部的肿块，仍用原方加化痰散结之品，所选之药，均注意到药性的寒热平衡，故服后肿块变软。

三诊从调摄冲任入手，温散结合温补，从本论治，所选方为化铁丸合调肝汤加减。化铁丸虽立意于温散与温补，但仅有威灵仙、楮实子两味药，力量不够，合调肝汤加减后，以丸剂缓图，服药不到 3 个月，多年疾患得以治愈。

化铁丸原方出自《本草纲目》，仅威灵仙、楮实子二味药，等分为末，云治"腹中痞积"。其中的威灵仙治疗鱼骨鲠喉，为人们所熟知。李时珍云："威言其性猛也，灵仙言其功神也。宣通五脏，去腹内冷滞，心膈痰水，久积癥瘕，玄癖气块，膀胱缩脓恶水，腰膝冷痛，疗折伤。"显然这是一味化痰软坚的重要药物，而威灵仙在这方面的功能，后世很少有人提及。楮实子亦很少为当代医家所看重，然《本草纲目》云其"壮筋骨，助阳气，补虚劳，健腰膝，益颜色"，《药性通考》称之为"补阴妙品，益髓神膏"，古代著名的延年益寿方剂还少丹、治疗眼底病名方驻景丸，均有此品。另据《本草纲目》中"附方"的记载，单味楮实子煎汤亦可治疗骨鲠，其软坚散结之效可知。故此二味药，刚柔相济，相得益彰，虽云"化铁"，实则平和，非一般虎狼之剂可比。伯父彭崇让先生认为："慢性疾病，每每不离痰、瘀、虚三字，特别是一些增生性疾病和退行性疾病，治当缓图，不宜峻攻，药须平和，以便久服，而化铁丸是比较理想的方剂，只是化痰软坚之力尚嫌不足，于是增添三七、琥珀、穿山甲、土贝母4味，使之更臻完善，命为'加味化铁丸'。举凡子宫肌瘤、前列腺肥大、骨质增生、早期肝硬化、多发性脑梗死等，均可以此方加减治疗。"

调肝汤出自《傅青主女科》，为治疗月经后血海空虚，冲任失养，少腹疼痛而设。方中以当归、白芍、山萸肉、阿胶补肝养血，巴戟天补肾温阳，山药、炙甘草健脾和中，纯用补药，无一味疏肝理气之品，不止痛而痛可止，本方之奇，就在这里。傅青主云："何以虚能作疼哉？盖肾水一虚，则水不能生木，而肝木必克脾土，木土相争，则气必逆，故而作疼。"又云："此方平调肝气，既能转逆气，又善止郁疼。经后之症，以此方最佳。不特治经后腹疼之症也。"傅青主先生的这段话给我以很大的启发：其一是揭示了月经后的少腹疼痛，可以通过补肝肾、调冲任而达到疏肝止痛的目的，这种疼痛为疾病之标，而冲任亏虚为疾病之本；其二是从"经后之症，以此方最佳"，可以进一步领悟到举凡肝肾虚、冲任失调之证，此方均可考虑使用。

从我的临床经验来看，因为乳房与胞宫一样，同为足厥阴肝经所循行之处，故妇女的痛经与乳房胀痛，病机有相同之处，均有虚有实。属于实者，多为阳证，须疏肝理气，活血化瘀；属于虚者，多为阴证，须滋肝养血，调补冲任。陆德铭先生认为："乳癖之为病，与冲任二脉关系最为密切。肾气不足、冲任失调为发病之本；肝气郁结、痰瘀凝滞则为其标。故临证以调摄冲任为主治疗本病，常效如桴鼓。实验室证明，调摄冲任可调整内分泌，从根本上防治和扭转本病的发生和发展。"[13]

这一观点对于临床无疑是有指导意义的。班秀文先生则直接用调肝汤加仙茅、仙灵脾、菟丝子、制附子以治疗本病。我在用本方治疗乳腺增生时，考虑到肿块已成，纯用温补，尚嫌不够，仍需温散，故在方中除了加仙灵脾助巴戟天温阳，加鸡血藤助归芍养血之外，再加白芥子化寒痰，鹿角霜、露蜂房暖奇经、散癥结，使肿块得消。

该案有本人一处用药心得，即用温散合温补的方法消除乳腺肿块。我治疗盆腔积液、清稀带下，属于虚寒证的，喜用鹿角霜、白芥子、露蜂房，采用温散之法，这是学自朱良春先生的经验，但感到属于虚寒证的乳腺肿瘤，情况远比以上两者复杂，温散尚须结合温补。温补之品，须注重督脉，所选之药，以巴戟天、肉苁蓉、山萸肉、大海马、楮实子、菟丝子为妥，不宜用过温之品，如肉桂、附子等；温散之药，可加急性子、威灵仙等。

柴胡桂枝干姜汤合神效瓜蒌散、大补阴丸治疗乳癖：乳腺囊肿

周某，女，47 岁，长沙市人，2011 年 8 月 28 日初诊。患者月经来时乳房胀痛，平时抚摸感觉有小肿块。2010 年 8 月 23 日，经其所在地省肿瘤医院彩超检查，发现右乳上限见 1～2 个近无回声区，大小约 5mm×2mm、4mm×2mm，初步诊断为双侧乳腺小叶增生，右乳伴灶性囊性增生。西医建议以观察为主，未予药物治疗。2011 年 8 月 26 日，经同一医院彩超复查，右乳外上限可见 6mm×3mm、5mm×4mm 低近无回声结节，诊断为双侧乳腺小叶增生并部分囊性增生。于是找中医治疗。察之面容忧虑，月经时来时不来，来之前几天乳房疼痛，经常感觉时冷时热。舌淡，无苔，脉弦缓。用柴胡桂枝干姜汤合神效瓜蒌散加减为丸：柴胡 30g，桂枝 30g，干姜 30g，黄芩 30g，天花粉 30g，牡蛎 30g，乌梅 60g，麻黄 30g，白芥子 30g，鹿角霜 30g，穿山甲 60g，牙皂 30g，蜂房 30g，两头尖 30g，猫爪草 30g，乳香 30g，没药 30g，三棱 30g，莪术 30g。1 剂，为水丸，每天 2 次，每次 5g。

11 月 13 日二诊：服上方后。寒热、乳房疼痛基本消失，但患者近半年来血压有时升高，头晕，面潮红，月经提前，量很少，舌红，脉弦。11 月 3 日彩超复查：右侧乳腺内可见一液性暗区，大小约 4mm×2mm、4mm×3mm，比上次检查略有缩小。用大补阴丸加减为丸：天麻 30g，龟甲 30g，知母 30g，黄柏 30g，乌梅 30g，生地黄 30g，山萸肉 30g，牡丹皮 30g，白蒺藜 30g，首乌藤 30g，炙鳖甲 30g，穿

山甲 30g，土鳖虫 30g，牡蛎 30g，蜂房 30g。1 剂为水丸，每天 2 次，每次 6g。

2012 年 1 月 2 日三诊：服上方后，血压尚平稳，月经准时，未提前，经前乳房仍然有胀痛感觉。仍然用大补阴丸加减：鹿角霜 30g，巴戟天 30g，天麻 30g，生地黄 60g，龟甲 50g，知母 30g，山萸肉 60g，牡丹皮 30g，牡蛎 60g，炙鳖甲 30g，穿山甲 60g，牙皂 30g，蜂房 30g，乳香 30g，没药 30g，猫爪草 80g，白蒺藜 30g。为水丸，每天 2 次，每次 6g。

四诊、五诊、六诊仍然用原方。2012 年 10 月 18 日七诊：经彩超复查，双侧乳腺小叶增生、囊肿已经消失。

☞ **用方思路**

患者本人是肿瘤医院医生家属，知道乳腺囊性增生是乳腺癌的发病基础之一，故在囊性增生不严重时，并未观察、等待，而是积极找中医治疗，经过一年多的耐心服药，终于得以消除。初诊所用柴胡桂枝干姜汤合神效瓜蒌散，是我治疗乳腺病的基本方，对于寒热错杂而又乳房疼痛者往往有效。增生严重时，常加猫爪草、两头尖、鹿角霜、白芥子、穿山甲等，以软坚散结。二诊时，有阴虚阳亢现象，则用大补阴丸滋阴潜阳，与此方配合，加穿山甲、鳖甲、土鳖虫、牡蛎、蜂房以软坚散结。三诊时，阴虚阳亢得以缓解，仍然加入乳香、没药、猫爪草、白蒺藜、牙皂等，理气活血，化痰消瘀。持之以恒，直至痊愈。

大补阴丸出自《丹溪心法》，由生地黄、知母、黄柏、当归、龟甲 5 味药组成，是滋阴潜阳的代表方。对于阴虚阳亢的所有病证，包括这一类型的高血压，均有一定疗效。患者提到近期血压时有升高，故以大补阴丸为主方，方中相应的软坚散结的药物也有所变化。

每个人的体质虽然相对稳定，但并非一成不变，特别是在患病服药期间，以及男女处于更年期时，往往有很大的变化。本案患者初诊时，呈现的是寒热错杂的证候，二诊、三诊时，呈现的是阴虚阳亢的证候，故由柴胡桂枝干姜汤改为大补阴丸加减，能否"随证转方""方随证变"，是考验一个中医临床思维水平高低的试金石。

丹栀逍遥散合神效瓜蒌散治疗乳腺纤维瘤、乳核

贺某，女，35 岁，江西萍乡人，已婚已育，营业员，2004 年 11 月 4 日初诊。

近 5 年来,患者长期乳房胀痛,从未消停,经期加重,月经提前 5 天,经行 7 天,经量中等,色红夹有血块,伴小腹胀痛。2004 年 4 月 9 日,萍乡某人民医院 B 超提示:右乳外区 (10∶30 处) 探及 10mm×6mm×10mm 低回声结节;2004 年 9 月 17 日 B 超提示:右乳外区 (9∶00 处) 探及 9mm×6mm×9mm 低回声结节,初步判断为:右乳房乳腺纤维瘤,双侧乳腺小叶增生,激素测定:催乳素 1324.01mIU/L(正常值 296.8～508.8mIU/L),雌二醇 1025pmol/L (正常值 348pmol/L),均高出正常范围。察其面色红润,舌红,苔薄黄,脉弦滑。此为肝郁血热,拟用丹栀逍遥散合神效瓜蒌散加减:牡丹皮 10g,栀子 10g,柴胡 10g,白芍 10g,黄芩 10g,天花粉 10g,瓜蒌皮 15g,乳香 10g,没药 10g,麦芽 50g,海藻 15g,王不留行 30g,漏芦 10g,穿山甲 5g,甘草 10g。30 剂。

2005 年 3 月 10 日二诊:服上方 30 剂后,于 2004 年 12 月 25 日经同一个医院 B 超检查,右乳房乳腺纤维瘤消失,仍有双侧乳房小叶增生,催乳素偏高,服药期间乳房不胀痛,月经也较正常,停药后,月经来过一次,又出现乳房胀痛、小腹胀痛的情况,但程度比服药前减轻,当继续巩固疗效,以煎剂、蜜丸并投。

丸剂:莪术 30g,穿山甲 10g,石见穿 15g,牡丹皮 10g,草河车 15g,露蜂房 10g,天花粉 20g,丹参 15g,黄芩 10g,漏芦 15g,浙贝母 20g,蒲黄 20g,没药 20g,皂角刺 10g,香附 10g,八月札 15g,绿萼梅 20g,僵蚕 15g,王不留行 15g。蜜丸,月经干净后 1 周开始服药,每日 2 次,每次 10g,早晚各 1 次,饭后开水送服。

汤剂:牡丹皮 10g,栀子 10g,柴胡 10g,黄芩 10g,香附 10g,地榆 30g,蒲黄 10g,天花粉 10g,白芍 15g,蒲公英 30g,白蒺藜 30g,麦芽 50g,山楂 30g,八月札 15g。7 剂。每次月经来之前提前 5 天开始服。

按照以上方案治疗,半年后,患者所有症状消失,催乳素正常,B 超检查,双乳仅有轻度小叶增生。

☞ 治疗心得

乳腺增生与乳腺纤维瘤在中青年妇女中发病率极高,由于发病原因并不明确,西医治疗比较棘手。在乳腺增生属于轻度以及乳腺纤维瘤直径小于 1cm 时,西医只是强调注意观察和定期复查,不主张用药和手术,因为激素类药物往往达不到控制目标的目的,而且副作用大,手术则清除不干净,容易复发。然而,月经周期出现的有规律的乳房胀痛,以及乳房组织发生的器质性改变,给患者造成很大的心理压力,而精神紧张、情绪抑郁,又恰恰是患此类病的心理基础,因此,寻求中医治疗的患者颇多。一诊从脉证观察，属于肝郁血热，故处以丹栀逍遥散合神效瓜蒌散加减，因为患者月经一直提前，经期长，故去当归、白术等偏温的药，加黄芩、漏芦、天花粉等。加天花粉出自《闻过喜医辑》中马继松先生的经验，马先生认为：天花粉经现代研究证实，有极好的抗肿瘤作用，对于急慢性炎症或非炎性包块，如乳腺增生，该药疗效确定。

二诊在症状改善且乳腺纤维瘤消除的前提下，为防止疾病反复，巩固疗效，继续汤、丸并投。坚持服药半年多，终于获得痊愈。

该案有本人的一处用药心得，即利用药物收与发、相反相激的辩证关系促使乳腺增生的消除。乳腺增生患者，大部分催乳素较高，表现为月经前长时间乳房胀痛，有的月经过后仍然有胀痛感，治疗须疏肝理气、活血消胀。中药的此类药物很多，选择余地颇大，我常选择以下两个配伍。其一，炒麦芽配穿山甲，有一发一收之妙。炒麦芽是传统的回乳散结药物，一般用于"退奶"，即抑制乳汁的分泌，但剂量宜大，单用一剂至少 50g 到 120g，此药经研究证实有抑制催乳素分泌的作用，用于消除月经前的乳房胀痛也有卓效，配合白蒺藜则可以增效。穿山甲、王不留行是传统的通乳散结药物，《本草纲目》说："穿山甲，王不留，妇人吃了乳长流"，一般用于"发奶"。其二，海藻配甘草，有相反相激之功。海藻中含有大量的碘，通过现代药理研究，发现含碘药物可以刺激促黄体生成素的分泌，从而改善黄体功能，调整雌激素和孕酮的比例，使得乳腺增生得以消除。但海藻的药性较弱，配合相反的药物甘草，是借其相互激荡的作用，以加强药物疗效。乳腺增生有时不易消除，中药软坚散结之品不少，用之能改善症状的也不少，但有时长期使用，仍然未见增生消除，利用以上两对药物一收一发、相反相激的作用，能使增生较快地消除。猫爪草、白蒺藜、牙皂等，理气活血，化痰消瘀。用药持之以恒，直至痊愈。

神效瓜蒌散合桂枝茯苓丸、调肝汤治疗乳腺小叶增生合并腺管轻度扩张

曹某，女，48 岁，湖南湘潭市人，2011 年 7 月 2 日初诊。患者近年来月经时间尚准，但量少，经前乳房胀痛，经后腹中隐隐痛，白带如清水，气味淡，平常怕冷。几天前经省妇幼保健院 B 超检查显示：双乳多发小叶增生并腺管轻度扩张，右侧大者 12mm×8mm，左侧大者 13mm×10mm。察之面色无华，舌质淡暗，舌边尖

有瘀斑，薄白苔，脉沉细。

处方：瓜蒌皮 30g，乳香 50g，没药 50g，当归 60g，炙甘草 30g，白芥子 30g，炮山甲 30g，蜂房 30g，石见穿 30g，王不留行 60g，鹿角霜 30g，巴戟天 30g，白芍 60g，菟丝子 60g，蜈蚣 30g，全蝎 30g。1 剂，为蜜丸，每日 2 次，每次 10g。

9 月 22 日二诊：服上方后，月经前乳房疼痛已经消失，月经量稍微增多，有少许血块，仍然月经后小腹隐痛，患者于 9 月 16 日在湘潭市中心医院行 B 超示：双乳腺管扩张已无，双乳小叶增生，子宫肌瘤，大约 2.7cm×2.4cm×2.7cm，左侧卵巢内囊性结节 3.0cm×2.4cm×2.4cm。察之面色稍微红润，舌暗红，苔薄黄，脉沉细。

处方：鹿角霜 50g，仙灵脾 30g，巴戟天 50g，当归 90g，山萸肉 60g，赤芍 50g，牡丹皮 30g，桃仁 30g，桂枝 30g，茯苓 50g，水蛭 120g，土鳖虫 90g，炮山甲 60g，蜂房 50g，白芥子 30g，三棱 60g，莪术 60g，皂角刺 50g，小海马 60g。2 剂为蜜丸，每日 2 次，每次 10g。

2012 年 1 月 15 日三诊：服上方后，B 超示：双乳小叶增生，子宫肌瘤，大约 1.1cm×1.0cm×1.3cm，乳腺导管扩张、卵巢囊性结节均不见，察之面色红润，舌淡，苔薄黄，脉沉细。嘱服成药桂枝茯苓丸半年。

☞ 用方思路

我在临床见到许多女性：上有小叶增生，下有子宫肌瘤、卵巢囊肿或结节，我谓之"增生体质"的妇女，大多属于阳证、热证，以中年妇女为多。有时无需手术治疗，用中药煎剂也没有明显效果。本案患者通过 B 超检查，出现了两侧乳腺导管扩张，这就必须高度警惕，因为导管扩张、乳腺纤维瘤、乳腺囊性增生，属于癌前期病变。然而，该患者导管扩张发生在乳房两侧，大小均不超过 1.5cm，还不具备手术指征；况且，一旦手术，必须行乳房根治术，医患双方都没有做好这种思想准备，故患者找中医治疗。从患者的全部证候来看，属于上实下虚，偏于血寒有瘀。上实则表现为月经前乳房胀痛，下虚表现为月经量少，月经后小腹隐痛，有寒则可见白带清稀，怕冷，有瘀则可见舌尖有瘀斑。一诊治疗重点在导管扩张，故以神效瓜蒌散为主，二诊重点在治疗子宫肌瘤、卵巢囊肿结节，故以桂枝茯苓丸为主，两方都合用了调肝汤。

神效瓜蒌散出自《医宗金鉴》，原文云："吹乳结核不散者，当早消之，久则成痈，用瓜蒌散。"全方共 5 味药，瓜蒌皮消痰，乳香、没药活血，当归养血，甘草和中。这是我治疗乳腺病最常用的方剂，此方所针对的病机是痰瘀胶结，证候是乳房胀痛不可触摸，特别是月经前疼痛。药物虽然只有 5 味，但伸展余地很大。止痛可以加蜈蚣、全蝎，化痰可以加白芥子、浙贝母，软坚散结可以加穿山甲、鹿角霜、王不留行等。调肝汤是我治疗月经后小腹隐痛属于冲任虚寒的有效方剂。乳腺增生类疾病，大多数为虚实夹杂，故神效瓜蒌散和调肝汤这两个处方合用，制成药丸，长期服用，寓消于补，消补兼施，对于未达到手术指征的各种慢性乳腺病有很好效果。

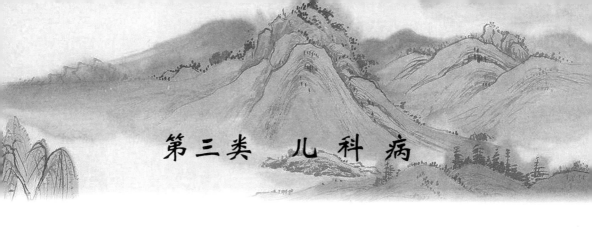

第三类 儿科病

一、感冒与发热

参苏丸治疗风寒感冒咳嗽

某患儿，女，7岁，常德人，2011年10月24日初诊。患儿平常易受风寒，经常感冒，本次感冒3天，咳嗽，咳痰色白，头痛，发热，1小时前量体温38.5℃，不出汗，不思饮食，今天呕过1次，大便正常，以前发热、咳嗽时，动辄服消炎药，输液，每次拖很长时间才好，这次家长想改服中药。察之面色微红，舌淡，苔薄白，咽喉不红，不痛，脉浮数，用参苏丸加减：杏仁8g，麻黄5g，苏叶10g，炙甘草10g，桔梗10g，前胡10g，枳壳6g，法半夏6g，陈皮5g，木香5g，葛根10g，茯苓10g，神曲10g，藿香10g，生姜10g，红枣10g。3剂。

服1剂药热即退下，体温正常，仍然有咳嗽，并未加剧，3剂药后，感冒痊愈。建议经常服用玉屏风散，预防感冒。

☞ **用方思路**

感冒初起时，即使发热、咳嗽，也千万不要用抗生素或输液，因为感冒大多数是病毒引起的，抗生素只对细菌有作用，不仅不能杀死病毒，反而使人体免疫功能受到压制，使感冒久拖不愈。感冒初起时可以根据个体的情况，选择中成药治疗，注意保暖，多休息，多喝开水，让人体的自愈力发挥作用。感冒一般分为两大类。一类是呼吸道感冒，一开始表现的重点是咳嗽、鼻塞，并可能伴随有头痛、发热、不出汗，或者汗不多。属于风寒者，多数有形寒怕冷，咽喉不痛，口不渴，舌淡，脉浮缓或浮数，用参苏丸；属于风热者，多数有咽喉疼痛，口渴，舌偏红，脉浮数，用银翘解毒丸、桑菊感冒片；属于"寒包火"者，既有形寒怕冷，流清鼻涕，又有咳嗽吐黄痰，用通宣理肺丸。无论是风寒感冒还是风热感冒，在全身症状缓解后，余留有咳嗽未痊愈，都可以用止嗽散加减收尾。另一类是胃肠型感冒，一开始表现的重点是呕吐、腹泻、腹痛，并可能伴随有头痛、发热、身痛等。偏于寒湿重者，用藿香正气丸；偏于湿热重者，用保济丸。当然，胃肠型感冒与呼吸道感冒不是截然划分的，在咳嗽、腹泻同时出现时，则可以选择参苏丸加藿香正气丸，或银翘解毒丸加保济丸，两类感冒同治。如果有食积，消化不好，不思饮食，口臭，舌苔厚腻，都可以加保和丸消食和胃。以上几首古方均流传了几百、上千年，一般中药店都有成药出售，十分安全有效，特别适合于小孩和老人服用。只要掌握了以上的辨证原则，每个普通人都可以选择对证的成药，不必上医院找医生，自己就可以治愈各种类型的早期感冒发热、咳嗽、腹泻。本案情况稍微有些复杂，所以我开的是煎剂。

预防风寒感冒的中成药，以玉屏风散为首选。此方出自《丹溪心法》，共 3 味药，以黄芪益肺护卫，白术健脾固中，防风祛风散邪。对于元气不足，免疫功能低下，体虚汗多，食欲不佳，容易受寒，经常感冒之人，特别是老人和小孩，服之有预防作用。然而，有些患儿，也经常出汗，容易感冒，但舌红、口干，食欲好，这是有内热，服玉屏风散则没有作用，可以服桑叶乌梅汤。这首验方出自我的经验，共 4 味药：桑叶 15g，清热止汗；乌梅 30g，生津止渴；黄芪 30g，御风固表；甘草 10g，清热解毒。可以煎成汤剂，当作饮料喝，清热止汗，预防风热感冒。

我曾经于 2011 年 7 月 13、14 日，在央视 10 台"健康之路"栏目做过"中医看过来：小儿感冒发烧咳嗽"的节目，介绍过治疗和预防感冒发热的葱豉汤、参苏丸、银翘解毒丸、玉屏风散、桑叶乌梅汤等，内容收载在拙著《我是铁杆中医》上卷。在这之前，也在该栏目讲解过"千古名方——藿香正气散、小柴胡汤、小青龙汤"等，点击新浪网"彭坚的博客"，就可以看到。但由于视频节目给予的时间有限，很多细节无法讲清楚。在播出后的一年多来，我收到各地发来的短信、邮件、微博数千条，全国许多观众都想进一步深入了解有关知识。故我在本节选择了 10 多例感冒发热咳嗽用不同方剂治疗的病案，患者都是小孩，意在尽量让家长们都能够学习和掌握。这些治疗的方法同样适合于成年人，只是用药的剂量须适当加大。

杏苏散治疗凉燥感冒咳嗽

黄某，男孩，5 岁，2012 年 11 月 5 日初诊。患儿感冒 3 天，咳嗽，有痰声，偶尔咳出白痰，咳剧时呕吐，流清鼻涕，不发热，口不渴，不出汗，食欲尚可。察之面色白，唇淡，舌苔薄白，有津液，脉弦数。用杏苏饮加减：杏仁 6g，苏叶 5g，炙甘草 10g，桔梗 8g，前胡 6g，枳壳 6g，法半夏 6g，陈皮 5g，茯苓 10g，生姜 10g，红枣 10g。5 剂。

服 3 剂后即痊愈。

☞ **用方思路**

杏苏散出自《温病条辨》，是参苏丸的减味方，治疗单纯感受凉燥，由于肺气不宣而引起的咳嗽。这种感冒咳嗽，多半在深秋天气转凉的季节易得，故吴鞠通称之为"凉燥"，患者咳嗽、吐白痰，舌淡，口不渴，但一般没有头痛、身痛，不发热，饮食尚可，身体不虚，故减去参苏丸中解表止痛、理气和胃、益气补虚的葛根、木香、党参 3 味药，使药味更加精炼、专一。但此方发汗解表的力量不够，如果发热，不出汗，则要加麻黄 3g 或豆豉 100 粒、葱白 5 根发汗透表；头痛，不思饮食，仍然要加入葛根 15g、木香 6g。

通宣理肺丸治疗寒包火感冒发热咳嗽

刘某，女孩，10 岁，2012 年 12 月 4 日初诊。患儿感冒咳嗽一周，服过感冒灵、氨苄西林（安必仙）、小儿氨酚黄那敏颗粒（护彤）等感冒药未愈，仍然咳嗽，痰多，色黄，流清鼻涕，怕冷，不出汗，体温 38℃。舌淡红，有薄黄苔，脉浮缓。用通宣理肺丸加减：杏仁 9g，苏叶 10g，炙甘草 10g，桔梗 10g，前胡 10g，枳壳 6g，法半夏 10g，陈皮 10g，茯苓 10g，生姜 10g，红枣 10g，麻黄 6g，黄芩 10g，浙贝母 10g。5 剂。

1 剂药后退热，服 5 剂后痊愈。

☞ **用方思路**

通宣理肺丸可以视为杏苏饮的加味方，即杏苏饮加麻黄、黄芩，用于治疗风寒感冒，属于"寒包火"的证候。因为仍然外有风寒未去，故鼻塞，流清鼻涕，怕冷，不出汗；风寒久滞，有往内走化热的倾向，故痰黄，舌淡而有薄黄苔，这都是"寒包火"的特征。如果鼻塞严重，清鼻涕中夹有黄鼻涕，则是感冒诱发鼻炎，可以合用辛夷散，即加辛夷 5g、苍耳子 10g、白芷 5g；如果黄痰多者，可以加浙贝母 10g；小孩素来属于"火体"，喜欢出汗者，再加桑白皮 10g、地骨皮 10g，清肺热。

疗效才是硬道理

以上几个属于风寒感冒咳嗽的案例，全部是用参苏丸及其变方治疗的。患者即使不找医生开煎剂，只要认准属于风寒或"寒包火"的感冒咳嗽，对证选择成药参苏丸或通宣理肺丸，都能够取得迅速治愈的效果。这两种成药，不仅适合儿童，也适合用于成年人。

《太平惠民和剂局方》参苏丸堪称治疗风寒感冒的标本兼治方，在临床运用极为广泛，灵活加减，可以适合各种风寒感冒、发热、咳嗽的患者。

本方共党参、苏叶、葛根、半夏、前胡、木香、枳壳、茯苓、桔梗、炙甘草、陈皮、生姜、红枣13味药。以党参益气，苏叶、葛根疏风解表，半夏、茯苓、陈皮化痰止咳，枳壳、前胡、桔梗、木香升降肺胃之气，生姜、红枣调和营卫。用治虚人感受风寒，头痛，咳嗽，痰多清稀色白等症。

如果表证郁闭的证候表现突出，不出汗，身痛，头痛，怕冷，发热或不发热，则用原方加麻黄散寒解表或用葱豉汤煎煮后，送服成药参苏丸；如果咳嗽的症状表现突出，则加杏仁降气止咳；如果兼内有郁火，则加黄芩清热，痰黄，再加浙贝母化热痰，咽喉疼痛，再加玄参清热解毒；如果脾虚突出则加白术，即合六君子汤健脾益气，特别是抵抗力下降，反复咳嗽者，尚可加黄芪，党参改白参益气固表，有很好的预防再次感冒咳嗽的作用；如果兼有肠胃不适，则加藿香、神曲、山楂，化湿、消食、开胃。

银翘散合止嗽散治疗风热感冒发热咳嗽

邵某，男孩，6岁，长沙市人，2011年8月11日初诊。患儿从昨天起，感冒发热，头痛，咳嗽，有黄白色痰，咽喉疼痛，精神疲惫，服用退热药和注射抗生素后，没有退热。半个小时以前量口表，体温39.8℃。察之面色红，舌红，咽喉红肿，舌苔薄黄，脉浮数。扪之额头微微有汗，全身干燥无汗，大便不干结。

用银翘散加减：金银花15g，连翘10g，薄荷6g，荆芥6g，桔梗10g，甘草10g，豆豉10g，牛蒡子10g，芦根15g，淡竹叶6g，黄芩6g，玄参10g，浙贝母10g。2剂。加小葱的葱白连须5根，拍烂，加水4碗，煎开后8分钟，先服1碗，其他药泡在容器中，下次服时，煎开即可。如果烧未退，2个小时后，再服一次，每剂药可以服3~4次。

服上方1剂后，汗出热退，第2剂不用葱白和豆豉，服完后，仍然有咳嗽，咽喉微痒，有痰，咳不出。舌淡红，脉缓。

处方：荆芥 6g，紫菀 6g，白前 6g，百部 6g，桔梗 10g，炙甘草 10g，陈皮 6g，川贝母 5g，玄参 6g。3 剂。

服完后，咳嗽已愈。

☞ **用方思路**

银翘散是治疗风热感冒的首选方剂，虽曰"散"，其实是饮片煎服。做成药丸，则称作银翘解毒丸，丸剂以水丸为佳，不宜做成蜜丸。方中以金银花、连翘清热解毒，轻宣透表为君药；荆芥、薄荷、豆豉辛散表邪，透热外出为臣药；牛蒡子、桔梗、甘草利咽散结，竹叶、芦根清热止渴，共为佐药；甘草调和诸药为使药。本方可治疗发热、头痛、微恶风寒、口微渴、舌微红、苔薄白等外感上焦风热之证。从我的临床经验来看，用本方的要点是服药的方法。一般感冒咳嗽，每天煎 1 剂药，服 2～3 次即可；风热感冒重证，则以每 4 小时服一次为妥。叶天士在《温热论》中说："温病传变最速。"风热感冒往往比风寒感冒发展变化要快，及时控制，非常重要。加之中药是天然药物，比化学合成的西药有效成分低得多，采用总剂量较大、频繁投药的方式，使药物的有效成分在血液中始终保持较高的浓度，对于迅速控制和治愈疾病是十分有利的。吴鞠通很懂得这个道理，他创制的名方银翘散就是采用这种重者 4 小时服一次的频服法。然而，吴鞠通太过于拘泥"在卫汗之可也，到气方可清气"的原则，往往在温热病初起时避开苦寒药，用过银翘散几天之后仍不解时，再加黄芩、栀子等苦寒清热药，这无异于刻舟求剑，有时会耽误病情。不少当代医家对此亦有微辞，如朱良春、姜春华等前辈曾撰文指出：对重证温病，一开始就要用苦寒药"截断"。

我在临床用银翘散治疗重证风热感冒发热咳嗽的患者，一开始就在原方中加葱白、杏仁、黄芩、板蓝根、玄参；若胸脘痞闷，胃纳不佳，更加郁金、石菖蒲、藿香、神曲；金银花与板蓝根常用至 30g。每剂药用四五碗水煮开数分钟，热饮一碗，余下的药汁让其浸泡在药中，每两三小时热饮一碗，使身上始终保持微汗，患者常常一天之内，未尽剂而愈，且很少有人继发支气管炎与肺部感染。

风热感冒从罹患的季节来看，以春夏秋季为多，属于火体者为多。患者一般都有咽喉疼痛，发热，不怕冷，或轻微怕冷，汗出不多，舌红，舌苔薄白，脉数等症状。原方外透的力量尚不够，故我常加葱白，助热外达；汗闭得厉害，甚至可以加麻黄 3～5g，暑天则可以加香薷 5g。如果仍然不出汗，可以先服西药布洛芬混悬液（美林）或对乙酰氨基酚混悬滴剂（以下均称泰诺林）等，出汗后，继续服银翘散，则不会再反弹。因为温热之邪内传迅速，故原方加黄芩清郁火以预防，咽喉疼痛较甚，则加玄参清火解毒。如果咳嗽痰黄，则加浙贝母清热化痰。此方的煎服法也非常重要。煮开后几分钟即可，不宜久煎。2 小时服 1 次，1 天可以服三四次，以汗出热退为度。如果服后汗出不多，热度继续升高，有惊厥抽搐倾向者，则加羚羊角磨服或煎水兑服。有的患儿曾经有过高热惊厥的病史，改用羚翘解毒丸，或一开始用银翘散时，即加羚羊角汁。羚羊角取汁的用法：可以用整支羚羊角放在药用磨盘中，加水，磨 5 分钟，也可以用羚羊角片 5g，放在压力锅中加阀煮半小时，取汁，兑入煎好的药中。

止嗽散出自《医学心悟》，由桔梗、荆芥、紫菀、百部、白前、甘草、陈皮 7 味药组成。本方的最大特点是药物的组成专一于止嗽，《医学心悟》的另外一首同名方"止嗽散"，连祛风的荆芥都予以去掉，很能说明作者构方的用意。全方不宣发，不肃降，不寒凉，不温燥，不滋腻，不收敛，其平和稳妥之性，反而使得本方在治疗各种咳嗽时有了很多加减进退的回旋余地，后世对此方治疗咳嗽的评价也很高，许多医家以此作为治疗咳嗽的通治方，我常借其平和之性，用于治疗小儿咳嗽，初起时，加杏仁 10g、蜜炙麻黄 5g；有内热，夜汗多，加桑白皮 10g、地骨皮 12g；咽喉有痰，咳之不出，加川贝母 5g、玄参 6g。成年人、小孩在风寒、风热已解，余留咳嗽不已时，亦可用此方加减治疗，以收全功。

藿香正气丸治疗发热呕吐腹痛腹泻

张某，5 岁，男孩，2015 年 3 月 24 日初诊。前天患儿的父母带他去野外踏青，吃了烧烤，受了风寒，回家后，即肚子不舒服，昨天白天腹泻 3 次，呕吐 2 次，晚上 8 点钟发高热 40℃，送医院看急诊，输液和服抗生素一晚，高热未退，上午 9 点来看中医。进诊室前量体温，腋下 39.5℃，察之面色不红，头痛，恶心，今早呕吐一次，腹痛，不肯吃饭，不愿喝水，舌淡，苔白，脉浮数。

处方：藿香正气丸 3 包，葱白 5 根，淡豆豉 50 粒，生姜 3 片，红枣 3 个，加 1 碗水，煎开 5 分钟，得半碗药汁，分 2 次喂，上午喝完。热未退的话，下午仍然用 3 包藿香正气丸加姜枣煎服。

当天晚上热退病愈。

☞ 用方思路

藿香正气丸最初的制剂是藿香正气散，出自《太平惠民和剂局方》，即把药物切成粗末煎服，这种散剂与今天的中药饮片相比，既节料又省时。方中以藿香芳香化湿，和胃止呕，兼解表邪，故为君药；紫苏、白芷、桔梗宣散解表，半夏、陈皮和胃化痰，厚朴、大腹皮消胀除满，白术、茯苓健脾利湿，均为臣药；甘草、姜枣调和脾胃，均为佐使药。诸药合用，使风寒得以表散，湿浊得以温化，脾胃得以和调，则寒热吐泻疼痛诸症得以消除。

从我的临床经验来看，本方所适合的病证为胃肠型感冒或急性胃肠炎初起，以腹痛、呕吐、腹泻、舌苔薄白或白腻为主证，或兼有寒热、头痛、身痛等表证。这类疾病发病率极高，一年四季均有，举凡饮食不洁，消化不良，又贪冷受凉，或刚到异地，水土不服，或季节交替、气候变化时，温差过大，湿度过大，均可影响到肠胃功能而出现以上病证。有的老年人或体弱之人，因为适应气候变化的能力以及肠胃消化吸收功能减退，往往不必等到寒热、呕吐、腹泻等证候出现，只要有纳呆、胸闷、身体酸疼、苔白腻等不适时，又有气候、饮食变动的因素在内，医生就应当考虑到胃肠型感冒的可能性，而选择本方。伯父推崇本方为"千古第一方"，实为经验所得，道出了临床的一种诀窍。他在其所工作的湘雅医院，曾治一例因急性腹痛剖腹待查的患者，临上手术台时，家属改变主意，拒绝手术，改用中药，结果一剂藿香正气散煎剂而腹痛缓解，3 剂药痊愈。他根据湖南以及江南、广东一带夏天湿重、热重的特点，对于那些夏季容易闭痧、中暑、食欲不振的患者，每到这个季节，即劝导他们用藿香正气丸二三包和六一散一包，每天泡茶喝，用以解暑清热利尿，起到了养生保健、预防疾病的作用。因此，掌握好运用这首方的内外环境，既可防患于未然，又可使得很多看似凶险的疾病化解于平淡的治法之中。2010 年春节，我在中央电视台 10 台科教频道《健康之路》栏目"千古名方"，专门做了一集"藿香正气散"，向全国观众隆重介绍了这首流传千古、至今仍然是最畅销的中药制剂。

古方藿香正气散目前有酊剂、水丸、蜜丸、胶囊几种剂型。酊剂发挥作用快，对于止腹痛、头痛效果最好，但儿童、患有胃病和对酒精过敏者不适合。水丸对止腹泻、呕吐效果好，但作用稍慢，有寒热表证时，宜用豆豉、葱白煎水送服，恶心、呕吐时，加生姜、红枣，有食滞时，宜用炒神曲、麦芽、山楂，即焦三仙煎水送服。蜜丸的剂型不合古法，效果也稍差。用丸散时，1 日服 3～5 次为妥，每次宜 2～3 包（瓶），因为目前各种包装的藿香正气丸剂量偏小，每包仅 3g。

小柴胡汤治疗感冒发热咳嗽

　　李某，女孩，7 岁，长沙市人，2011 年 4 月 15 日初诊。患儿感冒发热已经 1 周，刚开始发高热，达 39℃，服感冒药退热后，这两天又开始低热，波动在 37.8～38.5℃。晚上体温高一点，食欲有所减退，咳嗽，有痰声，偶尔咳出黄痰，口微渴，小便黄，大便偏干，舌淡红，有薄黄苔，咽喉微红，不痛，脉细数。用小柴胡汤加减：柴胡 12g，半夏 6g，炙甘草 10g，黄芩 6g，沙参 10g，生姜 3 片，红枣 3 个，枳壳 10g，桔梗 10g，杏仁 6g，浙贝母 10g，虎杖 10g。5 剂。服上方后，咳嗽痊愈。

☞ 用方思路

　　小柴胡汤有成药颗粒剂，许多家长都用来给小孩退热，但在什么情况下使用才是正确的？则很茫然。因为在小柴胡颗粒剂说明书上"功能主治"是这样写的："解表散热，疏肝和胃。用于外感病，邪犯少阳证，症见往来寒热，胸胁苦满，食欲不振，心烦喜呕，口苦咽干。"生产厂家编的这条说明文字，改写自《伤寒论》第 96 条："伤寒四五日中风，往来寒热，胸胁苦满，默默不欲饮食，心烦喜呕"及第 263 条："少阳之为病，口苦，咽干，目眩"。其中，什么是"少阳证"？什么是"往来寒热"？什么是"苦满"？什么是"喜呕"？这些专有名词，即使是中医药大学的高年级学生学习《伤寒论》时，都必须在老师的讲解下才能够弄清楚，这样的说明书，怎么能够让现代的老百姓看明白？又怎么去推广小柴胡颗粒的运用？何况《伤寒论》记载小柴胡汤的原文，除了描述"往来寒热，胸胁苦满，默默不欲饮食，心烦喜呕"这四大主证之外，并没有完，还有 7 个兼证："或心中烦而不呕，或渴，或腹中痛，或胁下痞硬，或心下悸、小便不利，或不渴、身有微热，或咳者，小柴胡汤主之。"因此，小柴胡汤除了可以退热之外，也能够兼治感冒咳嗽。宋代著名的伤寒派医生许叔微有诗云："小柴治咳值千金"，说明他是擅长用小柴胡汤治疗感冒发热咳嗽的。而小柴胡颗粒并没有标明可以治疗咳嗽。然而，小柴胡颗粒不是所有感冒发热咳嗽都能够运用，中医要讲究辨证论治。《伤寒论》把感冒初起，发热、怕冷、头痛、咳嗽，疾病在表，叫作"太阳病"。这个阶段可以用麻黄汤、桂枝汤加厚朴杏仁汤、参苏丸等，也可以用我在央视 10 台《健康之路》"中医看过来：小儿感冒发烧咳嗽"节目中提到的"葱豉汤"，发汗解表。

《伤寒论》把感冒在表证阶段未愈，进入到半表半里时，叫作"少阳病"，这个阶段发热的特点是一阵发热，一阵怕冷，交替出现；或者发热退了以后，又开始发热。这就是"往来寒热"。伴随的其他症状还有：口苦，咽干，头晕，咳嗽，欲呕，不思饮食，舌淡红，有薄白苔或薄黄苔，脉弦。掌握了这些证候，用小柴胡颗粒治疗感冒、发热、咳嗽、呕吐，就目标明确了。本案是用煎剂治疗的，用沙参代替党参，是因为其既可补气，又能止咳，一物二用。加杏仁、枳壳、桔梗，是用之调节肺部气机的升降，止咳效果更好。加浙贝母，是因为痰黄，说明风寒入里，开始化热，用以清化热痰。加虎杖，是因为大便偏干，虎杖除了含大黄素可以降火通便之外，对呼吸道炎症也有消除作用。

小青龙汤合止痉散治疗支原体感染久咳

孙某，男孩，5 岁，2010 年 3 月 15 日初诊。患儿感冒咳嗽已经持续 1 个多月，开始时发热、咳嗽，用过 3 天抗生素之后，发热已退，但仍然咳嗽，且日益加剧，近两天咳通宵，咳痰清稀，如泡沫状，咽喉痒，痒则咳。用过多种中西药没有效，西医诊断为支原体感染。小孩的父母告知，此儿从 3 岁起，每个月都感冒，几乎不断。察之面色青灰，消瘦，头发稀疏，食欲不佳，舌胖淡，有津液，咽喉不红，脉缓，大小便尚可。

处方：麻黄 5g，桂枝 6g，炙甘草 10g，细辛 3g，干姜 6g，白芍 10g，五味子 5g，法半夏 6g，地龙 15g，蜈蚣 1 条，全蝎 5g。7 剂。

3 月 21 日二诊：服上方后，咳嗽减轻十之八九，只是偶尔咳几声，咽喉已经不痒，只是精神有些疲倦，舌淡，有津液，脉缓。

用六君子汤加减：白参 6g，茯苓 10g，炙甘草 10g，白术 10g，陈皮 5g，法半夏 5g，干姜 5g，五味子 5g，细辛 3g。7 剂。

服上方后，咳嗽痊愈。嘱再加黄芪 15g，红枣 5 个，服 15 剂。

☞ **用方思路**

小青龙汤是温阳化饮之剂，治疗因为风寒外束、水饮内停引起的咳嗽十分有效，用于儿童咳嗽的概率非常高。当天气变冷或季节更替的时候，儿童容易受寒感冒，一见到咳嗽，特别是一旦发热，家长往往惊慌失措，赶忙送去医院输液，服抗生素。输液会导致水饮内停，长期用抗生素则导致阳气受到压制，发热虽退，但咳嗽缠绵不愈。医院检查的结果，经常被告之"支原体感染""衣原体感染"。这种错误的用药方法，对于属"寒体"的小孩危害更大，因为这种小孩阳气不足、温化水饮的能力更差。我在央视 10 台《健康之路》做"千古名方·小柴胡汤"的节目时，提出过"抗生素儿童"的概念，在接着做"中医看过来：小儿感冒发烧咳嗽"的节目时，提出感冒发热咳嗽一开始，最重要的是宣肺、解表，不能用抗生素！本案就是一例典型的"抗生素儿童"。这类患者特别适合于用小青龙汤治疗。不论咳嗽的时间多久，不论还有没有感冒症状，只要咳痰清稀，舌淡，咽喉不红，说明寒饮仍在，尚没有化热，仍然需要温寒、化饮、宣肺、外透。可以大胆使用小青龙汤。如果已经开始化热，口渴，则加石膏 15g。

小青龙汤出自《伤寒论》方，方中以麻黄、桂枝发汗解表，干姜、细辛温肺化饮，半夏燥湿化痰，五味子敛肺止咳，芍药、炙甘草益气和营，合而成为解表化饮、止咳平喘之剂。

从我的临床经验来看，本方适合的病机是肺有寒饮。凡素来阳虚，内有痰饮的慢性支气管炎患者，感受风寒后急性发作，咳嗽气喘加重，但尚未化热，无论有无恶寒发热，无论有汗无汗，但见咳嗽、气喘而形寒怕冷，唾痰色白清稀有泡沫，咽喉不红，舌胖淡，苔薄白者，皆可运用。小青龙汤堪称治疗慢性支气管炎急性发作属于寒证最有效的处方，但有些人畏之如虎，怕麻黄、桂枝上火，怕麻黄升血压，其实只要"认证无差"，是无须顾虑的。我常于方中加杏仁 10g、地龙 30g，主要是考虑到：小青龙汤具有宣散之力，可以导致气机向上，而咳喘的病机，本来就是气逆于上，如加杏仁、地龙以降气、止咳、平喘，则使得肺气的升降失常得到更好的调节。何况借杏仁、地龙的柔韧，可制约麻桂的刚烈；麻黄虽升压，地龙可降压，如果患者血压高，大便不稀，地龙可以加到 50g。只是有严重的心脏病时，麻黄须慎用，可以去原方中的麻黄，加附子 10g。药书虽说附子畏半夏，但经过我多次临床使用，并未发现任何副作用。本方经过加味之后，多年来我在临床使用的效果颇佳。

使用本方，辨证的关键是咳痰清稀，如泡沫状，咽喉不红，这是"肺有寒饮"最重要的体征。特别值得指出的是：目前滥用抗生素的现象十分严重，不少患者，尤其是儿童，在感冒初期，即用抗生素压制，炎症虽暂时被控制住了，咳嗽、气喘仍然迁延不止，变成慢性支气管炎，一般的止咳药罔效。如见咳痰清稀，或干咳无痰，咽喉不红，舌淡口不渴，多是寒邪闭塞于内，不论时日多久，仍须用小青龙汤大力宣发。有的患儿属于"火体"，原本容易出现咽喉红痛，用大量抗生素之后，咽喉不红，服小青龙汤时，宜合用泻白散，即加桑白皮 10g、地骨皮 10g，以防止肺中伏火被温药诱发。

本案用了两味在治疗咳嗽方剂中很少见到的动物药，即蜈蚣、全蝎，目的是为了止痒。咽喉瘙痒，经常是咳嗽伴随的一个典型症状，瘙痒一日不停，咳嗽一日不愈。初起的咳嗽、咽痒，用金沸草散有效；用六神散治疗慢性咽喉炎引起的咽痒，也颇能见功；朱良春老提出在对证药中加蛇床子止痒，更不失为一种经验之谈。但是属于小青龙汤证的寒饮久伏、将化热而未化热所导致的咽喉剧烈瘙痒，痒得钻心，极难消除者，特别是所谓"支原体""衣原体"感染者，这种痒长期缠绵，时间拖得很长。根据我的经验，用蜈蚣、全蝎最有效。这两味药名止痉散，是一首验方，寻常用于止痛，很少见到有人用于止痒。但我分析：咽痒属于风邪上扰，因痒导致的剧烈咳嗽，类似于痉咳，止痉散的主要作用正是熄风止痉，对于这种难治的咳嗽，理当有效。近年来，我用于治疗咽喉剧烈瘙痒引起的咳嗽，在对证的方剂中合用止痉散，常有奇效。有的家长看到小孩的药中有蜈蚣、全蝎，害怕中毒，我反问他们：吃蛇肉怕不怕中毒？不怕，原因在于蛇咬了人，唾液进入了血液，才会导致中毒，麻痹中枢神经，而蛇肉是没有毒的。普通蜈蚣、蝎子唾液中的毒性远不及毒蛇。法国大餐中有一道菜就是油炸蝎子，食其肉，享其美味，何毒之有？香港药店有一种中成药"蜈蚣散"，就是专门用来治疗久咳不愈的，特别严重者，还可以加用蝉蜕、僵蚕，协助蜈蚣、全蝎止痒愈咳。

厚朴麻黄汤、参蛤散、三子养亲汤治疗感冒喘息性咳嗽

宋某，女孩，9 岁，2011 年 7 月 12 日初诊。患儿从 6 岁起，经常感冒咳嗽，每次持续一两周，咳剧时，则能够听到喘息声，西医分别诊断为过敏性支气管炎、喘息性支气管炎、喘息性咳嗽等，用过抗生素、激素、氨茶碱、雾化剂等药物，见效慢。患儿体质越来越差，本次发作已经 2 天，怕冷，咳嗽，口渴，小便黄，大便偏干，痰白而黏稠，白天较少咳，晚上频繁，咳嗽加剧时，可以听到喘息声。察之面色不华，微喘，烦躁，舌淡红，苔薄黄，脉弦数，平素夜尿多，食欲不好。用厚朴麻黄汤加减：厚朴 10g，麻黄 5g，干姜 6g，五味子 6g，细辛 5g，石膏 30g，杏仁 6g，炒小麦 30g，射干 10g，苏子 10g。5 剂。

7月16日二诊：咳喘已平，服中药期间未用西药。缓则当标本兼治，用参蛤散合三子养亲汤加减为丸：蛤蚧2对，白参50g，苏子50g，白芥子30g，莱菔子30g，厚朴30g，射干30g，桑白皮30g，黄芩30g，浙贝母30g，虎杖30g，紫河车60g，仙灵脾30g。1剂，为蜜丸，每天2次，每次5g。1剂大约可以服2个月，饭后开水送服。

服上方期间，没有感冒咳喘，食欲增加，夜尿减少，大便顺畅，体质增强。拟再服1剂，以巩固疗效。

☞ 用方思路

厚朴麻黄汤与射干麻黄汤都是小青龙汤的变方，我经常用之治疗小孩喘息性咳嗽，十分有效。《金匮要略》中记载射干麻黄汤的原文是："咳而上气，喉中水鸡声，射干麻黄汤主之。"上气就是气喘，气往上逆；水鸡声就是青蛙叫的声音。这句话非常形象地描述了喘息性咳嗽的典型症状。射干麻黄汤即小青龙汤去桂枝、干姜之热，白芍之收，甘草之缓，专以麻黄、细辛宣肺，加射干利咽喉，配五味子下气，加紫菀、款冬花润燥，加生姜配半夏开痰，四法荟萃于一方，分解其邪，加大枣运脾和药性。整首方剂不寒、不热，药性平和，特别适合于儿童服用。《金匮要略》中厚朴麻黄汤的原文是："咳而脉浮者，厚朴麻黄汤主之。"证候记述十分简略。此方即小青龙汤去桂枝、白芍、炙甘草，加厚朴、杏仁、石膏、小麦。保留了小青龙汤中的半夏、干姜、五味子、细辛4味药，按照清代陈修园的说法，这个4味药的组合，是张仲景"治疗水饮不可挪移之品"，加石膏之后，石膏配干姜，温凉并用，说明寒饮已经化热，形成了寒热错杂的局面；石膏配麻黄，不唯辛凉解表，还善于宣泻痰热。加厚朴、杏仁，降气平喘的作用大增，加小麦，可以益气、养胃、安神。全方以化饮、平喘、止咳为主，有麻黄之辛、干姜之温、石膏之凉、小麦之补，看似杂乱，但实际上非常适合于治疗寒热错杂、虚实夹杂的咳喘病。本案就是这种情况，我再加射干利咽喉，苏子平喘，效果更好。然而，在喘息性咳嗽急性发作时有效，在缓解时还须治本。故二诊时以参蛤散合三子养亲汤为丸剂标本兼治。

三子养亲汤出自《韩氏医通》，以苏子降气平喘，莱菔子消胀化食，白芥子利气豁痰。三子药性平和，用于老年人、体虚人以消除痰涎，疗效颇佳。

升降散治疗高热：急性扁桃体炎

汤某，女，3岁，深圳人，1995年9月2日初诊。患儿每月都因扁桃体炎发高热住院，全家为此困扰不堪，西医建议动手术摘除，未获同意。目前患儿发高热3天，上午10时量体温39.8℃，舌红有津液，口不渴，咽红，扁桃体红肿疼痛，头不痛，无其他感冒症状，全身滚烫无汗，饮食玩耍如常，发育也良好，询之已经3日不大便，平常大便干结。处以升降散加减：大黄10g（后下，煎5分钟即可），蝉蜕5g，僵蚕10g，玄参15g，板蓝根25g，土牛膝25g，麦冬15g，生地黄15g。煎法悉照升降散，1剂即大便通而热退。叮嘱家长：每遇大便干结几天不解时，即将原方服一二剂，俾大便即通而火降。

2006年5月，患儿来长沙，询之10年来，再未因为扁桃体炎而发热住院，发育成长良好。观察其扁桃体，仍然胖大，但对身体已不造成危害。

☞ 用方思路

升降散出自杨栗山的《寒温条辨》，更早出自明代的《二分析义》，在清代流传极广，是治疗瘟疫热病的一首名方，经常被当时的医家做成丸剂，在疫区广泛施舍。此方又称作"培赈散"，晚年吴鞠通在《吴鞠通医案》中一反温病初起，概用辛凉解表的风格，将升降散合银翘散、普济消毒饮，去柴胡、升麻、黄连等，制成代赈普济散，治疗温毒、喉痹、项肿、发疹、发斑、温痘、牙痛、杨梅疮毒、上焦风热、皮毛痱瘰等。

本方仅4味药：僵蚕10g，蝉蜕5g，大黄12g，姜黄9g，以加饭酒30g，同水煎药，煎好后，加蜂蜜15g，冷服。原方为散剂，也可为蜜丸，蜜丸名太极丸。僵蚕、蝉蜕药性主升，大黄、姜黄药性主降，以加饭酒同煎使药力上升，加蜂蜜冷服使药力下降。通过这种药物升降的调节，使拂郁在表里的邪热得以上下分消，化解于无形之中，组方简练，疗效卓著，极具哲学的魅力。

患儿慢性扁桃体炎反复急性发作，引起高热不退，在临床所见极多，每次发作，动辄39℃以上，用抗生素往往须一周左右才能退热，而对证用升降散的患儿，只须一二剂即热退身凉。这类小孩大部分属于"火体"，病机是阴虚内热，这有可能与营养过剩或营养失调有关。一些家长看到患儿汗多、时有咳嗽，常发高热，以为是身体虚弱所致，常给患儿服用治虚汗的补药，如黄芪制剂之类，或注射提高免疫功能的药物，这是个认识的误区，不但不效，而且有害，因为这些药物助长了内热，容易激活慢性炎症。要劝说小孩多吃蔬菜、水果，少吃辛辣刺激物、冰饮料、高蛋白、高脂肪类的食品，如肯德基之类，以利于炎症的吸收。中医的治疗法则，应当以滋阴清热为主，以钱乙的泻白散最为有效，此方出自《小儿药证直诀》，以桑白皮清肺热，地骨皮滋肺阴，炙甘草和胃。我常加麻黄根止汗，杏仁止咳。大部分小孩在发高热之前，即由慢性转为急性扁桃体炎时，往往几天不解大便，睡卧不安，或大量汗出，说明内热正在集聚，津液受到煎熬，此为发病先兆，服用对证药物如升降散之类一二剂，大便通畅，火往下降，即可阻止发热。急性炎症得以控制后，转为慢性期，可用太极丸合泻白散加减，长期服用，以求根治。只要家长注意以上几点，又经过较长时间的滋阴清热治疗，阴虚内热的体质得到调整，慢性炎症得以缓缓吸收，最终可治愈，而不必用手术治疗。

在当代名医中，蒲辅周先生最重视升降散及其衍生的15首治疗瘟疫的方剂，不仅在《蒲辅周医疗经验》中详细列举全部方剂，而且告诫其学生要好好研究，蒲老认为："其名曰升降散，盖取僵蚕、蝉蜕升阳中之清阳，姜黄、大黄降阴中之浊阴，一升一降，内外通和，而杂气之流毒顿消矣""瘟疫之升降散，有如四时温病之银翘散"。[14]

虽然蒲老一再强调升降散治疗热性病的重要作用，但我始终心存疑惑，认为瘟疫毕竟不是四时温病，并非经常可以看到，特别是受到现代观念的影响，容易把瘟疫同急性传染病等同起来，总觉得难有用此方的机会。直到遇到急性扁桃体炎这一类病，一发作即高热，无外感风热所应有的头痛、咳嗽、鼻塞、微汗出等症状，用银翘散之类辛凉解表之剂罔效，发病的部位又在上下出入的门户咽喉之地，才考虑到用升清降浊、清解郁热的方法治疗，选择了本方。可见治病不能囿于病名，而要看所用方与病机是否吻合。

该案有本人的一处用药心得，即板蓝根、玄参、土牛膝同用，对咽喉疼痛有特殊的效果。大凡急性咽喉炎、扁桃体炎，咽喉疼痛而察之咽喉红肿者，均可使用本方。

仙方活命饮治疗高热：化脓性扁桃体炎

李某，男，7岁，2006年7月6日初诊。患儿患慢性扁桃体炎，经常发作，每次因为感冒诱发，动辄高热39℃以上，必须上医院用抗生素滴注始能退热。今年来，发作频繁，平均每个月上医院一次，现发热，39.3℃，汗多，颈背汗出，咽喉疼痛，大便干结，扁桃体红肿，右侧扁桃体有一处凹陷，旁边有米粒大黄白色脓点。询之去年发热，西医诊断为化脓性扁桃体炎。舌红，苔黄腻，口干，脉细数。当清热泻火，排脓解毒。

处方：金银花15g，连翘10g，桔梗15g，甘草10g，乳香5g，没药5g，浙贝母10g，黄芩10g，黄连3g，栀子10g，天花粉10g，皂角刺10g，穿山甲5g。3剂。每剂药煎2次，两碗药共分6～8次喂服，每隔2小时1次，每次1～2匙，可放糖。

7月9日二诊：服上方1剂后，体温开始下降，2剂后体温退尽，右侧扁桃体上的脓点消失。宜用蜜丸缓图，以巩固疗效。

处方：咸竹蜂30g，浙贝母30g，儿茶20g，血竭20g，桑白皮20g，地骨皮30g，玄参30g，僵蚕20g，蝉花20g，皂角刺10g，穿山甲10g，天花粉20g，黄芩20g，诃子30g，乳香10g，没药10g，桔梗30g，甘草30g。蜜丸，每天2次，每次3g，服后开水送服。

2007年5月随访，至今扁桃体炎未再发作。

☞ **用方思路**

仙方活命饮出自《校注妇人大全良方》，由金银花、浙贝母、皂角刺、穿山甲、天花粉、乳香、没药、防风、白芷、陈皮、当归、赤芍、甘草13味药组成。本方是治疗痈疽毒疮的名方，方中以金银花清热解毒、消散疮肿为主药，辅以当归尾、赤芍、乳香、没药活血散瘀止痛，陈皮理气行滞以消肿，防风、白芷疏风散结以消肿，浙贝母、天花粉清热排脓以散结，穿山甲、皂角刺解毒透络，以消肿溃坚，甘草清热解毒共为佐药。合而用之，共奏清热解毒、消肿散结、活血止痛之效。脓未成者，服之可使其消散，脓已成者，服之可促其外溃。

化脓性扁桃体炎的治疗，与痈疽相类似，都是细菌感染。初期脓未成之时，往往有寒战高热，扁桃体一侧有针头大隆起，呈半透明状；中期脓已成或已溃，则高热虽不退，但全身症状减轻，隆起部位出现白色、黄色脓头；脓排尽之后，则可痊愈。在初期阶段，可运用仙方活命饮，虽有防风、白芷、当归等温散活血之品亦无妨。中期则须去之以免助热，并加黄连、黄芩、栀子等苦寒药，以清热解毒。本病虽然来势凶猛，热度很高，但只要治疗得法，程序不乱，往往有惊无险，三五天可愈。得过一次化脓性扁桃体炎后，形成了一个病灶，容易再度复发，宜服蜜丸善后。

从我的临床经验来看，在急性扁桃体炎初起，恶寒发热，头痛，咽喉疼痛，舌淡，苔薄白，扁桃体红肿，但尚未见脓点时，可用原方煎服，也可去当归、赤芍、陈皮、白芷，加荆芥、薄荷、桔梗、僵蚕，即合用六神汤以疏风散结，则更加切合。一般服二三剂当热退、肿消、疼痛减轻。当二三天后，热未退，扁桃体一侧或两侧出现小脓点，仍然高热，头痛，舌红，苔薄黄，咽喉疼痛时，原方去陈皮，加桔梗排脓，玄参解毒，黄芩、黄连、栀子清热，一般3剂可热退脓尽，脓液排出后，疼痛与发热均会减轻。

该案有本人的一处用药心得，即化脓性扁桃体炎的善后用药。善后宜蜜丸缓图，以便长期服用，这是确定的，但古人并无成方可依。我设计的这个处方，以桑白皮、地骨皮、黄芩清泻肺热；桔梗、甘草排脓解毒；浙贝母、玄参、天花粉、皂角刺、穿山甲化痰散结；竹蜂、蝉花、僵蚕祛风化痰，消肿散结；乳香、没药活血止痛；诃子敛肺；血竭、儿茶生肌长肉，修复创面。其中，蝉花、竹蜂的使用临床比较少见，蝉花功同蝉蜕，但散结之力过之，竹蜂为生长于竹杆内的蜜蜂，祛风、化痰、定惊、止痛，为治疗咽喉病的要药，且宜入丸剂，但除了两广之外，知之用之者甚少。我历来认为：久病入络，选用虫类药以搜剔血络中的顽邪，是治疗许多慢性病的重要环节。我治疗慢性咽喉扁桃体炎喜用这两种虫类药，感觉疗效甚佳。

升降散合犀角地黄汤、葛根黄芩黄连汤治疗高热头痛

金某，女，7岁，发热3天，温度起伏不定，最高40℃，汗少，舌尖及周边红，舌心有苔，略黄厚，未大便，小便颜色不明。除了头痛之外，无任何感冒症状。当晚服用小柴胡颗粒，推拿经络，感觉热退了一点，患儿也安静入睡了。

处方：蝉蜕10g，僵蚕10g，姜黄5g，大黄5g，水牛角30g，羚羊角3g，生地黄30g，赤芍10g，牡丹皮10g，葛根30g，黄芩10g，黄连5g，炙甘草10g。1剂。

水牛角、羚羊角用压力锅先煎药半小时，药汁兑入其他煎好的药中，其他药煎15分钟。

1剂药后，热退身凉。岂知女孩的妹妹接着也发热头痛，症状与姐姐一模一样，同样用上方，1剂则热退。据云，患儿的同学中，这一时期不少人患同样的发热病。

☞ **用方思路**

本方是由升降散、犀角地黄汤、葛根芩连汤三方组成的复方。从证候来看，虽然高热，但并无表证，没有发汗解表的契机；舌苔薄黄，是气分有热；舌边尖红，是血分有热；大便未解而头痛是气机升降失常导致火热上走于头。首要的是：当用升降散调节气机，大便通则郁火下降；同时合用葛根芩连汤清解气分郁热，合用犀角地黄汤清血分邪热，加羚羊角熄风止痛。

这是一例网诊的病案。女孩的母亲是海归学人，相信中医，自己也积极学习中医的知识。平常小孩发热生病，都是自己开方抓中药服，不肯轻易用西药。这次出差在外，小孩发热，一时无法赶回来，只好请身边的蒋子丹阿姨代为开药。同时告诉蒋：我曾经治疗过她女儿发高热头痛，只吃 1 剂就好了，但是原方弄丢了，只记得处方中有一味羚羊角。

二、小儿白血病

小柴胡汤、大青龙汤治疗发热咳嗽：肺部感染

李某，女，3 岁，湖南邵东县人，2014 年 5 月 24 日初诊。患儿患急性粒细胞性白血病，住在省儿童医院进行化疗，发热 39.5℃左右，已经连续 44 天，西医检查有肺部感染，使用万古霉素多日，仍然控制不好，反复使用泰诺林等发汗剂，热退后，不久又起。已经花费 8 万余元。察之面色微红，咳嗽有痰，痰咳不出，抚之背部微润，舌红，有津液，脉细数。用小柴胡汤加减：柴胡 45g，法半夏 15g，黄芩 15g，炙甘草 15g，西洋参 15g，生姜 15g，红枣 5 个，鱼腥草 30g，金荞麦 30g，仙鹤草 50g，枳壳 15g，桔梗 15g。3 剂。9 小饭碗水，煎半小时，煎至 6 碗水，去渣，煎至 3 小碗水，每天 3 次，每次 1 小碗。

5 月 29 日二诊：服药第 1 天，发热即逐渐退下，第 2～3 天，再没有发热，但仍然咳嗽，欲呕，舌红，脉细数。用小柴胡汤加减：柴胡 15g，天花粉 6g，黄芩 8g，炙甘草 10g，西洋参 5g，生姜 5g，红枣 3 个，麦冬 10g，鱼腥草 15g，金荞麦 15g，仙鹤草 30g，杏仁 6g，川贝母 5g，枇杷叶 6g，竹茹 10g，芦根 10g，枳壳 6g，桔梗 6g。5 剂。

服上方后，已不咳嗽，肺部感染已经消失。

甘露饮治疗口疮：化疗后副作用

7月21日三诊：患儿又住院进行化疗，已经3天，咳嗽，有痰，口舌生疮，西医检查肺部感染，口腔溃疡。舌红，边尖有三四个溃疡点，疼痛不肯饮食，精神萎靡。用甘露饮加减：生地黄15g，熟地黄15g，麦冬10g，耳环石斛10g，人中白10g，鱼腥草15g，金荞麦15g，仙鹤草30g，枇杷叶10g。5～10剂。

服上方后，咳嗽、口腔溃疡逐渐好转。

银白散治疗脾虚发热：化疗后副作用

9月20日四诊：患儿又到医院进行化疗，低热，37.8℃左右，面色㿠白，思睡，精神极度疲倦，不欲饮食，大便稀溏。用银白散加减：白参10g，白术10g，茯苓10g，炙甘草5g，升麻10g，知母5g，扁豆10g，陈皮5g，砂仁5g。10剂。

10月6日五诊：服上方后，低热退，精神好转，食欲增加，大便已不稀溏，又开始咳嗽，痰黄，口渴，舌淡红，脉细数。止嗽散加减：紫菀10g，白前10g，百部10g，川贝母6g，桔梗10g，炙甘草10g，枇杷叶10g，鱼腥草15g，金荞麦15g，仙鹤草30g。10剂。

当归补血汤加味治疗虚劳：化疗后血象低

10月18日六诊：服药后咳嗽已愈，但面无血色，头晕，精神萎靡，食欲尚可。二便正常，舌淡，脉缓。西医检查，红细胞、白细胞、血小板均低。嘱咐出院后，服当归补血汤加味：黄芪50g，当归30g，西洋参5g，仙鹤草50g，鸡血藤30g，补骨脂10g，刺五加30g，女贞子15g，穿山甲5g，生地黄10g，麦冬10g。30剂。

服后检查，所有血象指标已经正常。

☞ **用方思路**

因为我坐诊的所在地长沙市退休医协门诊部（百草堂），离省儿童医院比较近，近年来，我在门诊部每半天接诊的白血病、再生障碍性贫血病患儿，常有5个左右，有时候多达10余人。多数患者是在儿童医院住院进行常规化疗时，出现高热、咳嗽、口腔溃疡、贫血等症状，用西药控制不好时，瞒着医院来找我诊治的。本案患儿在这次住院化疗时，以上症状全部经历过，具有一定代表性。故我选择这一病例，集中介绍在西医治疗白血病的各个环节，如何运用中药减少化疗药物的毒副作用，减轻患儿的痛苦的用方思路。

本案患儿初诊时，高热已经连续44天，西医检查有肺部感染，使用最高级的万古霉素多日，仍然控制不好，反复使用泰诺林等发汗剂，热退后，不久又起，小孩身体逐渐虚弱，家长心急如焚。

初诊我用小柴胡汤加减。对于发高热的白血病患儿，当出现怕冷、寒战、不出汗时，我一般选择用大青龙汤，麻黄18g，桂枝6g，石膏50g，炙甘草10g，杏仁10g，生姜10g，红枣5个。按照《伤寒论》的煎服法：9碗水，先煎麻黄半小时，去上面浮起的泡沫，再加入其他药物，再煎至3碗水。先服1碗，盖被取汗，不出汗，则半小时以后，再服第2碗。已出汗，则停服。倘若过了几个小时又发热，则服完剩下的1碗。一般1剂药则热即退。如果肺部感染较重，伴随咳嗽，则加鱼腥草、金荞麦、仙鹤草。我用过多次，疗效极为迅速，没有发现副作用。

本案患儿用泰诺林后，多次出过汗，表已不闭，用大青龙汤发汗解表透热显然不合。这种"热退汗出，继而复热"的情况，我认为属于"往来寒热"的一种表现，当用小柴胡汤和解。小柴胡汤须重用柴胡，其煎服法也当遵《伤寒论》，只煎1次，分作3次服。鱼腥草、金荞麦、仙鹤草是我用来治疗肺部感染的单方组合。其中，用金荞麦与鱼腥草配伍，是学自朱良春老的经验。朱老云："金荞麦虽见于《本草拾遗》，但在临床开拓运用却是近40多年的事。金荞麦清热解毒，祛风利湿，实验研究表明其虽无直接抗菌作用，但临床治疗肺脓肿、肺炎等肺部感染性疾病及肠道炎症有较好的疗效。余治疗上呼吸道与肠道感染，喜以本品与功能清热解毒、利尿消肿的鱼腥草相伍，加入辨证方中，常能获得较为满意的疗效。"[15]

仙鹤草又称"脱力草"，有强壮的作用，金荞麦、鱼腥草能清能利，仙鹤草能补能涩，三者配合，互为犄角，是治疗肺部感染的最佳选择。

甘露饮是我用来治疗口腔溃疡的主要方剂，对于肺胃阴虚挟湿热类型的口疮疗效颇佳。化疗容易伤肺和脾胃，肺胃阴伤出现口疮、咳嗽的，甘露饮正好相符，加金荞麦、鱼腥草则更为合拍。

银白散出自宋代《太平惠民和剂局方》，共人参、白术、茯苓、炙甘草、升麻、知母、扁豆、山药8味药。《太平惠民和剂局方》云银白散："治小儿百病，如慢惊抽搐，天柱倒，脚软，浑身壮热，面赤惊叫，赤白痢，不思乳食，不知饥饱，不长肌肉，诸病后无精神，少力气，不思食。禀受气祛小儿，可每日一服，最妙。"患儿胃口不开，故加陈皮、砂仁。

此方是四君子汤加味，由于宋代健脾胃的名方很多，如异功散、七味白术散等，这首方很少有人关注和运用。我最初是从《医方集解》读到此方的。中医界一般都把补中益气汤作为甘温除大热的代表方剂，但我认为此方更是健脾益气、升阳退热的代表方。其中，四君子汤加扁豆、淮山药健脾益气，升麻升清阳，知母降阴火。这种"阴火"来自于体内，非从外感而来。虽然发热，但没有外感的表现，反而饮食不佳，胃口不开，倦怠乏力，舌淡，脉弱，肌肤扪之不烫手。我亲眼见到伯父用之治疗小儿脾虚发热，不欲饮食，故经常将此方运用于临床，特别是用来治疗小儿夏季热，疗效显著。

当归补血汤加味是我用来升高血象的常用方剂，在患儿2次化疗的空隙间，能够坚持服用，可以增强免疫力，预防感冒，减少肺部感染的概率。

我用这一系列方法，在几个重要环节减轻了数十个患有白血病、再生障碍性贫血患儿在化疗期间的痛苦，节省了不少医疗费用，辅助西医，使孩子们安然渡过了幼小生命中的一大难关。这充分证明中西医在临床上密切配合，扬长避短，在对付一些世界性疑难病方面是大有可为的。可惜我国的中西医相互之间仍然存在着很大的隔阂，乃至找我看病的白血病儿童都是避开医院偷着来的，即使有效，也只能在病友之间私下传播，不敢公开。这不能不说是一种悲哀！

三、鼻　炎

苍耳子散治疗鼻渊：小儿慢性鼻炎、腺样体肥大症

李某，男，11岁，长沙市人，小学生，2004年10月25日初诊。患者自从3岁起，即患慢性鼻炎，时好时发，本次因为感冒诱发，已经6天，鼻中流涕，清浊相兼，色白量多，睡觉时因为鼻塞，以口呼吸，时有鼾声，面色㿠白，鼻翼肥大，舌胖淡，苔白腻，脉弦。处以辛夷散加减：辛夷6g，苍耳子10g，白芷5g，细辛3g，荆芥5g，桔梗10g，甘草10g，诃子5g，麻黄5g，石菖蒲10g，路路通10g。7剂。

11月4日二诊：服上方鼻涕减少，但有少量黄涕，鼻堵塞减轻，上方去细辛，加浙贝母10g，桑白皮10g，黄芩6g。续服7剂。

11 月 12 口三诊：鼻中流涕基本消失，西医检查：慢性鼻炎，腺样体肥大，鼻中隔轻度弯曲。患者家长要求服丸药以求根治，处以原方加减：辛夷 5g，苍耳子 10g，白芷 10g，细辛 5g，荆芥 5g，桔梗 10g，甘草 10g，诃子 5g，麻黄 5g，补骨脂 10g，黄芪 15g，当归 10g，黄芩 10g，莪术 10g，浙贝母 10g，乌梅 15g，郁李仁 10g，白芥子 10g，穿山甲 10g，皂角刺 10g，鹿角霜 10g，露蜂房 10g，石菖蒲 10g，苏合香 5g。2 剂，为蜜丸，每次 5g，早晚各 1 次，可服两个多月。

2006 年上半年随访，上方前后共服 3 剂，鼻炎很少复发，腺样体明显缩小，睡眠不再打鼾。

☞ **用方思路**

本案属于慢性鼻炎，南方青少年发病率极高，每遇感冒时容易发作，西医没有特效的内服药物。严重时，外用滴鼻剂，一般有效，但长期使用容易引起鼻黏膜萎缩，嗅觉下降。特别是腺样体肥大者，睡觉时呼吸不畅，有的听力减退，影响小儿发育，西医主张手术治疗，患者家属多有顾虑。中医治疗慢性鼻炎急性发作的方药，如辛夷散、苍耳子散、温肺止流丹等，辨证使用，都非常有效。本案见证为寒证，故一诊时用苍耳子散加减。二诊时白色浊涕已经减少，只剩少量黄色浊涕，这是痰湿虽减，余者开始化热，故仍用原方，加清热化痰之药。三诊针对腺样体肥大而设，仍用原方，加软坚散结之品，以蜜丸缓图，半年后取得成效，病已痊愈。

苍耳子散出自《济生方》，由苍耳子、辛夷、白芷、薄荷 4 味药组成。研末，用葱白、细茶调服。本方以苍耳子散寒祛湿，辛夷祛风通窍为君药。焦树德先生认为：苍耳子"偏于散头部风湿，兼治头风头痛；辛夷偏于散上焦风寒，开宣肺窍"。两味药均属治疗鼻病不可挪移之品，为君药；以白芷通窍止痛，薄荷疏散风热为臣药；以葱白之辛温，解表利窍，细茶之苦寒，清利头目为佐使药，合而治疗肺窍为风寒、风热所阻引起的鼻炎。

从我的临床经验来看，本方是治疗各种鼻炎的基本方，无论属寒属热，都可以在此基础上加减，使之更加符合辨证论治的要求。如果是风寒感冒诱发的鼻炎，症见头痛，鼻塞，畏寒，舌胖淡，鼻流清浊涕，色白，可加麻黄、细辛、荆芥、桔梗、诃子等，或合用杏苏饮；如果是风热感冒诱发的鼻炎，症见头痛，发热，鼻塞，咽喉疼痛，舌干瘦，鼻流浊黄涕，或清涕中夹有黄涕，可加金银花、连翘、菊花、桔梗、甘草、黄芩、浙贝母等，或合用银翘散；如果痰热中阻，症见头目昏重，四肢困倦，胸脘痞闷，舌苔黄腻，脉滑，黄涕量多，或兼咳嗽，痰多而黄，可加半夏、瓜蒌皮、胆南星、黄连、黄芩等，或合用小陷胸汤、千金苇茎汤等；如果是清阳不升，症见头晕乏力，反复感冒，可加黄芪、当归、升麻、柴胡，或合用补中益气汤。

该案有本人的一处用药心得，即用软坚散结之药治疗腺样体肥大症。方中共有 4 个对药，即郁李仁配白芥子，侧重于活血化痰；穿山甲配皂角刺，侧重于排脓解毒；鹿角霜配露蜂房，侧重于散结消肿；石菖蒲配苏合香，侧重于豁痰开窍。配合全方的温散、酸收、补气血、调寒热，用蜜丸缓图，经过较长时间的服用，可以消除腺样体增生。

四、小儿多动症

开口连治疗小儿风火重：小儿多动症

童姓小孩，男，4 岁，2014 年 9 月 10 日初诊。患儿上幼儿园不到一年，老师多次向家长反映其学习注意力不集中，调皮、打闹，做鬼脸，影响其他孩子。父母诉：自生下来起，患儿就睡不安，晚上哭闹，磨牙，出汗多，爱喝水，不肯吃饭，大便干结，皮肤痒，个子矮，发育比一般小孩迟，只是不经常感冒。到医院检查，没有其他毛病，西医诊断为"多动症"，告知没有好的方法。察之面色黄中有白，皮肤粗糙，舌淡红，有薄黄苔，脉细数。

处方：黄连 30g，大黄 50g，木香 10g，枳壳 10g，槟榔 10g，乌药 10g，荆芥 10g，薄荷 10g，防风 10g，钩藤 10g，蝉蜕 10g，僵蚕 10g，连翘 10g，牛蒡子 10g，郁金 10g，荷叶蒂 10g，灯心草 10g，鸡矢藤 50g，山楂 30g，乌梢蛇 50g。1 剂，为水丸，每天 2 次，每次 3g，睡前开水送服。

☞ **用方思路**

开口连是湖南和其他地区流传了数百年的民间验方，许多老药工都会配制。一般共 17 味药，即黄连、大黄、木香、枳壳、槟榔、乌药、荆芥、薄荷、防风、钩藤、蝉蜕、僵蚕、连翘、牛蒡子、郁金、荷叶蒂、灯心草。有的处方还加川贝母，或加甘草、金银花，每味药二三克，煎服，总的作用是清热解毒、理气通便、祛风安神。当地认为小孩生下来之后马上服开口连，可以排出胎毒，熄风止痉，今后大便通畅，胃口好，睡眠好，不长湿疹，不生疮疖。我经常开给初生婴儿服，特别是那些经常"上火"的父母所生的婴儿，服后疗效特别好。一般服3天，每天喂1～2次，每次1～2调羹。药虽苦，但初生婴儿尝不出来，服后大便有点偏稀，但无大碍。可惜这种宝贵的民间经验被很多现代中医所忽视，他们不太相信这些作用。2016年3月3日，我看到中央电视台4台介绍瑶族地区长寿之乡的经验，当地瑶族同胞养生保健从一生下来就采取措施，要服"开口水"，虽然是用瑶药，与汉族的开口连药物不同，但理念是相同的。这是中华民族"治未病"的一项重要措施，值得继承和推广。

本案患儿的所有证候表现，概括起来无非两个字：风，火。火重则汗多、口渴、大便干结；风重则皮肤瘙痒、爱动、磨牙、睡眠不安。追根溯源，病根在于胎毒没有排除干净，以至于影响到后天的发育。我用原方再加鸡矢藤、山楂以开胃消食，加乌梢蛇以荣皮止痒。采用水丸缓图，服药2个月后，所有症状都已开始好转，前后服用1年，小孩饮食、睡眠正常，大便通畅，皮肤滋润，个子长高很多。遂停药。

五、小儿脑白质营养不良

地黄饮子合安宫牛黄丸、加减驻景丸、解语丹治疗瘖痱、目盲：小儿脑白质营养不良

陈某，男，现年4岁半，湖南望城县人，2004年8月30日初诊。患儿1岁以前发育正常，左右手可以互动抓物，做手势，1岁6个月时开始喜欢用左手，右手弛缓，不能抓物，11个月能够独立走路，行走时，右下肢拖行，步态不稳，只能喊"爸爸"、"妈妈"等二字复音，发音欠清。患儿足月平产，无创伤，父母非近亲结婚。2000年9月17日，湖南某儿童医院进行脑电图、脑电地形图检查，发现"右中央额颞区尖波非对称波发放，纺锤左额中央颞高幅尖化，背景节律左右不对称，有异常睡眠脑电图"。中南大学湘雅某医院放射科当天进行颅脑CT扫描，结论为"脑白质密度减低，考虑为脑白质营养不良性疾病，建议作MRI检查"。9月19日出示的MRI检查报告单结论为："双侧脑白质内弥漫混杂信号病灶，考虑为先天性变性疾病或脑白质发育不良性疾病，建议行脑穿刺活检"。患者家属不同意。9月20日到浏阳市中医院住院。9月29日转到武汉空军医院脑中医科住院。

11月3日转到华中科技大学同济医学院附属同济医院住院,又查出尿皮质醇低(尿-17酮类固醇 5.6μmol,尿-17羟类固醇 5.6μmol)而血皮质醇高(10am 353.6μg,10pm 249.6μg),医生感到互相矛盾,治疗颇为棘手。这样,经过 5 家医院诊断及治疗,最后确诊为脑白质营养不良,视神经萎缩,用去检查及药费四万多,无任何疗效,家属基本放弃了治疗。

2 岁以后,患儿突然发作癫痫,经常夜半抽搐,语言謇涩,走路跛行,视力急剧下降,接近失明,于是来百草堂找我诊视。察之患儿面色红润,神志清醒,但视物不见,用手指在其眼前晃动也无反应,爱活动,走路一瘸一拐,舌尖红,舌体润而少苔,食欲尚可,口渴,大便结,汗出多,脉数。此为肝肾虚,肝风内动,痰瘀阻塞脑络,当补肝肾、化痰瘀、通脑络,用地黄饮子、安宫牛黄丸、加减驻景丸、解语丹四方合用加减。

处方:麝香 1g,牛黄 1g,梅冰片 3g,朱砂 5g,雄黄 3g,黄连 5g,黄芩 10g,栀子 10g,郁金 10g,羚羊角 5g,精制马钱子 5g,全蝎 15g,蜈蚣 3 条,僵蚕 10g,三七 5g,楮实子 10g,枸杞子 10g,天麻 15g,紫河车 15g,远志 5g,石菖蒲 30g,山萸肉 10g,生地黄 15g,肉苁蓉 10g,巴戟天 10g,麦冬 10g,五味子 5g,石斛 10g,茯苓 10g。1 剂。以上药研末,每服 2g,每日 3 次,开水送服。

10月23日二诊:1 剂药服完,近 2 个月来,再未出现抽搐,走路亦不跛行,讲话逐渐清楚,视力开始好转,能看清 1 米以内的东西。出汗减少,大便通畅,但精神略差,胃口下降,服药期间感冒过 3 次。察患儿面色略白,舌淡,脉弦缓。肝风已经内敛,当在原方基础上,减少部分寒凉药,并合用玉屏风散,以顾护脾肺。

二诊处方:上方去黄连、黄芩,加西洋参 10g、黄芪 10g、防风 10g、白术 10g、紫河车 10g,研末,每服 2g,每日 3 次。

12月28日三诊,情况较为稳定,也未感冒,患儿除了说话稍慢以外,智力发育与同龄人相同,但视力仍然差,近距离只能看清核桃大的字。此病为先天不足,当大补肝肾,促进脑部及视神经发育,用驻景丸加减。

处方:楮实子 40g,菟丝子 40g,枸杞子 20g,五味子 10g,车前子 10g,三七 10g,寒水石 10g,木瓜 10g,紫河车 10g,石斛 20g,茵陈 10g,木贼草 10g,蛴螬 15g,远志 10g,石菖蒲 15g,益智仁 10g,茯苓 10g,鹿茸 5g,高丽参 10g,熊胆 3g,大海马 1 对,蛤蚧 1 对。以上药炼蜜为丸,每日 2 次,每次服 6g。

2005 年 5 月 17 日四诊:上料药按理应当只能服 2 个月,但患者前后服了半年，其中的原因是每服至 1 周左右就"上火"，大便干结，咽喉感到疼痛，只好停几天药。半年来，除了这个不良反应之外，其他尚好。此为方中温补之药比例过大，当适当调整，仍然以一诊治疗方案为主：麝香 1g，牛黄 1g，梅冰片 3g，琥珀 5g，珍珠 10g，合欢花 10g，黄连 5g，黄芩 5g，黄柏 5g，郁金 10g，羚羊角 5g，全蝎 10g，僵蚕 10g，三七 5g，楮实子 10g，枸杞子 10g，天麻 15g，紫河车 15g，远志 5g，石菖蒲 30g，山萸肉 10g，生地黄 15g，肉苁蓉 10g，巴戟天 10g，西洋参 10g，麦冬 10g，五味子 5g，石斛 10g，茯苓 10g，大海马 1 对，蛤蚧 1 对。以上药炼蜜为丸，每日 2 次，每次服 6g。

2006 年 2 月 26 日：因为感冒来就诊，小孩发育良好，行走活动自如，语言流利，智力与正常小孩无差别，除了左右眼视力均只有 0.1 之外，一切尚可。舌淡，脉弦。由于患者家庭困难，已经近半年未服药，告诫其父母该病非同寻常，绝不能掉以轻心，仍然要服药，在用药时，会尽量考虑患者家长的经济承受能力，仍然用驻景丸加减。处方：楮实子 40g，菟丝子 40g，枸杞子 20g，五味子 10g，车前子 10g，三七 10g，寒水石 10g，木瓜 10g，紫河车 10g，石斛 20g，茵陈 10g，木贼草 10g，蛴螬 15g，远志 10g，石菖蒲 15g，益智仁 10g，茯神 10g，紫河车 10g，蛤蚧 1 对，蛏干 50g。上药 2 剂，炼蜜为丸，每服 6g，每日 2 次。

2006 年 4 月 5 日五诊：药物服完，情况尚稳定，但 3 月中旬曾突然感冒发高热，浏阳市人民医院诊断为病毒性脑炎，住院治疗一周后出院，住院期间，做脑部 CT 检查，未见脑白质异常。最近食欲较差，今天早上突然说不出话来，迈不开步，大约有 5 秒钟，以后就正常了，因此赶快来复诊。观察患儿，面色白，精神尚好，说话清晰，活动自如，舌淡，有薄白苔。此为阳气不足，脾为湿困，用香砂六君子汤加减：藿香 5g，砂仁 5g，党参 10g，白术 10g，茯苓 10g，炙甘草 10g，石菖蒲 10g，甘松 5g，郁金 5g，黄芪 15g，当归 10g，生姜 10g，大枣 10g。5 剂。

丸剂仍然用 2 月 26 日方。同时嘱咐家长，长沙春天潮湿，小孩抵抗力差，每遇食欲不振，每天可服 2～3 包藿香正气丸。

此后，患儿每 2 个月来复诊一次，基本方以 2 月 26 日处方为主，制成蜜丸服用，情况一直平稳，最近的一次复诊是 2007 年 6 月 9 日，告知：不久前，经某儿童医院检查，脑白质营养不良已经消除，患儿发育良好，智力健全，口齿伶俐，行动敏捷，饮食、睡眠都正常，除了视力较差之外，与健康儿童无任何区别。

2015 年 12 月，小孩已经 15 岁多，在读高中，身体健康，智力发育正常，唯视力较差。

☞ **用方思路**

小儿脑白质营养不良病，临床罕见，据我的研究生吴娅娜当时从网上查到的资料来看，西医缺乏有效的治疗方法，没有一例患者活过 8 岁，而且一旦呈进行性发展，几乎不可逆转，迅速走向死亡。我在接手治疗本案之前，对此病不仅见所未见，而且闻所未闻，即使事后查阅资料，也无任何有价值的信息，更没有见到国内外用中医治疗获得成功的报道。

初诊时，我不是根据西医的诊断，而是根据中医的辨证予以治疗。患者的主要证候是语言謇涩，足不能行，视物不见，夜半抽搐，呈火热之证。病机为肝肾不足，虚风内动，痰瘀阻塞脑窍。病情复杂，没有一个现成的古方完全符合治疗的要求，故我选择了 4 个处方作为组方的基础。

地黄饮子出自《黄帝素问宣明论方》，共 14 味药：熟地黄、山萸肉、肉苁蓉、巴戟天、麦冬、五味子、石斛、茯苓、远志、石菖蒲、附子、肉桂、生姜、红枣，以之温补肝肾，交通心脑，治疗"瘖痱，舌謇不能言，足废不能行"。

解语丹出自《医学心悟》，共 8 味药：白附子、远志、石菖蒲、胆南星、天麻、全蝎、羌活、广木香，以之熄风开窍，化痰通络，治疗语言不出。

加减驻景丸出自《陈达夫中医眼科临床经验》，共 10 味药：楮实子、菟丝子、枸杞子、五味子、车前子、茺蔚子、三七、紫河车、寒水石、木瓜，以之补肝明目，营养视神经。

再加精制马钱子、羚羊角、蜈蚣、僵蚕，以加强熄风止痉的作用，研末为散剂服用。2 个月后，患儿视力、语言、行走均趋于好转，未再出现抽搐，情况有了根本性的改善。

二诊减去黄芩、黄连等苦寒药，恐用之太久斫伤阳气，三诊加鹿茸、高丽参等以促进其大脑发育。但三诊处方过于偏温，服后上火，故四诊仍然回到初诊的治疗方案。

服药 1 年多后，患儿发育健全，病情稳定，只是视力未完全恢复，故治疗方案确定在补肝明目上，以加减驻景丸为主，服药至今，无任何异常，患儿已经 15 岁多。在治疗过程中，学生吴娅娜无意中见到一个帖子：衡阳市政府一位干部的一对男性双胞胎同时患有脑白质营养不良症，发病不到半年，西医告之无药可治，他向全国医学界发出求救的信息，但我根据网上公布的电话与其联系时，得知已经在几周前分别死亡。

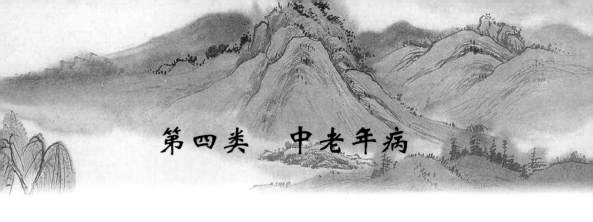

第四类　中老年病

加味黄连丸治疗消渴：糖尿病高血糖

周某，男，50岁，浙江绍兴市人，2013年4月27日初诊。患者45岁检查出来有糖尿病，但之前血糖是否异常未知。已经注射胰岛素3年，目前注射胰岛素15个单位，加二甲双胍，餐前血糖维持在9～11mmol/L。大便稀薄且次数较多，口干舌燥，嘴唇干裂，带紫色，舌红而干，苔薄黄，脉弦细数。用加味黄连丸：黄连450g，五倍子250g，水蛭100g，西洋参100g，耳环石斛100g，蜈蚣100条。1剂，为水丸，每天2次，每次6g，大约250粒。

11月20日通过网络会诊：开始吃中药丸时，停用二甲双胍，大便立即正常。最初以为每次药丸吃9粒，未见明显药效，后来按照每次9克即250粒左右服用，第一次吃时觉得头晕、低血糖，胰岛素注射降低至9单位，继续吃，未见头晕，药丸一直维持服到至今，血糖为餐前7～8mmol/L。口干舌燥消失，口中有津液，嘴唇红润不干裂。仍然用黄连解毒汤加减：黄连300g，黄芩120g，黄柏100g，苦参90g，耳环石斛90g，天花粉60g，黄芪90g，五倍子60g，水蛭200g。1剂，做水丸，每天2次，每次9g，胰岛素注射每天仍然9单位，血糖保持在6.1mmol/L以下。

☞ 用方思路

黄连治疗糖尿病，在中国有一千多年的历史。据医学史家考证，晋唐时期的军旅医生崔知悌，即以擅长治疗消渴病著称，著名的黄连解毒汤就是他所创制的。消渴在晋唐时期发病率特别高，因为这个时期士大夫嗜好服"五石散"，乃至成为一种社会时尚，五石散性味燥烈，常导致身体产生火毒，酿成消渴病，黄连则是清火解毒的良药。唐代王焘《外台秘要》引述《近效方》中的记载云："治消渴能饮水，小便甜，有如脂麸片，日夜六七十起：冬瓜一枚，黄连十两。上截冬瓜头去瓤，入黄连末，火中煨之，候黄连熟，布绞取汁，一服一大盏，日再服，但服两三枚瓜，以瘥为度。"

这则资料，是中外医学史上有关糖尿病小便甜而浑浊的最早记载，这种民间疗法也很有可取之处，医生试图以冬瓜的凉润来减缓黄连的苦燥之性，兼有食疗的作用，设想周到，弥足珍贵。从南朝时期陶弘景的《名医别录》，到李时珍的《本草纲目》，在大量中医古籍中，都有黄连治疗消渴的记载。

近年来，由于国内外多种杂志对黄连研究进展的跟踪报道，信息迅速传播，国内外很多人都在尝试口服黄连或盐酸小檗碱片（黄连素）降血糖，开始确有效果，但服用时间一长，则出现浑身无力和其他的不适，转而大失所望，不敢再服。有一位华人老太太告诉我："服黄连素多日，血糖是降下了，但筷子举不起了。"

由此可见，服中药不能像服西药，中医虽然也辨病，但更重要的是辨证，必须分寒热虚实，辨证论治。黄连治疗糖尿病有效，但黄连性味苦、性燥，久服易耗气、伤阴、败胃，其副作用是客观存在的，这就是单味药的两面性。为什么中医治病强调要用方剂？因为只有按照君臣佐使的原则组方，主药在其他药物的辅佐、协同下，才能扬其长，避其短，最大限度地发挥其药性和治疗效果，又能够避免其副作用，便于长服久服。同样，对中药进行科研，也应当侧重于方剂，而不应当侧重于单味药。

近年来，我为患者所设计的加味黄连丸，即以黄连为君，五倍子为臣，水蛭为佐，西洋参、石斛为使。用于防治糖尿病和糖尿病并发症，原方为：黄连300g，五倍子150g，水蛭150g，西洋参100g，耳环石斛100g。做水丸，每天2~3次，餐前或饭后开水送服，每次5g或6g。

五倍子古代称作"文蛤"，《金匮要略·消渴小便不利淋病脉证并治》云："渴欲饮水者，文蛤散主之"，实验证明：五倍子除了有降低血糖作用之外，还可以消除蛋白尿，并有广谱抗菌作用，这对于防治糖尿病的并发症极具意义，只是口感不佳，不宜煎服。糖尿病最值得担心的是心血管的并发症，我最近几年用水蛭治疗心血管病甚多，感到效果好，副作用小。北京仝小林医生还提出：糖尿病患者用水蛭，可以使得并发症晚出现5年。这个信息对我有重要启示。黄连苦燥，容易耗气伤阴，水蛭活血化瘀，又当以补气为先，故在方中加西洋参益气，耳环石斛养阴，组方趋于全面。我以此方治疗数百例糖尿病，疗效颇佳，大多数是长期用胰岛素或其他降糖药者，服用后可以减少或停用西药。但中医辨证为寒热错杂者，须加干姜、仙灵脾，西洋参改为高丽参，纯属虚寒者，则此方不适合。

附子理中汤合己椒苈黄丸治疗腹泻：
糖尿病并发胃肠功能紊乱

卢某，男，48岁，湖南宁乡人，干部，2005年5月12日初诊。患者于3年前在进行体检时发现患糖尿病，无任何"三消"体征，用过多种治疗糖尿病的西药，始终无法将血糖降下来，西医劝说他用胰岛素治疗，患者不同意。找过不少中医治疗，效果也不理想。就诊前，已经2个月未服中西医药物。目前，餐前血糖波动在9～11mmol/L，餐后血糖波动在23～28mmol/L，患者主要症状是易疲劳，易感冒，肠胃不适，腹中鸣响，有时大便干结，几天不解，有时腹泻，一天十几次，口渴，不苦，小便清长，舌苔白腻而浮黄、有津，脉弦缓，形体偏瘦，平日能够严格控制饮食，曾有烟酒嗜好。此病重心在脾胃，属于寒热错杂，当用半夏泻心汤加减：半夏10g，黄连12g，干姜10g，黄芩10g，党参15g，甘草10g，乌梅10g，苍术10g，玄参10g，黄芪15g，山药15g。服14剂。

5月18日二诊：服上方后，血糖仍然未能有效控制，口中乏味，疲劳感稍有好转，但腹中鸣响更剧，大便秘结与腹泻交替出现的情况仍然未改善。舌苔白，脉缓。当健脾化湿，改用七味白术散加减：葛根30g，木香10g，藿香10g，红参10g，白术30g，茯苓15g，甘草10g，山药30g，黄芪30g，石斛15g。服14剂。

8月15日七诊：患者服上方未效，其后又用过乌梅丸、苓桂术甘汤合补中益气汤、资生健脾丸、附子理中汤等，均不能达到降低血糖、改善症状的效果。时值天气大热，患者却衣着甚厚，面色白，脉仍沉缓，舌苔仍然白腻浮黄，但有津液，口不渴，从手掌到肘部冷汗黏手。此当为少阴病，兼夹水饮，用大剂量附子理中汤合己椒苈黄丸：附片50g，干姜50g，甘草30g，红参30g，防己15g，椒目10g，葶苈子15g，酒蒸大黄10g，黄芪30g，白术30g，木香10g。7剂。

前4味药宜先煎4小时，如果水干了，须添加开水，不可加冷水，尝之口不麻，然后将其他药加入，再煎半小时，煎成两碗，分作2次服，或在压力锅中加阀煮1小时以上亦可。煎煮的方法非常重要，必须向患者交代清楚，在处方上写明白。

8月25日八诊：服上方后，胃肠功能紊乱的情况大为改善，腹中鸣响减少，精神颇佳，口反不渴，也不"上火"，8月22日检查，餐前、餐后的血糖均已下降，餐前血糖为7.1mmol/L，餐后血糖为10mmol/L，开始接近正常值。效方不更，续服30剂。

1个月后，血糖完全正常，疾病告愈。

☞ **用方思路**

本案是糖尿病中非常特殊的一个案例。用中西一般药物均无法使血糖降下来，只是没有尝试注射胰岛素，一则患者不愿意，二则医生也没有把握。患者以肠胃功能紊乱作为主要的表现形式，体质和一般情况尚好，中医辨证为脾胃阳虚夹有水饮。故一诊用半夏泻心汤加减，辛开苦降，调整胃肠，不意无效。二诊用七味白术散加减，健脾化湿，仍然无效。直到第八诊，才断然用附子理中汤合己椒苈黄丸，重用干姜、附子、人参，从而取得突破性进展。

理中汤出自《伤寒论》，共人参、白术、干姜、炙甘草4味药，是治疗脾胃虚寒的主方，后世加附子，则成附子理中汤，实则为理中汤合四逆汤，治疗脾肾阳虚泄泻。

己椒苈黄丸出自《金匮要略·痰饮咳嗽病脉证并治》，是治疗内有痰饮属于热证的主方。原文第2条云："其人素盛今瘦，水走肠间，沥沥有声，谓之痰饮。"第29条云："腹满，口舌干燥。此肠间有水气，己椒苈黄丸主之。"程云来说："痰饮留于中则腹满，水谷入于胃，但为痰饮而不为津液，故口舌干燥也。上证曰水走肠间，沥沥有声，故谓之痰饮，此肠间有水气，亦与痰饮不殊。"本方共4味药：防己味苦辛、性寒，功能祛风、利水；椒目味辛苦、性寒，功能消水饮、利小便；葶苈子味辛苦、性寒，功能降肺气、逐痰饮、消水肿；大黄味苦、性寒，功能通便泻热。4味药皆具寒凉逐水作用，主要用于治疗胸腔积液、腹水属于热证者。本案选用己椒苈黄丸，主要根据是患者长期出现肠鸣，所谓"水走肠间，沥沥有声"，时大便干结，几天不解，舌苔白腻而浮黄。显而易见，本案患者的病机属于寒热错杂，以寒为主，故选用附子理中汤合己椒苈黄丸，重用附子、干姜、红参。

附子、干姜有振奋人体功能、启动人体免疫机制的作用，一般剂量在10g即可，遇到特殊情况，可用到50～100g。但大剂量使用，必须注意两点。其一，辨证一定要准确。古人云："有是病方用是药"，须看准真属于阳虚有寒才能用。有的患者用过激素或抗生素之后，阳气被抑郁，出现"假寒真热"之象，最容易误认为是阳虚，如果错用，则可能造成很大的副作用。有人提出用大剂量附子、干姜时，须逐渐加量，一方面是每个人对药物的耐受量有所不同，另一方面，则是为了避免辨证错误可能导致的药源性伤害，剂量越大，伤害当然越大，这种谨慎态度是可取的。其二，煎煮一定要得法。生附子、生乌头、生南星、生半夏毒性很大，药物的效价也高，在必须使用时，只要煎煮得法，毒性会大大降低。我一般将以上药物与蜂蜜、甘草同煎 4 个小时，或用高压锅加阀煮 1 个小时以上，尝之不麻口即可。附子、干姜毒性小得多，但大剂量使用时，最好也加甘草用高压锅同煎 1 个小时以上。高温高压可以消除附子的毒性并保持其药效，早已得到研究证实。朱晟《中药简史》说："20 世纪 50 年代以来，日本的高桥真太郎等研究附子的强心成分后，在这一基础上提出可防止药性不足或太过的'解毒新炮制法'，系将生乌均匀湿润后，在高压容器中以 110～120℃的温度加热 40 分钟，可使生乌头的毒性降低到 0.5%。此法与我国传统的各种水火共制法，目的与效果相似""1860 年法国人发现乌头碱以来，西方在多种生物碱的科研上成绩很大，但他们认为这些生物碱镇痛的有效剂量接近中毒量，乌头的'瞑眩疗法'，正是如此。但是，通过传统的炮制降低毒性后，水落石出，就能发挥强心作用，是东方回阳救逆的主药，为西方所不及。炮制为我国医药特有的内容，西方医药中类似的事例还不多"。[16]

　　总之，用大剂量附子、干姜等治病，医生需要一定的胆识，同时也必须承担一定风险，这种胆识与风险主要不在于姜附剂量的多少，而在于辨证是否准确，用药的目的应当是为了解除患者的痛苦，切不可借此炫耀声名，作惊世骇俗状！

　　近年来，以擅长用大剂量温阳药物治病为特征的"火神派"，在中医界受到推崇，有的人甚至以敢不敢用大剂量附子、干姜作为衡量一个中医有没有本事的标准，这是走极端，这种观点是很危险的！特别是经验较少的中青年中医，如果在临床执这样的观点治病，将要出人命，酿成大祸！"火神派"传人强调阴阳之中，"阳为主，阴为从"，应当重视阳气，将"扶阳"作为中医治病最重要的方法。总的来说，这没有错，这是中医的特点，中国哲学的特点，中国传统文化的特点。"重阳""扶阳"确实是《伤寒论》《黄帝内经》乃至《周易》一以贯之的思想。阳气是什么？用现代人所能听懂的语言来说，就是机体的功能。"扶阳"的作用机制是什么？就是提高和启动机体的免疫功能、自然疗能。很多疾病，可以导致人体功能受到损伤，由于功能低下或受损，又可以导致很多疾病久久不愈。例如，患有急性炎症者，一般用抗生素治疗，但抗生素对急性炎症只能起到控制作用，易转为慢性炎症，抗生素用多了，往往失效，甚至导致真菌的产生。同时，造成机体的免疫功能受到抑制，抵抗力减弱，即阳气受损。机体功能受损的结果，又导致慢性炎症长期不能吸收，并反复发作，转为急性炎症。在辨证为阳虚的情况下，"扶阳"，即用温药大力振奋机体的功能，就成为消除急、慢性炎症最好的选择。

如急、慢性支气管炎，特别是用抗生素多日后仍然咳嗽不止，辨证为阳虚有水饮者，用小青龙汤、苓甘五味姜辛夏汤，往往一二剂药即可痊愈。此外，儿童发育不良、中青年妇女闭经、卵巢功能减退、中老年人退行性疾病等，很多都与阳气即机体功能的不足、衰退有关。特别是许多危急重症到最后的阶段，总是出现心衰竭、肾衰竭、呼吸衰竭、脑危象和全身功能衰竭的征象，大部分时候应当用温药回阳救逆固脱，才有可能救危难于万一。重视"扶阳"是对的，让每一个中医认识到这一点，有利于医生在治疗中思考如何用药物调动、启动人体的免疫功能、自然疗能。但"扶阳"不是绝对的，必须辨证准确，不能把大方向搞错！倘若人体处于阳气旺盛或阴虚阳亢的情况下，"扶阳"无异于火上浇油，祸不旋踵！中医总的治疗原则是强调要"阴阳平衡"，辨证为阳虚时，需要扶阳、抑阴，辨证为阴虚时，需要扶阴、抑阳，辨证为阴阳两虚或寒热错杂或虚实夹杂时，则更需要全面考虑，斟酌取舍。"扶阳"不能代替中医所有的治法，治病不能走极端，辨证论治才是中医临床的灵魂和最高原则。

乳香定痛散合顾步汤、西黄丸、九一丹、生肌玉红膏、石斛鬼箭羽方治疗脱疽：糖尿病足

蔡某，男，82岁，2005年4月21日由患者的儿子口述了病情。患者得糖尿病30余年，用西药能够控制血糖，近年来，发现右下肢趾端发凉，麻木疼痛，行走困难，渐次发展到拇趾、足背几处溃烂，流脓血，剧烈疼痛，日夜不止，西医诊断为糖尿病足，属于Ⅱ级，即感染病灶已经侵犯深部肌肉组织，形成多发性脓灶，用抗生素注射、内服，以及外用清创治疗，均无效，考虑到患者年事已高，又安有心脏起搏器，手术风险太大，建议找中医诊治。

患者终日表情痛苦，大声呻吟，右脚发凉，足背及拇趾颜色发紫，有三处创口，可以见到脓性分泌物，舌红，苔黄腻，脉虚大。此为脱疽，气血大亏，先当补气活血，解毒止痛，用乳香定痛散加减：黄芪30g，高丽参10g，炙甘草10g，生甘草10g，熟地黄30g，当归15g，白芍15g，川芎10g，乳香10g，没药10g，罂粟壳10g，金银花30g。10剂。

外用九一丹拔毒生肌，每天清创、上药一次。九一丹：熟石膏9份，红升丹1份，研匀备用。

5月3日二诊：服药后，疼痛大为减轻，足背皮肤颜色开始转红，仍然有脓

性分泌物排出，舌红，苔黄腻，口渴，咽喉微痛，脉洪数。当益气养阴活血，排脓解毒，用顾步汤加减：石斛 30g，黄芪 30g，西洋参 10g，当归 15g，川牛膝 15g，金银花 30g，紫花地丁 30g，甘草 10g，玄参 30g，薏苡仁 30g，红花 5g，穿山甲 10g。15 剂。

另外，加服西黄丸（麝香、牛黄、乳香、没药），每日 3 次，每次 3g，外用药照旧。

6 月 5 日三诊：内服、外用上述药方已达 1 个月，疼痛去之八九，足部溃疡脓已排尽，只是尚未收口，舌脉依旧。顾步汤加减：石斛 30g，黄芪 50g，当归 30g，西洋参 10g，怀牛膝 15g，金银花 30g，土茯苓 30g，玄参 30g，甘草 10g，麦冬 15g，乌梅 10g，白及 10g，白蔹 10g。15 剂。

另外，每天先用甘草、五倍子煎水清洗创口，外用《外科正宗》生肌玉红膏：当归身 60g，血竭 12g，紫草 6g，白芷 15g，甘草 36g，白蜡 60g，轻粉 12g，麻油 500g。先用前 4 味药入油中浸泡 3 天，微火煎枯，滤渣，将药油煎滚后离火，先下血竭化尽，次下白蜡化匀，倾入瓷碗内，趁热将轻粉研极细搅拌匀，收瓶中冷冻 2 天退火，然后在常温下收藏备用。

7 月 2 日四诊：足部溃疡已经全部愈合，行走站立时间过长时，微感疼痛，无其他不适。改用石斛鬼箭羽方加减，制成散剂，长期当茶喝，以预防糖尿病的其他并发症：石斛 30g，鬼箭羽 30g，苍术 10g，玄参 15g，黄芪 30g，薏苡仁 30g，甘草 10g，生地黄 15g，葛根 30g，丹参 10g，僵蚕 15g，天花粉 10g，枸杞子 10g，地骨皮 10g，乌梅 10g，鸡血藤 30g，忍冬藤 30g。研末，每次 10g，每日 2 次，开水冲服。

2006 年 3 月接患者电话，老人家告知至今血糖平稳，行走如常，能够站立练字 2 小时不觉得累。只是时值春天，恐又发作，询问能否服几剂汤药以预防之。

这个案例，我始终没有见到患者本人，几次开方，都是由患者的儿子代诉，请台湾地区的中医切脉，然后告之于我。

☞ 用方思路

一诊内服药处方为乳香定痛散。本方出自《外科正宗》，共 11 味药，以黄芪、人参、炙甘草补气，熟地黄、当归、白芍、川芎补血，陈皮理气，乳香、没药活血止痛，罂粟壳收敛止痛。原书云："治痈疽、发背、诸毒、疔疮疼痛不可忍者。或未成者速散，已成者速溃，败腐脓毒，不假刀砭，其恶肉自然脱下，及治打扑损伤，筋骨疼痛并服之。"

本案属于糖尿病晚期的肢端坏死，西医只能截肢，但患者的年龄及健康状况又不允许，故患者晚年生活在精神与肉体的巨大创痛之中。一诊先要止痛。然而，患者年事已高，病程太长，气血已经大亏，对疼痛的耐受力显著下降，因而各种西药的止痛药物逐渐失效，致使疼痛无休无止，此时，不能见痛止痛，单纯用理气活血之品。本方大补气血，兼以活血解毒止痛，与患者的病机完全吻合，我再加忍冬藤，以强化清热解毒的作用。因此，服药10剂，疼痛大为减轻。外用九一丹拔毒生肌，以熟石膏9份，红升丹1份研均匀，外撒创口上，虽然药仅两味，但排脓解毒的效果显著。

二诊集中药力养阴活血、排脓解毒，采用汤、丸、丹并投，内外同治的方法。

内服汤剂用顾步汤加减。这首方出自《外科真诠》，共10味药，以黄芪、西洋参、石斛、当归、川牛膝益气养阴，补血活血；忍冬藤、紫花地丁、蒲公英、菊花、甘草清热解毒，是一首治疗下肢肢端坏死的经典方，我去菊花，加玄参凉血，红花活血，薏苡仁祛湿，穿山甲透脓。

丸剂用西黄丸。此方出自《外科证治全生集》，被誉为治疗痈疽的"圣方"，药仅4味，麝香、牛黄清热解毒，乳香、没药活血止痛。

外用丹剂仍用九一丹。此方可提脓祛腐，主治一切溃疡流脓未尽者。历时1个月余。

三诊脓已排尽，重点在生肌合口，汤剂仍用顾步汤加减，只是药物有所调整，增加了白及、白蔹、乌梅的收敛之品，外用药选择生肌玉红膏，不再用九一丹。

生肌玉红膏出自《外科正宗》，由8味药物组成。方中以当归、血竭活血祛瘀，紫草凉血止血，轻粉提脓祛毒，白芷、白蜡收湿敛疮，甘草、麻油解毒。又经历了近1个月，创口完全愈合。如果无法配制，则将紫草用麻油煎枯取紫草油外用亦可。

四诊以石斛鬼箭羽方制成散剂冲服，防止糖尿病造成其他血管、神经的伤害。

石斛鬼箭羽方为笔者所创制，由石斛、鬼箭羽、苍术、玄参、黄芪、山药、生地黄、葛根、丹参、僵蚕、天花粉、枸杞子、地骨皮、乌梅、豨莶草15味药组成。因为本案患者属于糖尿病足，故特加了鸡血藤、忍冬藤两味药，疏通经络。

方中选择石斛、鬼箭羽为君药，石斛甘淡，微凉，能够养胃阴、滋肝肾，清热、润燥，濡润脉道，扩张血管，近年来发现有显著降低血糖作用，又能降低血胆固醇和肝油三酯，提高高密度脂蛋白胆固醇水平，用以防治心脑血管病。临床常用的《原机启微》石斛夜光丸，可以防治多种眼科疾病，特别是老年白内障，《外科真诠》顾步汤，能够治疗糖尿病足，都是以石斛为主药，说明该药在防治糖尿病及其并发症中具有重要作用，故作为首选药。用鬼箭羽，则是出自朱良春先生的经验，他认为：鬼箭羽"味苦善于坚阴，性寒入血，又擅清解阴分之燥热，对糖尿病之阴虚燥热者，每于辨治方中加用本品 30g，能止渴清火，降低血糖、尿糖，屡收佳效。因其具活血化瘀之功，对糖尿病并发心、脑血管和肾脏、眼底及神经系统等病变，有改善血液循环、增强机体代谢功能，既能治疗，又可预防，实为糖尿病之上选药品。据药理分析亦证实其所含之草酰乙酸钠能刺激胰岛细胞，调整不正常的代谢过程，加强胰岛素的分泌，从而降低血糖，并有根治功效。"[17]

方中选择三个对药为臣药，出自施今墨、祝谌予两位先生的经验。苍术与元参配对，用以降低血糖，系施今墨先生首创。许多人认为治糖尿病，不宜用辛燥之苍术。据施老云："用苍术治糖尿病以其有'敛脾精'的作用，苍术虽燥，但伍元参之润，可制其短而展其长。"[18]祝谌予先生在辨证的基础上，单用苍术配元参治疗隐性糖尿病，获得降血糖的满意效果。黄芪与山药配对，亦系施老临床经验所得，用于降低尿糖。意即取黄芪的补中益气、升阳、紧腠理之作用，与山药的益气阴、固肾精的功用相结合，益气生津，健脾补肾，涩精止遗，使尿糖转为阴性。祝先生认为糖尿病以气阴两虚的类型最为多见，当益气养阴兼以活血，并自创降糖对药方：生黄芪、生地黄、苍术、元参、葛根、丹参。其中，除苍术配元参降血糖系施今墨先生之经验外，用生黄芪配生地黄降尿糖，是取黄芪之补中益气、升阳固卫与生地黄之滋阴凉血、补肾固精协同作用，防止饮食精微漏泄，使尿糖转为阴性。葛根配丹参生津止渴，祛瘀生新，使气血流畅，可提高降糖效果。上述三组对药相伍，益气养阴治其本，活血化瘀治其标，且经药理研究六药均有降低血糖之功效，故名为降糖对药方。方中的佐使药僵蚕、天花粉、枸杞子、地骨皮、乌梅、豨莶草为我所选。其中的僵蚕，每天单独服用，每天 3 次，每次2g，既可以用于治疗糖尿病，有很好的降糖作用，又能降血脂、抗过敏。天花粉是治疗消渴病的传统药，可以缓解糖尿病"三多"的症状。张锡纯《医学衷中参西录》中治疗糖尿病的名方"玉液汤"（黄芪、山药、天花粉、知母、葛根、五味子、鸡内金）就有此药；天花粉还具有治疗疮疖的卓效，治疗皮肤病的名方"仙方活命饮"，即以天花粉清热、排脓、散结，可以用之防治糖尿病可能出现的皮肤疔疮一类并发症。枸杞子及其植物的根皮"地骨皮"，都有降血糖的作用，枸杞子在《神农本草经》中被列为上品，谓其"久服轻身延年"，确有降脂减肥作用，又能补肝肾而明目，配合方中同样可以明目的石斛、苍术，对防治糖尿病引起的视力损伤并发症，有极佳的预防和治疗作用。地骨皮清肝肾虚热而止汗，可以改善因糖尿病引起的自主神经失调而出汗的症状。乌梅生津止渴，也是传统的治疗糖尿病的药物；同时抗菌作用强，特别是抗皮肤真菌，又能抗过敏，与方中的生地黄、地骨皮、黄芪、僵蚕配合，就是一首治疗皮肤瘙痒的效方。豨莶草祛风湿，通经络，古代医家作为单味药用于临床，除了治疗风湿疼痛麻木之外，还用于预防中风，治疗中风后遗症，以及延年益寿，是一味扶正祛邪两相兼顾的药，经现代研究证实，其又有降压、软化血管的作用。任应秋先生根据中风属于阳虚、阴虚的不同所创制的"豨莶至阳汤"与"豨莶至阴汤"，且每方重用豨莶草达50g，即取其疏通经络、软化血管而又性味平和的作用。

从我的临床经验来看，目前临床用于降糖的多种西药，大部分是有效的，只是对控制糖尿病并发症的效果尚不够理想。基于这种考虑，我在临床治疗糖尿病时，重点不放在降糖上，而放在改善中老年内脏的功能与控制并发症的产生这两方面，认为这样才能体现中医药"治未病"的优势，补充西药治疗糖尿病在控制并发症方面的不足，石斛鬼箭羽方就是根据这样的思路设计的。近十年来，我用石斛鬼箭羽方化裁，治疗各种情况的Ⅱ型糖尿病达上百例，大部分能取得满意的疗效。有的患者不愿意服西药，服本方多年，能够有效控制血糖和尿糖，基本不出现并发症；有的患者服西药多年，能够控制血糖、尿糖，但出现诸多的并发症，加服本方后，并发症减轻或消失；有的患者用西药已经不能控制血糖、尿糖，加服本方后，达到了降糖的效果。几乎所有的患者服本方后，都感到症状减轻，精神好转，免疫力增强。但是，使用这首方必须了解以下几点。第一，无法制成成药，像西药一样，广泛施用于所有型糖尿病患者，一定要根据患者的不同情况，精心辨证，在确定方中各种药物的剂量比例和加减变化时，须灵活处理，才有确切的疗效。一个中医水平的高低之处，往往体现在这里，这中间的学问很大。第二，在减少或停用西药时，一定要慎重，要循序渐进，否则容易出现反弹。第三，不是所有的Ⅱ型糖尿病用这首方都能够治疗，例如，属于阳虚的患者，疗效就不好；当出现严重的并发症时，如糖尿病足、糖尿病性肾炎，这首方就不能完全胜任，须另外用方。第四，治疗Ⅱ型糖尿病，应当遵循联合国卫生组织提出的"四驾马车"的原则，即：了解糖尿病知识、合理饮食、适当运动、药物治疗。其中的药物治疗，在我国还包括发挥中西药物配合的优势。

四妙勇安汤治疗心痛肢麻：糖尿病并发冠心病、神经麻痹

崔某，女，58岁，温州市人，经商，2007年4月18日初诊。患者得糖尿病15年，一直口服二甲双胍、阿卡波糖片（拜糖苹）等，近年来注射胰岛素，血糖基本能控制。去年发现有冠心病，血脂高，经常心区闷痛，尤其在情绪不佳时严重，服硝酸甘油、丹参滴丸等效果不显，今年一月初出现双脚板麻痹，走路如同走在棉絮上，麻痹感有向上蔓延的趋势，心情恐惧，担心病入膏肓，乃找中医诊治。察之面容消瘦，情绪忧郁，舌红，少苔，脉细，询之口干，大便秘结。宜用四妙勇安汤加减，处方：豨莶草50g，忍冬藤30g，玄参45g，当归30g，甘草15g，丹参30g，石斛30g，茵陈10g，红花5g，川牛膝15g，穿山甲5g，鬼箭羽30g。14剂。

5月5日二诊：服上方后，心区闷痛消失，脚板麻痹感减轻大半，口干减轻，大便正常，患者心情好转，对治疗开始有信心。告之守方不变，续服100剂，再来复诊。

一年后随访，心区闷痛、脚板麻木再未出现，血糖基本稳定。

☞ **用方思路**

本案的冠心病是糖尿病的并发症。糖尿病之可怕，不在血糖高本身，而在其并发症。血糖高通过合理饮食，积极锻炼，特别是西药，尚可有效地控制，但西药几乎无法阻止或预防糖尿病导致的血管、神经病变的发生。中风、冠心病、眼底病、肾病、肢端坏死、神经麻痹，即是糖尿病的诸端并发症中的严重者。本案患者从未吃过中药，一直靠西药控制血糖，在心闷痛服常规扩张心血管的药无效，继而出现脚板麻痹后，意识到并发症的到来，才下决心吃中药，不意一诊即取得疗效，信心大增，情绪也大为好转，虽然离治愈尚有一段距离，但只要坚持吃药，前景还是乐观的。平常在用煎剂取得疗效后，我往往给患者设计一个蜜丸方或散剂方，以便长期服用，但本案行不通，因为治疗肢端血管神经病变的药物需要较大的剂量，散剂、蜜丸的药物有效含量不高，目前只有煎剂才能够担当，故嘱咐患者续服100剂。如何照顾到医生的辨证论治用药，又能给患者提供一种方便的服药方法，实在是中药剂型改革的一项迫切任务。

该案有本人的一处用药心得，即在利用四妙勇安汤改善血管神经功能的基础上，加石斛、丹参、红花、川牛膝、穿山甲，以增强活血化瘀作用，用以治疗各种血管神经方面的疾病。如手足神经麻痹，加豨莶草；血管神经性头痛，加白芍、

川芎；痛风，加土茯苓、泽兰、草薢、薏苡仁、威灵仙等。方中的石斛之加，举足轻重，因为石斛可濡润脉道，扩张血管，显著改善血瘀症状，其柔润之性，又可矫正全方的刚烈之弊。近年来，经实验研究和临床观察，发现石斛有降低全血黏度、降低血浆黏度和纤维蛋白原，降低血胆固醇和甘油三酯，提高高密度脂蛋白胆固醇水平，降低血糖，护肝利胆，降酶，抗肝纤维化，预防胆石新生和促进胆石溶解，增强胃黏膜屏障功能，抑制幽门螺杆菌等作用，这些都与历代医家运用石斛的临床疗效相吻合，更与本方借重石斛的目的一致。

石斛鬼箭羽方合安宫牛黄丸治疗糖尿病并发中风后遗症

张某，女，78岁，湖北武昌人，干部，2004年11月15日初诊。患者得糖尿病25年，主要服用西药二甲双呱、格列喹酮片（糖适平）、阿卡波糖片（拜糖苹）等，最后用到胰岛素，基本能够控制。近3年来疾病加剧，餐前血糖高达18mmol/L，餐后血糖高达31mmol/L，西药已经降不下来，陆续出现高血脂、中风、偏瘫、老年痴呆。每两三个月因为"小中风"住院一次，就诊前因为"小中风"住院1个月，刚刚出院。患者精神疲惫，情绪低落，语言謇涩，右半身瘫痪，皮肤瘙痒，大便秘结，小便失禁，口苦口渴，舌红，苔黄腻，脉弦滑。当用石斛鬼箭羽方加减：鬼箭羽30g，黄芪80g，乌梅15g，黄连10g，苦参10g，五倍子10g，僵蚕20g，石斛10g，苍术10g，山药15g，豨莶草15g，枸杞子30g，西洋参10g，地龙50g，葛根30g，生地黄30g，地骨皮30g。15剂。

另外，以上药汁送服安宫牛黄丸，早晚各1颗。

2005年5月11日二诊：上方服完15剂，经检查血糖已经开始下降，加服15剂，血糖基本正常，因为就诊不便，用通讯联络的方式，上方加减服用了半年，期间未再服任何西药，血糖得到有效控制，这是近年来几乎从未出现过的。"小中风"也未发作，头脑较以前清醒，精神好转，大便通畅，瘙痒大为减轻，但仍然偏瘫，小便失禁，舌苔薄黄。仍以前方加减：黄芪80g，桑螵蛸30g，益智仁10g，山萸肉15g，鸡血藤30g，乌梅15g，黄连10g，僵蚕20g，石斛10g，鬼箭羽30g，苍术10g，山药15g，豨莶草15g，枸杞子30g，西洋参10g，地龙50g，葛根50g，生地黄30g，地骨皮30g。服30剂。

麝香3g，牛黄3g，熊胆5g，梅冰片3g，安息香3g，苏合香3g，朱砂3g，琥珀5g，黄连10g，黄芩6g，诃子10g，石菖蒲10g，远志5g，郁金5g，丹参15g，天麻 15g，全蝎 15g，僵蚕 15g，胆南星 10g，补骨脂 10g，肉苁蓉 10g，巴戟天 10g，淫羊藿 10g，麦冬 10g，五味子 10g，石斛 10g，茯神 10g，鹿茸 5g，大海马 1 对，蛤蚧 1 对。上药研末，装胶囊，每日服 3 次，每次 5 粒，大约可服 50 天。

2005 年 6 月 25 日三诊：患者未来门诊，通过电话告知，血糖一直正常，患者目前能够在别人的搀扶下，每天行走几次，小便失禁有所改善，说话较以前流利，已经 8 个月未住院。效方不更，继续服用。2006 年 1 月电话随访，病情稳定，仍然在服药，但有早期老年痴呆症，近期记忆力减退，小便不禁仍然未完全解决。处方：小白花蛇 15 条，大海马 30g，全蝎 30g，西洋参 30g，僵蚕 30g，紫河车 30g，水蛭 15g，琥珀 20g，土鳖虫 15g，石菖蒲 30g，鹿茸 10g，远志 20g，补骨脂 20g。上药研末，装胶囊，每日服 3 次，每次 5 粒，大约可服 40 天。

2006 年 3 月四诊：服以上方尚稳定，早期老年痴呆症状、小便失禁情况未得到根本改善，原方加麝香 3g、五倍子 20g、丹参 15g、茯神 15g、益智仁 15g，僵蚕加至 45g，照原来的方法服。

2007 年 3 月 5 日五诊：患者一般情况尚可，未用中西降糖药物，血糖、尿糖仍然保持在正常范围，很少住院，每天能够维持日常生活，但仍然有早期老年痴呆现象，近期记忆力较差，小便仍然不能控制。处方：麝香 3g，牛黄 3g，梅冰片 3g，朱砂 3g，琥珀 30g，鹿茸 10g，小白花蛇 15 条，蛤蚧 2 对，大海马 30g，紫河车 30g，西洋参 30g，麦冬 15g，五味子 15g，穿山甲 30g，耳环石斛 20g，三七 20g，血竭 20g，全蝎 30g，僵蚕 30g，白附子 15g，胆南星 15g，丹参 25g，茯神 15g，益智仁 15g，水蛭 15g，地龙 30g，土鳖虫 15g，石菖蒲 30g，远志 15g。研末，装胶囊，每日 3 次，每次 5 粒，饭后开水送服。

我于 2007 年 4 月底到患者家乡出差时，才第一次见到其本人，老人面容清瘦，气质高雅，穿着整洁，旁人介绍我时，微笑点头，问话时，能简单回答，白天坐在轮椅上，听保姆读读报纸，偶尔下来走动几圈，诊之舌苔黄腻，胃气较重，脉弦细。

☞ 用方思路

本案患糖尿病 25 年，一直用西药控制，情况尚属稳定，但近几年进入糖尿病晚期，不但血糖居高不下，而且中风、偏瘫、皮肤瘙痒、老年痴呆等一系列糖尿病并发症一齐出现，每两三个月因为"小中风"住院一次，患者的生活质量之低，可想而知。一诊用石斛鬼箭羽方煎剂降血糖，配合安宫牛黄丸醒脑开窍，控制"小中风"，15 剂血糖开始下降，30 剂血糖降至正常，坚持服用半年，至今血糖再未上升，也再没有服西药，包括注射胰岛素。二诊煎剂仍然以原方为主，针对小便失禁，药物有所增减，丸剂以安宫牛黄丸为基本方，增添了若干动物药，希望借以改善脑梗死、老年痴呆的状况，自三诊以后，停服煎剂，因为观察了半年多，血糖不再升高，故以服胶囊为主，重点在控制和减轻糖尿病并发症，虽然进展很慢，但比服中药之前的情况好了很多。患者的亲属是西医教授，以前不大相信中医，从这个病例中切身感受到中医药的疗效。

瓜蒌薤白半夏汤合苓桂术甘汤、理中汤、五苓散、桂枝茯苓丸治糖尿病多种并发症

金某，男，56 岁，干部，2009 年 9 月 17 日初诊。患者有 10 多年的糖尿病病史，近年来检查有糖尿病肾病、糖尿病视网膜变性、糖尿病酮症、冠心病、高血压病、高脂血症、期前收缩、脑梗死等，长期靠注射胰岛素控制糖尿病，服用常规治疗心血管病的药物。现心悸，胸闷，咳嗽，有痰难以咳出，眼睛黑矇，视力显著下降，头晕，乏力，纳可，大便溏泄，夜尿频繁，手足发凉，皮肤瘙痒，口不干。察之面色㿠白，眼睑微肿，舌淡紫，苔白，脉弦细。拟用瓜蒌薤白半夏汤、苓桂术甘汤、理中汤、五苓散、桂枝茯苓丸等方加减：瓜蒌皮 15g，薤白 10g，半夏 10g，茯神 30g，桂枝 10g，苍术 15g，炙甘草 10g，车前子 15g，白参 10g，牡丹皮 10g，赤芍 10g，桃仁 10g，泽泻 10g，猪苓 10g，干姜 5g。7 剂。

2009 年 10 月 5 日二诊：上方连服 14 剂，感觉颇佳，胸闷、心悸、气短、咳嗽、腹泻、夜尿多均有好转，特别感到眼睛明亮了很多，夜尿仍然频繁，手足凉、皮肤痒、头晕乏力未改善，察之面色已有光泽，眼睑肿消，舌紫，苔薄白，脉弦细。拟用上方加减为水丸：瓜蒌皮 10g，薤白 10g，法半夏 10g，茯神 30g，肉桂 5g，苍术 15g，炙甘草 10g，车前子 15g，红参 10g，牡丹皮 10g，赤芍 10g，桃仁 10g，泽泻 10g，猪苓 10g，干姜 5g，附子 10g，鹿茸 5g，海马 5g，蛹虫草 10g。3 剂，研末，水泛为丸，每天 3 次，每次 6g。

2009 年 12 月 25 日三诊：患者服上方 2 个月，感觉身体状况改善了许多，各种症状均已减轻，脉舌大致如前，继续吃水丸，以巩固疗效，西药暂时不减。

☞ 用方思路

本案属于糖尿病中晚期，证候繁多，病情复杂。从整体观察，患者是阳虚有寒，夹有痰饮瘀血，波及全身上、中、下三焦，故五首经方合用，应对不同的病机。

针对其胸闷、心痛、咳嗽、气短，以瓜蒌薤白半夏汤宽胸化痰，疏达上焦气机。

针对其心悸、头眩、大便溏泄，以苓桂术甘汤、理中汤健脾和胃，温化中焦水湿。

针对其夜尿频繁、口不渴、眼睑微肿，以五苓散温阳利水，促进膀胱气化。

针对其四肢凉、皮肤痒、舌紫暗，以桂枝茯苓丸通阳活血，改善全身血液运行。

由于方、证、病机三者吻合，故初诊即有明显疗效。为了患者长期服用方便，二诊改为水丸，并加附片以及鹿茸、海马、蛹虫草。岳美中先生以鹿茸为末治疗糖尿病的并发症皮肤长疖疮有效；我根据《本草纲目》介绍海马"暖水脏，壮阳道，消瘕块，治疗疮肿毒"的记载，用于糖尿病中晚期并发的肾病、皮肤疖疮；冬虫夏草的草即"蛹虫草"，经多年来的临床实践证实，有保护肾脏和降低肌酐、尿素氮的作用。将这些血肉有情之品加入丸剂中，可以提高经方的疗效。此外，方中苓桂术甘汤加车前子，前辈医家认为有显著的明目效果，在本案糖尿病并发眼病中得到证实，这个信息值得重视。

葛根芩连汤治疗头痛：高血压

童某，男，47岁，湖南宁乡人，2012年9月14日初诊。患者担任会计工作，头痛20余年，每天头痛，长期靠吃去痛片止痛。近5年来，血压增高，服过多种降压药，仍然不够理想。目前服尼群地平片，血压能够维持在135/90mmHg，但工作紧张、头痛剧烈时，仍然控制不住，有时升高到180/110mmHg。经多普勒检查，双侧脑血管弹力减退，属于血管性头痛。颈椎片显示，有中度骨质增生。察之面色红润，身体偏瘦，二便正常，睡眠欠佳，头脑昏沉，每天头痛，集中在后头部、头顶，舌红，苔薄黄，脉小弦。用天麻钩藤饮加减：天麻15g，钩藤20g，石决明30g，栀子10g，黄芩15g，怀牛膝15g，桑寄生30g，杜仲30g，龟甲15g，龙骨30g，远志10g，石菖蒲15g。7剂。

9月22日二诊：服上方后，睡眠稍微好一些，仍然头痛，颈部酸胀，特别是伏案工作时加剧，血压高。脉舌同前。用葛根芩连汤加减：葛根90g，炙甘草10g，黄芩15g，黄连5g，赤芍25g，桃仁10g，牡丹皮10g，川芎10g，首乌藤30g，白蒺藜 30g，丹参 30g，合欢皮 10g，茺蔚子 10g。7 剂。

9 月 30 日三诊：服上方后，一周来最显著的改善在于，没有出现过一次头痛，睡眠也好了许多，仍然服尼群地平片，但血压有所降低，为 130/87mmHg，舒张压没有超过 90mmHg，仍然服上方 14 剂。

10 月 17 日四诊：服上方后，头痛仍然没有出现一次，睡眠进一步改善。患者打算服此方半年，逐步减少和最终停用降压药。

☞ 用方思路

高血压是一种综合征，有相当多一部分患者用各种降压药效果都不理想，本案患者即是其中一例。他曾经多次到西医院看高血压专科门诊，用过多种治疗高血压病的组合配方，都无法将舒张压降至 90mmHg 以下，并且随着每天出现的头痛，往上波动。一诊辨证为肝阳上亢，内有郁火，使用天麻钩藤饮合孔圣枕中丹，平肝熄风，交通心肾，以期降血压，改善头昏痛、睡眠欠佳症状。服后没有效果。二诊见头痛剧烈，颈部酸胀，伏案工作时间长则加剧，这是颈椎病的特征之一，故改用葛根芩连汤加减，取得明显疗效，除了头痛缓解之外，血压也呈现下降趋势。效方不改，嘱咐患者按照原方服用 3 个月，逐渐减量尼群地平片，最终摆脱对西医降压药的依赖。血压高患者，大多数属于阴虚阳亢，用镇肝熄风汤、天麻钩藤饮之类有效。本案用常法未效，改从颈椎病的角度进行治疗，达到了降压的效果，说明中医不能为"病"所惑，应当把辨"证"放在第一位。更重要的是，本案也提供了一种从改善颈动脉供血状态入手，治疗高血压病的新途径。

根据我的临床经验，葛根制剂可以疏通颈动脉、改善头部供血状况，黄煌先生称之为"头脑清醒剂"。属于寒证者，可以选用桂枝加葛根汤加减，属于热证者，可以选用葛根芩连汤加减。但是，方中必须重用葛根，每剂至少 60g 以上，才能达到增加颈动脉血流量的作用，并且不会导致血压升高，可以放心大胆使用。在葛根芩连汤证中，凡有睡眠欠佳者，我常加首乌藤、白蒺藜、丹参、合欢皮。这4 味药，在平肝熄风之中，又有疏肝解郁的作用，既可改善睡眠，又可治疗头痛，与本案病情十分合拍，不似石决明、龙骨、牡蛎之类一味沉降。

天麻钩藤饮出自《杂病证治新义》，共 11 味药，以天麻、钩藤平肝熄风定眩，为君药；石决明平肝潜阳，川牛膝引血下行，为臣药；栀子、黄芩清热泻火，益母草活血利水，杜仲、桑寄生补益肝肾，为佐药；夜交藤、朱茯神安神定志，为使药。本方用于治疗肝肾不足，肝阳偏亢的高血压病，一般表现为头晕、头痛、失眠多梦、腰膝酸软、夜寐不安等。严重失眠者，我经常合用《备急千金要方》孔圣枕中丹，即加龙骨、龟甲、远志、石菖蒲，以镇静安神、交通心肾。

四妙勇安汤治疗头晕：下肢动脉硬化引起高血压

李某，女，56 岁，武汉市人，2011 年 12 月 4 日初诊。患者头晕 10 年，加重 10 天，血压高，下肢动脉硬化，于 5 天前住进某医院。经过 24 小时动态血压监测，呈勺形趋势图。白天收缩压负荷为 60%，异常增高；舒张压负荷为 60%，异常增高；夜间收缩压负荷为 33.3%，异常增高；舒张压负荷为 22.2%，正常。24 小时最高收缩压 159mmHg，发生在 19:00；最高舒张压 108mmHg，发生在 19:00；全天大部分时段脉压超过 40mmHg，大部分时间平均压超过 100mmHg，提示动脉弹性减退。诊断为：①颈椎病；②高血压病 3 级，很高危。建议仍然服厄贝沙坦片、瑞舒伐他汀钙片、非洛地平。患者主诉经常头晕，特别是晚饭后明显，双腿酸胀，同为晚饭后突出。察之精神尚好，舌暗，脉弦，大小便正常。用四妙勇安汤加减：玄参 60g，当归 30g，忍冬藤 30g，甘草 10g，川牛膝 30g，石斛 30g，神曲 10g，天麻 10g，水蛭粉 4g（分两次用药汁冲服）。7 剂，8:00 服 1 次，14:00 服 1 次，暂时不停西药降压药。

2012 年 1 月 11 日二诊：服上方后，头晕、下肢酸胀减轻，不腹泻。自己每天在家量血压，8:00 左右量 1 次，19:00 左右量 1 次。开始 5 天，两次血压仍然高，但这 2 天来，每天 2 次，量血压的结果都为 120/80mmHg。暂时不停西药降压药，仍然用原方：玄参 60g，当归 30g，忍冬藤 30g，甘草 10g，川牛膝 30g，石斛 30g，神曲 10g，天麻 10g，水蛭粉 4g（分两次用药汁冲服）。7 剂，7:30 服 1 次，14:00 服 1 次，暂时不停西药降压药。如果有效，持续服一个月后停服西药降压药。

一个月后回访，血压已经正常，遂停西药，用水蛭、三七、丹参、天麻等份研末，每天 2 次，每次 3g，饭后开水送服。

☞ **用方思路**

本案患者有双下肢动脉硬化，酸胀明显，时有水肿，长期无法改善，这可能是导致血压高的个体原因，故用四妙勇安汤加减，疏通下肢血管。四妙勇安汤的组成，并没有任何一味降压的药物，然而通过"上病下取"的方法，达到了血压下降的效果。我仔细分析了患者的 24 小时动态血压监测情况：14:30 血压开始升高，为 154/90mmHg，最高在 19:00，血压波动一直持续到 22:00，趋于平稳，为 131/85mmHg。8:00，收缩压又开始升高，为 124/91mmHg，到 11:00，趋于平稳，为 139/87mmHg，最高在 10:00，为 145/100mmHg。根据这个规律，选择在 14:00 服一次，7:30 服一次，提前预防血压的增高，因此，一诊的 7 剂药就取得了疗效。患者希望停服西药，我建议暂时不停，到连续服原方 1 个月之后再看。1 个月后，血压持续稳定在 120～130/80～85mmHg。患者停服降压西药，只服中药，血压不再上升。持续服中药半年后，停服中药，血压仍然不高。至今没有反弹。

乌头赤石脂丸合双和散、参三散治疗真心痛：心肌梗死

邹某，男，64 岁，湖南邵阳人，2011 年 9 月 17 日 11:00 初诊。患者半年前检查，心房扩大，冠心病，心绞痛，每次发作，心痛如绞，放射到背部，持续一两个小时，怕冷，全身出汗，乏力，有恐惧感，欲解大便。服硝酸甘油、丹参滴丸等不能及时缓解。近日来，发作频繁，几乎每天 3～4 次，今天 8:00 多已经发作一次，持续了 2 个小时，现在已有所减轻。察之面色青灰，疲乏无力，手指冰冷，嘴唇发绀，舌淡，有薄白苔，脉小紧。用乌头赤石脂丸加减：制川乌 10g，附子 10g，干姜 10g，川椒 10g，赤石脂 30g，山萸肉 30g，高丽参 10g（另蒸），五灵脂 10g。3 剂。

9 月 19 日二诊：服上方期间，心绞痛只发作过 1 次，疼痛程度减轻许多，只持续了 10 分钟，然后自动缓解，怕冷、乏力均好转，仍然有胸区闷痛。察之面色比原来清朗，舌淡红，苔薄白，脉缓。仍然用乌头赤石脂丸加减：制川乌 30g，附子 30g，干姜 30g，川椒 15g，山萸肉 50g，炙甘草 30g，高丽参 50g，五灵脂 30g，乳香 15g，没药 15g。1 剂为水丸，每天 3 次，每次 5g，发作时及时服用。

10 月 5 日三诊：服上方后，心绞痛未发作，胸区仍然有不适感，不怕冷，口微渴，察之面色微红，舌淡红，脉数。用参三散合失笑散、双和散加减：木香 30g，郁金 30g，蒲黄 30g，五灵脂 30g，丹参 30g，西洋参 60g，三七 60g，血竭 30g，琥珀 30g，乳香 30g，没药 30g，九香虫 50g，鸡血藤 80g，黄芪 60g，紫河车 80g，红景天 30g，土鳖虫 60g，水蛭 30g，苦参 50g。1 剂，为水丸，每天 2 次，每次 6g，饭后开水送服。

2012 年 1 月 5 日四诊、4 月 14 日五诊、7 月 28 日六诊，均以上方去苦参、乳香、没药，加重水蛭为丸，胸闷逐渐消失，未再发作心绞痛。

9 月 24 日七诊：患者病情稳定，精力充沛，感觉甚好。察之面色红润，舌淡红，脉弦缓。用参三散加减长期服：西洋参 120g，三七 60g，丹参 60g，红景天 60g，天麻 60g，紫河车 90g，耳环石斛 60g，水蛭 180g。1 剂，为水丸，每天 2 次，每次 6g，饭后开水送服。

☞ 用方思路

在本案中，我根据病情的缓急，先后采用了 3 组方剂。初诊、二诊处以《金匮要略》中的乌头赤石脂丸加减，此方出自《金匮要略·胸痹心痛短气病脉证并治》。原文为："心痛彻背，背痛彻心，乌头赤石脂丸主之。"此方是用来救治心绞痛、心肌梗死极为有效的方剂，可惜当代医家用之甚少。患者在心绞痛发作时，疼痛剧烈，背部与心脏部位互相牵扯，身冷肢凉，甚至额头出冷汗，二便不禁，舌淡或淡紫，脉沉紧。方中除了乌头、附子、干姜、川椒并用，大辛大热，温阳散寒止痛之外，又用一味赤石脂收敛、固涩阳气，以防温散太过。患者在剧烈发作时，往往有二便失禁的现象，这是阳气下脱的证候，赤石脂配干姜，又是《伤寒论》少阴篇中治疗下利不止的"桃花汤"，用以温涩固脱。从赤石脂这一味药的加入可见，经方的组合，不仅充满了"张弛有度"的辩证思维，而且与临床实际完全吻合。我在原方中再加人参、五灵脂，增加益气活血两个环节，以强化原方止痛的作用；加山萸肉防止阳气上脱、外脱，与赤石脂防止阳气下脱，相得益彰。

二诊至六诊，阳气得温，寒邪已散，病情趋于平和，故处以蒲辅周的双和散合失笑散（蒲黄、五灵脂）、颠倒木金丸（木香、郁金），益气、活血、理气、止痛。

双和散出自《蒲辅周医疗经验集》，共 10 味药。方中以人参 1 味为君药，剂量独重，大补心气；丹参、鸡血藤 2 味为臣药，养血活血；琥珀、血竭、没药 3 味为佐药，化瘀止痛；远志、菖蒲、香附、茯神 4 味为使药，化痰开窍，调气安神，这 4 味药，又暗合《备急千金要方》定志丸、《杂病源流犀烛》交感丹在内，共同交通心肾，定志宁心。方中既借助人参补气，改善冠心病心肌劳损、供血不足的情况；又借助养血活血药作用于血管壁，缓解痉挛，溶栓止痛；再借助化痰通窍、理气安神药，以消除冠心病患者焦虑、失眠等神经失调的症状。全方重点突出，布局全面，意在以补心气作为补法的核心，待心气充足，则能够推动血行；

血行通畅，则痰瘀可化解于无形。本方不以扩张血管、冀以止痛为唯一目的，而是心肌、血管、神经三者兼顾，考虑周全，可持续运用。诸般设想，均富含深意。

我在临床运用本方颇多。人参一般选用高丽参或吉林人参（红参或白参均可），但方中的没药去之，代之以三七。诚如蒲辅周先生所言，没药"气臭味苦"，极易败胃，不宜久服，而琥珀、三七、血竭3味药同用，在先生的"百损丹"中已有先例，可活血消瘀而不伤新血，是一种最佳组合，但如血脂高，仍宜使用没药，因为经实验和临床研究，没药有较好的降血脂的作用。服用时，可制成胶囊服，每次服5粒，大约2g，每日3次。

七诊处以参三散加减，侧重于保养。此方是我用之防治心脑血管病的保健方，参三散最初出自验方，很多中医老前辈例如岳美中、邓铁涛等都喜用。岳美中先生说："老年人'心脉痹阻'心痛、心悸、胸闷，人参、三七、琥珀末有益心气，通络脉之效，可每日服三次，每次服二分，偏重化瘀者三七生用，偏重补虚者三七芝麻油拌，半干，炒如虎皮色用。气阴不足者用洋参，喘者加蛤蚧尾同研末服用。"[19]

目前，一般医生运用此方时，则去琥珀，改为丹参；如有心悸、失眠等，我则加远志、酸枣仁、茯神、合欢皮，以调节心神；并加红景天益心养肺，以增加心脏的血流量、肺部的供氧能力，加天麻平肝熄风，加紫河车补肾益精，加耳环石斛养胃益脾，使心、肺、肝、肾、脾五脏同治。方中更重用水蛭活血化瘀，疏通血管。多年来，我用这首参三散加减，治疗多例心脑血管病，如冠心病、高血压、动脉硬化、颈动脉斑块，既安全，又有效，便于长服久服，在一定程度上能够降压、降脂、保护心肌、软化血管，阻止和逆转心脑血管疾病病情的发展。

其中的西洋参，可以根据患者的体质情况改为白参、红参。这3种参统称为人参，据现代研究，主要成分都是人参苷。但西洋参清润，适合于偏阴虚的人；红参温热，白参微温，适合于偏阳虚的人。明显的阴虚，西洋参还须配麦冬、五味子，明显的阳虚，红参还须配附子、干姜，必须辨证加减。方中人参与三七、丹参的比例，是一个十分关键的环节，必须根据参的等级、患者的年龄阶段、身体状况来调配，才能达到最佳效果。

从我的临床经验来看，参三散加减的组方思路与丹参滴丸有较大的区别。丹参滴丸的构方思路，着眼于血管壁，着重在治疗，看重冠心病的结果，强调活血化瘀、改善血管壁的情况。其方由丹参、三七、冰片3味药组成，有活血化瘀、扩张血管的作用，但是，其中的冰片属于芳香走窜的化学合成药，开破之力很大，久服耗气伤阴，最终不利于身体。故诊断为冠心病的患者，如果胸前区不痛、不常痛、不剧痛者，不宜用作常规药物天天服用。而参三散加减的构方思路，着眼于心肌、血管壁、心脏神经三者的综合调节，有保健与治疗的双重功能，将结果与原因和过程综合考虑，更看重原因和过程。

经过多年的临床与思考，我认为，冠心病的形成与任何事物一样，有一个由量变到质变的过程。不能光看到血管壁硬化这一点，它的形成必定与心肌的劳损、缺血有关，与心脏神经紊乱有关。心肌推动无力，血流也就缓慢，从而导致瘀滞。就是中医常说的气为血之帅，气行则血行。因此，这首方重用人参，以保护心肌，配以三七、丹参，益气活血，辅以远志、枣仁、茯神、合欢皮，调节神经，全方药性平和，适合久服常服，兼有预防和治疗冠心病的双重作用。《黄帝内经》强调"不治已病治未病"，是中医的宝贵思想。能够在冠心病没有形成之前，就积极地预防，其中也包括药物预防。在已经形成之后，尽量延缓其发展，这是完全能做到的。

初诊、二诊时，我在乌头赤石脂丸中加人参、五灵脂，在配药抓药时，遇到很大障碍。《本草纲目》云：五灵脂"恶人参，损人"，古药书中将不能同用的中药总结为"十八反，十九畏"，当代药典承袭了这种说法，学中药的人要背诵"十八反十九畏"歌，遇到相反、相畏的药物，药工一概不肯抓药。当代许多著名医家如国医大师朱良春先生早就撰文指出："人参与五灵脂同用，不但没有毒副作用，而且止痛效果大增。"[20]

几十年来，我在临床治疗心痛、胃脘疼痛，凡是表现为刺痛而又病程较长，且体质较弱的患者，经常用人参配五灵脂，益气活血止痛，从未产生过不良反应。中药中的"十八反""十九畏""相恶""相杀"等说法，说明古人确实认识到了某些药同用，相互激荡，能够使身体产生强烈的反应，然而这种强烈反应不一定都是毒副作用，有时甚至可以充分利用。如"十八反中"说：甘遂反甘草，附子反半夏，海藻反甘草，人参反五灵脂，而《金匮要略》中的甘遂半夏汤，甘遂与甘草同用；《伤寒论》小青龙汤的加减法中，附子与半夏同用；《医宗金鉴》中的海藻玉壶汤，海藻与甘草同用。这些名方历经千百年，并未出现因为违背了十八反导致的毒副作用。同样，人参与五灵脂同用，只要辨证准确，只会增加疗效，国家中医药管理局还专门组织人员进行了课题研究，证明没有毒副作用，这就是"相反相成"的辩证思维。这个道理不仅应该让每个临床医生明白，而且在中药教材中就应该讲清楚，做成铁案，让每个药剂师都掌握，不能死守着陈腐的、已经证明是错误的观念不改，乃至于在抓药时让临床医生为难。

双解泻心汤治疗心痛：冠心病、心绞痛

于某，女，69岁，教师，长沙人，2005年11月9日初诊。患者10年前确诊为冠心病二期，心电图检查ST段改变，血脂、胆固醇长期偏高，反复发作心绞痛。过去心绞痛时，服丹参滴丸、救心丸很快缓解。近年来，效果越来越差，由于心绞痛频发，最近一年每个月须进医院抢救1～2次。初诊时，刚出院2天。患者有慢性胃炎、慢性胆囊炎史，胆囊已切除。察其面色潮红，精神疲惫，少气懒言，动则气喘，询其睡眠不佳，终日心悸，心胸部隐隐闷痛，严重时剧烈绞痛，汗出，头晕欲倒，口苦，舌红，胖而有黄腻苔，手足冷，脉沉细涩。此为寒热错杂，虚实夹杂，以虚为主。

处方：黄连5g，附子15g，红参须25g，麦冬15g，五味子10g，远志10g，茯神15g，郁金10g，丹参10g，合欢花5g，瓜蒌皮10g，半夏10g，枳实10g，甘松10g，石斛15g，琥珀10g(布袋包煎)。14剂。

11月25日二诊：服上方后，感觉精神好转，走路比以前有力，睡眠也有改善，心绞痛似乎要发作，但未发作，隐痛仍有，手足转温，口苦减轻，舌苔薄黄，脉沉细。原方略作调整，续服14剂：莲子心6g，附子15 g，红参须25g，麦冬10g，五味子10g，远志10g，茯神15g，郁金10g，瓜蒌皮10g，半夏10g，枳实10g，甘松10g，石斛15g，琥珀10g(布袋包煎)，酸枣仁15g。14剂。

12月12日三诊：服上方后，患者已经连续一个月未发作心绞痛，精神状态大为好转，每天散步，做一些日常家务，仍感精力不足，劳累时，胸部偶尔闷痛，舌胖淡，脉沉细。上方加减为丸缓图：莲子心10g，附子15g，红参须25g，麦冬15g，五味子10g，远志10g，茯神15g，郁金10g，瓜蒌皮10g，半夏10g，枳实10g，甘松10g，耳环石斛15g，酸枣仁15g，血竭10g，三七20g，琥珀10g，丹参10g，蛤蚧1对，紫河车30g，仙灵脾30g。蜜丸，每日2次，早晚各1次，每次10g，饭后开水送服。一剂药大约可服一个月。

患者服上方一年多，病情一直稳定，心绞痛基本未发作，能够料理自己的生活，胜任轻微日常家务。

☞ 治疗心得

冠心病心绞痛，西医的常规药物是硝酸甘油片，中医每每以活血化瘀为治，

救心丸、丹参滴丸为常用的中成药。该类中西药使用方便，见效快，缓解疼痛的作用大，对避免心绞痛患者猝死或心血管的进一步损害起了重要作用。然而，我认为，这只是治标之法，非治本之途。瘀血阻滞，或痰瘀阻滞，这是心绞痛形成的标，其本是心脏之阳气虚，气阴虚，气血虚，元气无力推动，血行不旺不畅，才导致痰瘀停滞，引发心绞痛。从西医的角度来看，冠心病心绞痛的患者往往伴有心肌劳损的病史。《金匮要略》胸痹篇中治疗心绞痛的处方，既有理气化痰的"瓜蒌薤白半夏汤"以治标，又有温阳补气的"人参汤"以治本，这就给我们提供了一种该病须标本兼治的宝贵思路。本案患者长期服救心丸、丹参滴丸，开始虽然能够缓解一时之痛，但并没有阻止疾病的发展，而且效果越来越差，最终每月须到医院抢救，生存质量下降，不能不说这是长期以来只治其标，忽视治本的结果。初诊所见到的状况，已是寒热虚实错杂，幸而心绞痛处于缓解期，标实尚不严重，故急投双解泻心汤加减，以治本为主。

双解泻心汤是当代名医顾兆农的经验方，由黄连、附子、人参、麦冬、五味子、远志、丹参、茯神、郁金、广皮、沉香、合欢花、灯心草、生姜14味药组成，乃系费伯雄之双降泻心汤增损进退。论其方义，则附子、黄连、生姜、灯心草寒热并投，平其阴阳；丹参、郁金、沉香、陈皮气血双调，和其脏腑；人参、麦冬、五味子、茯神、远志、合欢花补心安神，强其心君。综观全方之配伍组合，其施治重点乃轻于病邪而重于正气，轻于攻补而重于调理，轻于局部而重于整体。

患者虽然有口苦、舌苔黄腻等内热之象，但不可过于看重，以至于不敢用温药，这可能是患者历来有慢性胃炎、慢性胆囊炎所致，方中的黄连，可清心、胆、胃热，即为此而设，用量宜轻。方中重用附子、人参，合麦冬、五味子，加石斛，温阳、益气、养阴而治本，远志、茯神、郁金、合欢花宁心而调神，去灯心草、生姜，加瓜蒌皮、半夏、枳实化痰理气，甘松、琥珀活血止痛。一诊煎剂有效，二诊守原方不变，但以莲子心代替黄连，酸枣仁代替合欢花，因为莲子心善清心经之虚热，不若黄连之苦燥，酸枣仁同样可安神，兼有补肝养心的作用，使得全方进一步朝治本的方向靠近。三诊加三七、血竭、蛤蚧、紫河车、仙灵脾，加强活血化瘀、温阳补肾两个环节，为蜜丸缓图，则使频繁发作的心绞痛终于全部缓解，长期稳定。

从我的临床经验来看：凡冠心病频繁发作，用理气、活血、化痰、温通、止痛药物疗效不显，或初则有效，继而无功，患者寒热错杂、虚实夹杂、机能失调的现象突出时，本方均可参考使用。

桂枝茯苓丸合葛根汤治疗多发性
腔隙性脑梗死及颈动脉斑块

患者任某，女性，56 岁，是我过去的街坊邻居，2011 年 11 月 5 日就诊。患者长期头晕，抬头、睡下时加剧，睡眠差，疲乏无力，近年来记忆力显著下降，手足冷。2011 年 9 月 5 日经省某医院 CT 检查：双侧大脑内囊-基底节区、侧脑室旁多发性腔隙性脑梗死，轻度脑萎缩。察之面容憔悴，情绪焦虑，舌暗淡，无苔，脉沉细，口不渴，二便可。用桂枝茯苓丸合葛根汤加减：桂枝 15g，茯苓 15g，牡丹皮 10g，桃仁 10g，赤芍 10g，葛根 80g，麻黄 5g，黄芪 60g，天麻 15g，生姜 10g，红枣 10g。7 剂。

11 月 19 日二诊：服上方后，症状有所改善，头晕减轻，脉舌同前。仍然用原方加减为药丸：桂枝 60g，茯苓 60g，牡丹皮 30g，桃仁 30g，赤芍 30g，葛根 90g，麻黄 30g，天麻 120g，黄芪 120g，水蛭 180g，土鳖虫 90g，西洋参 80g，为水丸，每天 2 次，每次 6g。

2012 年 1 月 14 日三诊：服上方后，头已不晕，睡眠较好，手足变暖，记忆力显著改善。察之面色红润，情绪开朗，舌暗淡，无苔，脉弦细，口不渴，二便可。仍然用原方加减：桂枝 60g，茯苓 60g，牡丹皮 30g，桃仁 30g，赤芍 30g，葛根 90g，天麻 120g，黄芪 120g，水蛭 180g，土鳖虫 90g，西洋参 80g，紫河车 90g，鹿茸 15g，仙灵脾 30g。1 剂，为水丸，每天 2 次，每次 6g。

服药一年后，再到同一个医院检查，多发性腔隙性脑梗死、轻度脑萎缩均已排除。患者所有症状和身体不适都已消失。

☞ 用方思路

初诊用葛根汤合桂枝茯苓丸加减。葛根汤由葛根、麻黄、桂枝、白芍、炙甘草、生姜、红枣 7 味药组成。桂枝加葛根汤则去麻黄。在《伤寒论》中，葛根汤与桂枝加葛根汤都用于治疗"项背强几几"，即颈椎肩膀部位的肌肉紧张、不适、疼痛。表实用葛根汤，表虚用桂枝加葛根汤。我将葛根汤类方包括葛根芩连汤称之为"颈椎宽松剂"，黄煌教授则称之为"头脑清醒剂"。说明葛根制剂能够缓解肩颈部的酸胀疼痛，又能够增加头部的供血、供氧。无论属于外感病或杂病都可以用。

桂枝茯苓丸由桂枝、茯苓、牡丹皮、桃仁、芍药5味药组成。桂枝温通阳气，牡丹皮、桃仁、赤芍活血化瘀，茯苓健脾渗湿，在《金匮要略》中用于治疗妇科的"癥病"。当代医家，包括许多西医妇科医生，也经常用中成药桂枝茯苓丸治疗不适合做手术的子宫小肌瘤和卵巢囊肿。

我认为桂枝茯苓丸药味平和，不寒不热，是活血化瘀最安全有效的方剂。不仅仅是子宫肌瘤、卵巢囊肿，凡是因为血液循环障碍，导致瘀血阻滞、水湿潴留的病证，都可以用此方加减运用。受到王清任补阳还五汤的启发，我经常在原方中加大量黄芪，增加益气的这个环节，使原方结构更加趋于合理。

本案借助于葛根汤，增加颈椎部动脉的供血量；用桂枝茯苓丸加黄芪、天麻，益气活血化瘀，治疗头晕，7剂药之后，症状得以改善。

二诊用原方加西洋参益气，水蛭、土鳖虫活血化瘀。做成水丸缓图。2个月之后情况进一步好转。

三诊在上方基础上，再加鹿茸、仙灵脾、紫河车。"脑为元阳之府"，以之温阳、益肾、通督、补脑。况且久用活血化瘀之品，必须增加补益这个环节，才符合扶正祛邪的中医原则。

本案尚处在病变的早期，患者年纪不大，治疗及时，长期坚持服药，故疗效较为显著。

由于目前检测的仪器越来越先进，很多60岁以上的人，甚至不到60岁的中年人，平时身体没有其他不适，但一检查，都发现有多发性腔隙性脑梗死、脑萎缩，很多人一看到"脑梗死"的诊断书，即忧心忡忡，背上了很大的思想包袱，其实没有必要，很多患者是可以治愈的。

经过多年的临床观察，我发现，许多脑部的病，病因不在脑，而在颈椎。颈动脉长期供氧、供血不足，常常导致脑部缺血、缺氧，血流缓慢，形成瘀血，从而产生多发性脑梗死、脑萎缩，甚至脑白质病、中风等。此时，从颈椎病的角度着手，以活血化瘀为治疗原则，往往能够取得意外的疗效。

桂枝茯苓丸合参三散治疗颈动脉斑块

患者刘某，男，64岁，广西梧州人，2010年11月23日初诊。患者多年来患有眼底黄斑病、心肌缺血、血脂高、血压高，服降压药尚能控制在140/90mmhg左右。上周检查有颈动脉斑块，左总动脉6.1mm，颈动脉内膜中层厚度（IMT）

0.8mm，颈内动脉 5.1mm，右总动脉 6.1mm，IMT0.8mm，颈内动脉 5.0mm。于右侧颈总动脉分叉处后壁内膜上可见一长 4.1mm、厚 1.1mm 的斑块，形态规则，内部呈强回声。于左颈动脉分叉处后内壁上可见一长 4.3mm、厚 1.2mm 的类似斑块，彩色多普勒超声（CDFI）：斑块处血流充盈缺损。经常头晕，容易疲劳，睡眠欠佳。察之舌淡暗红，脉弦细涩，偶尔有歇止。用桂枝茯苓丸加减、参三散加减：

煎剂：葛根 90g，桂枝 10g，炙甘草 10g，赤芍 10g，牡丹皮 10g，桃仁 10g，茯神 30g，天麻 15g，黄芪 60g，生姜 10g，红枣 10g。15 剂。

散剂：西洋参 90g，丹参 30g，三七 30g，红景天 60g，穿山甲 15g，水蛭 120g。研末，每天 2 次，每次 3g，饭后开水送服。

2011 年 1 月 3 日二诊：服上方后，头晕明显好转，睡眠得以改善，精力充沛许多。没有停服降压药，但血压稳定在低于 140/90mmHg 范围，察之舌淡红，脉弦细。患者服煎剂不方便，要求长期服散剂。用参三散加减：西洋参 300g，三七 60g，丹参 60g，红景天 60g，琥珀 30g，天麻 60g，水蛭 300g，鸡血藤 100g，牡丹皮 30g，桃仁 30g，赤芍 30g，穿山甲 30g，葛根 90g，山楂 90g。研末，每天 2 次，每次 3g，服后开水送服。

2012 年 9 月 25 日三诊：患者服上方后，感觉舒适，因为没有机会到长沙来，即用原方反复研末服散剂，将近 1 年 8 个月。本月初检查，颈动脉斑块已经消失，血脂正常，血压正常，已经停服降压药半年多。

☞ **用方思路**

一诊煎剂是桂枝茯苓丸加减，散剂用参三散加减。我在使用参三散的过程中，经常加入红景天、水蛭两味药。红景天是藏药，产自青海、西藏，质量高者，气味芬芳，质地致密。我见凡到西藏旅游的人多要服用红景天，以缓解高原反应。这个信息引起我的注意，推想此品必有增加心肺供氧的能力，这是中药中很少有的功效。三七、丹参也可以活血，疏通血管，但没有改善肺部功能的作用，所以在参三散中，我常加入这味药。然而，翻遍所有的本草著作，包括《中药大辞典》，只是简单介绍其有活血止血的作用，并且语焉不详。水蛭是虫类药中最能够活血化瘀、疏通血管的药物，在动脉斑块形成之后，一般草木之品很难消除，非此品合穿山甲不能担当软坚散结的作用。水蛭的药性貌似峻猛，但我亲自尝试了一年，每次 3～5g，甚至有时每天 30g，没有发现任何不良反应。二诊将两方合一，做药丸缓图。患者服用一年多，获得痊愈。

颈动脉斑块形成，是与颈椎病相关的另外一种严重疾病，与颈动脉血流量过缓、不足密切相关。对中老年患者威胁很大，不适合做手术，目前有效的西药很少，斑块一旦脱落，很可能形成栓子，堵塞脑部血管，则导致中风，堵塞冠状动脉，则导致心肌梗死。许多西医内科医生视之为体内的"定时炸弹"。中医治疗此病，当活血化瘀，软坚散结，但用寻常之品，往往力量不够，投峻猛之剂，则担心斑块脱落，形成栓子，造成更大的危害。我发现葛根制剂有很好的增加颈动脉血流量的作用，故我在使用桂枝加葛根汤时，凡见到有颈动脉硬化或手足冷、舌暗淡、脉细涩的患者，往往改用桂枝茯苓丸活血化瘀，加葛根、生姜、红枣、黄芪、天麻，则效果更为显著。在本案中，先用桂枝茯苓丸加减送服参三散，随后又两方合用，做成散剂常服，终致颈动脉斑块全部吸收。

近年来，我通过这种方法治疗了数十例此类病，患者只要坚持数月，最后都达到了消融的目的。不仅如此，有些患者还恢复了正常血压，不再需要服降压药。

还少丹治疗健忘、尿频：脑萎缩、前列腺肥大

常某，男，65岁，河北人，退休干部，2002年7月4日就诊。患者近年来记忆力显著下降，以前的事尚能回忆起，刚做过的事情转眼即忘，腰酸痛，夜尿多，余沥不尽，睡眠不实，易早醒。西医检查患脑动脉硬化，轻度脑萎缩，前列腺肥大。察其面色不华，精神萎靡，反应较迟钝，舌淡，脉沉缓。此为肾虚，心肾不交，处以还少丹加减：熟地黄30g，怀山药45g，山萸肉45g，茯神45g，杜仲30g，牛膝30g，肉苁蓉45g，巴戟天30g，楮实子30g，枸杞子30g，五味子30g，远志30g，石菖蒲30g，仙灵脾30g，乌药30g，益智仁30g，大海马1对，鹿角霜30g，麝香1g。研末，为蜜丸，每日2次，每次10g，1剂药大约可服一个半月。

9月2日二诊：服上方后，腰酸、睡眠差、夜尿多、余沥不尽显著好转，但胃口有所下降，原方加砂仁30g。续服1剂。

12月15日三诊：服上方后，尚觉平稳，记忆力下降有所改善，因天气较冷，感觉比旁人畏冷，夜尿增多，精神仍倦怠，舌淡，脉沉缓，原方加鹿茸15g、红参30g。

2007年随访，情况稳定，生活起居及记忆力均属正常。

☞ **用方思路**

还少丹出自宋代的《杨氏家藏方》，由熟地黄、怀山药、山萸肉、茯苓、杜仲、

牛膝、肉苁蓉、巴戟天、楮实子、枸杞子、五味子、小茴香、远志、石菖蒲 14 味药组成，研末，为蜜丸，每服 10g，每日 2 次。原文云本方："大补本气虚损及脾胃怯弱，心忪恍惚，精神昏聩，气血凝滞，饮食无味，肌瘦体倦，目暗耳聋。五日有力，十日眼明，半月筋骨盛，二十日精神奕，一月夜思饮。此药无毒，平补性温，百无所忌，久服固齿，身轻目明难老，百病俱除，永无病疾，行步轻健"。据近代人谢观的《中国医学大辞典》介绍："还少丹大补心肾脾胃四经虚损，治精血不足，精髓不固，饮食不进，发热盗汗，牙龈浮肿，神衰力弱，腰酸体倦，久服轻身还童，妇人服之，泽容颜，暖子宫，去一切病。"明代的《摄生众妙方》在这首方里再加一味续断，名"打老儿丸"，据传出自华佗，显然是附会之言，称："治五劳七伤，阳事不举，真气衰弱，精神短少，不能行走，小便无度，眼目昏花，腰膝疼痛，两脚麻冷，不能行立。"

顾名思义，这两首方是延年益寿、治疗老年性疾病的名方。我用本方治疗中老年人脑力下降有效，此类患者大多主诉自我感觉身体开始衰弱，记忆力不如从前，做事力不从心，睡眠不实，醒后再也无法入睡，检查多有脑萎缩、早期老年性痴呆的倾向，用此方加减调治有一定效果，但时间要长，三五个月才见到好处。我一般去小茴香，加仙灵脾助阳，近年来，经研究发现，仙灵脾有预防和治疗冠心病的显著功效。用此方治疗中老年人慢性前列腺炎、前列腺肥大引起的腰酸、夜尿多、尿等待，也有较好效果，但慢性前列腺炎宜合用缩泉丸，即加乌药、益智仁，以减少夜尿，前列腺肥大宜加鹿角霜软坚散结，大海马"暖水脏，兴阳道，消瘕块"（《本草纲目》概括的三大功能），以改善增生的状况。

定振丸治疗颤抖：帕金森病

杨某，女，74 岁，长沙市人，2010 年 8 月 23 日初诊。患者于 2008 年 3 月发病，最初症状是左手发抖，嘴唇轻微颤动，某医院确诊为帕金森病，服多巴丝肼片（美多巴），每次半片，每天 3 次。现在发展到全身发抖，手指并不拢，多巴丝肼片加量至每天 3 次，每次 2 片，仍然不见症状改善。察之面色萎黄，头晕疲乏，提气不上，精神萎靡，肌肉紧张，全身微微颤抖，沉默寡言，说话嘴唇微颤，口齿不清楚，行走无力，大便偏干，胃口不佳，舌暗无苔，脉沉细。用秘方定振丸加减：熟地黄 15g，当归 10g，白芍 10g，川芎 10g，黄芪 30g，白术 10g，西洋参 10g，天麻 15g，全蝎 10g，秦艽 10g，防风 10g，威灵仙 10g，细辛 5g。7 剂。

8月30日二诊：服上方后，精神好很多，全身颤抖也有所减轻，能够下地走走。仍然胃口不好，腹部微胀，大便不畅。察之气色比原来好，舌暗淡，有薄白苔，脉沉细。用上方加减为丸：熟地黄 30g，当归 30g，白芍 90g，川芎 15g，黄芪 90g，白术 60g，高丽参 50g，天麻 90g，全蝎 50g，秦艽 15g，防风 15g，威灵仙 30g，细辛 10g，砂仁 30g，木香 30g，鸡血藤 60g，刺五加 90g。1剂，为蜜丸，每天 2 次，每次 9g。并嘱咐每次减少多巴丝肼片 1 片，即每天 3 次，每次 1 片。

10月15日三诊：服上方后，症状显著好转，全身颤抖基本平息，胃口转佳，疲劳减轻，手足仍然有微微颤抖，睡眠不安。仍然用上方加减：熟地黄 30g，当归 30g，白芍 90g，川芎 15g，黄芪 90g，白术 60g，高丽参 50g，天麻 90g，全蝎 50g，秦艽 15g，防风 15g，威灵仙 30g，细辛 10g，鸡血藤 60g，刺五加 90g，紫河车 90g，灵芝 30g，炙远志 30g，石菖蒲 30g。1剂，为蜜丸，每天 2 次，每次 9g。并嘱咐每次减少多巴丝肼片半片，即每天 3 次，每次半片。

2012 年 9 月 15 日来诊：患者用上方加减，已经服药近 2 年，多巴丝肼片用量降至每天 2 次，每次半片。所有症状都很轻微，能够胜任日常生活，做家务和运动。家属希望维持现状，继续吃中药丸和少量多巴丝肼片。

☞ 用方思路

《证治准绳》秘方定振丸由生地黄、熟地黄、当归、白芍、川芎、黄芪、白术、防风、秦艽、细辛、威灵仙、天麻、全蝎13 味药组成。本方以二地、白芍、当归、川芎养血和营，寓有治风先治血，血行风自灭之义；天麻、全蝎平肝熄风；防风、细辛、秦艽、威灵仙搜风通络；黄芪、白术益气健脾。诸药合用，共奏益气养血、搜风通络之功。老人震颤，多因气血不足及风气所致，故本方在益气养血的同时，搜风通络，近人用本方治疗帕金森病有效。

从我的临床经验来看，治疗心脑血管疾病表现出的"风证"，无论从内风立论或是从外风立论都有历史渊源，都有临床疗效作为立论的基础，不能一概用滋补肝肾、潜阳熄风的方法治疗。特别是帕金森病，用寻常的潜阳熄风方法，如三甲复脉汤、羚羊钩藤汤等，有时不理想，而用地黄饮子、补阳还五汤之类方药多有效，用从外风立论的方药，如大秦艽汤、大活络丸等也有效。本方与大秦艽汤立意相似，都是从外风立论，以祛风养血为治，但加天麻、全蝎熄风，则平肝风、定震颤的效果更好。本方对老年人手足震颤，有时长期不能确诊为震颤性麻痹，又无明显的肝阳上亢或肝肾两虚的患者，最为适合，但需要坚持服用半年以上，才能显著改善症状。

　　我最初是从梁剑波先生的著作中见到定振丸的，其名为"家传秘方定振丸"，据梁先生所称，此方为世代相传，先生不愿藏一己之私，公之于众，并申明其治疗帕金森病之效，但原方中的药物无剂量。后来我又从颜德馨先生编著的《医方囊秘》中看到另外一首"秘方定振丸"，出自明代王肯堂的《证治准绳》，与梁方相比，方中有生地黄，无炙甘草，其他药完全相同，更可贵的是标明了药物的剂量。《医方囊秘》原为颜先生家藏的一卷手抄本，据颜先生介绍：抄本"字迹挺秀，选方皆出自大家手笔，估计作者为大儒而隐于医者。内容收集验方 386 张，颇多失传，涉及历代名医百余人，均选自各家学术思想精髓"，并称自己"多年来验之于临床，皆有殊功。"

　　从以上情况来看，本方在明代万历以前就作为"秘方"在民间流行，名医王肯堂收载在《证治准绳》中，将之公之于众，造福医林。梁剑波先生的祖上通过读书、临床，证实了其疗效，并对方中的药物进行了稍许调整，作为家传方承递下来。颜德馨先生则通过近代无名医生的抄本得到本方。由此可见，中医的很多所谓"祖传秘方"，其实并不一定是出自本家族的创制，而是上辈先人通过读书从古代医家的著作中承继的。我接触过许多视为神圣的所谓"祖传秘方"，大多数是古书已有记载。作为当代中医，有这种家传经验者固然可贵，但不应据为私有，秘而不传，应当学习上述古今名医，无私地公开出来，传授给后来的学医者，中医事业才能够发扬光大。

　　帕金森病是一种老年人常见病，至今没有特效的治疗方法，多巴丝肼片是治疗本病的常用药，副作用不大，但难以阻止疾病继续发展。本案在 2 年中由每天 3 次、每次半粒增加到每次 2 粒，达到不能再增加的分量，而症状日趋严重时，才找中医治疗。我曾经试用过地黄饮子治疗帕金森病，没有看出显著疗效，于是治疗本案选用了秘方定振丸。岂知仅 7 剂药，患者的症状就得以改善，疾病发展的趋势得到阻止，再以丸剂缓图，终于在 2 年之中，患者恢复了正常人的生活，多巴丝肼片也减少到了维持的剂量。因为担心再次复发，患者家属不愿意完全停服多巴丝肼片。虽然没有看到完全不用西药，只用定振丸治疗帕金森病的疗效，是一种遗憾，但这首处方对本病的作用，或者协同多巴丝肼片发挥的作用，是值得肯定和深入探讨的。

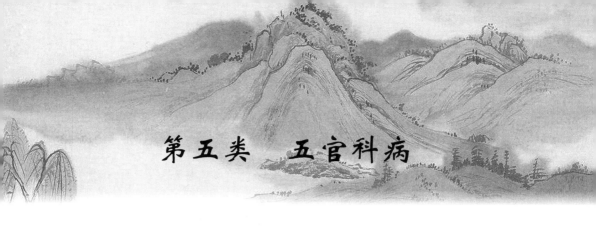

第五类　五官科病

一、过敏性鼻炎

小青龙汤合缩泉丸、玉屏风散、乌梅丸治疗鼻鼽：过敏性鼻炎

辛某，女，39岁，2005年6月5日初诊。患者患过敏性鼻炎10余年，每天早晨打喷嚏、鼻痒、流清涕如水，需持续1个多小时，不能自止，四季无差别，天冷尤剧，做过各种检查，服过多种中西药，均疗效不显，自诉因为这个病，每天早上10点钟之前不敢出门见顾客，不知道耽误了多少生意。近年来，嗅觉下降，月经尚正常，白带较多清稀。察之患者面白，舌胖淡，津液多，口不渴，小便少，偶尔黄，脉弦细。拟用小青龙汤合缩泉丸、玉屏风散加减：麻黄10g，桂枝10g，炙甘草10g，细辛5g，干姜10g，半夏10g，白芍10g，五味子10g，益智仁10g，乌药10g，山药30g，黄芪30g，白术10g，防风10g，蝉蜕5g，僵蚕10g。14剂。

7月1日二诊：上方服后，喷嚏、鼻痒、流清涕程度减轻，时间也缩短，但月经提前1周，量多，白带偏黄，如豆腐渣状，月经前，后阴瘙痒，有慢性阴道炎，口苦，咽微痛，舌苔薄黄，脉细数。拟用乌梅丸加减：乌梅60g，黄柏15g，黄芩15g，麻黄10g，干姜5g，细辛5g，桂枝10g，附子10g，川椒5g，炙甘草10g，当归10g，黄芪50g，防风10g，白术15g，苦参10g，白鲜皮15g，蝉蜕10g，僵蚕10g，诃子10g，蛇床子15g，川槿皮15g，苏合香10g，露蜂房10g，五味子10g，乌药10g，益智仁10g，山药15g。2剂，为蜜丸，每天2次，每次9g，大约可服2个月。

服上方两个疗程后，过敏性鼻炎基本治愈，嗅觉逐渐改善，追踪3年，未曾复发。

☞ **用方思路**

初诊采用了小青龙汤、玉屏风散、缩泉丸3方合方。小青龙汤即方中的前8

味药：麻黄、桂枝、炙甘草、细辛、干姜、半夏、白芍、五味子，是治疗寒饮射肺、咳嗽气喘的主方。过敏性鼻炎以打喷嚏、流清涕、鼻痒为主要证候，从病机上分析，多为肺寒挟有水饮，用小青龙汤是吻合的。然而，有时效果并不理想，特别是反复发作的过敏性鼻炎，一味温散，反而使肺气更伤，必须标本兼顾。故我合用了缩泉丸，即方中的益智仁、乌药、山药。缩泉丸本为治疗肾气虚冷、膀胱失约、小便频数而设，曾读一位中医前辈的书，他认为：过敏性鼻炎涕流不止者，当用缩泉丸，因为肺肾母子相通，固下即可以摄上。这个观点颇有创意。我再加黄芪、防风、白术，即玉屏风散。三方合用，以小青龙汤温肺化饮，玉屏风散益气固表，缩泉丸温下摄上，温散与补益、固摄熔铸一炉，更加蝉蜕、僵蚕祛风、脱敏。这是我治疗过敏性鼻炎最常用的方剂。然而，本案用药后，虽然取得初步疗效，究竟药性偏温，带发了慢性阴道炎，出现月经提前、瘙痒、口苦、舌苔薄黄等热象，说明本案的病机较为复杂，下焦有伏热，必须清热坚阴，且不适合于用汤剂求速效。

二诊改用乌梅丸合玉屏风散、缩泉丸，制成丸剂缓图。针对过敏性鼻炎的特殊情况，乌梅丸中以黄芩代黄连，加诃子酸收、专走肺窍，与乌梅相配，收敛止流的作用大增，再加苦参、白鲜皮、蝉蜕、僵蚕、蛇床子、川槿皮等，用以清热、祛风、止痒。方中的蛇床子、川槿皮，很少有人内服用于止痒。我从朱良春先生的著作中读到蛇床子可治咳嗽咽喉痒，试用于临床，确实有效。朱良春先生善用白槿花治疗过敏性结肠炎，白槿花一般药店无货，只好用川槿皮代替，亦有效。蛇床子性温，川槿皮性寒，两者同用，则不温不凉，我常用于鼻痒、咽痒、皮肤瘙痒、阴痒等症，感觉比传统止痒抗过敏的对药如荆芥、防风，蝉蜕、僵蚕等效果要好。但川槿皮口感不好，不宜煎服。

过敏性鼻炎，大人小孩均有，临床极为常见，不易治疗，治疗后容易复发。对于过敏性疾病，西医重视寻找和避开变应原，但引起过敏的物质何止上百种，许多情况下，检查徒费力气。特别是过敏性鼻炎，与空气质量和季节、温差等因素有关，不是个人能够控制和避免的。虽然这类病不至于导致严重的后果，但长期缠绵，频繁发作，给患者的生活和工作带来极大的不便。

防治过敏性鼻炎，除了改善空气质量，避开变应原之外，患者天天以冷水洗面，摩擦至热，反复多次，坚持数月，有较好的效果。此方不仅对慢性过敏性鼻炎有效，对于其他慢性过敏性疾病，属于寒热错杂、虚实夹杂者，适当加减后，也有佳效。

二、咽 喉 炎

麻黄附子细辛汤合苦酒汤、桔梗汤治疗暴喑：急性喉炎

2006 年 11 月 15 日晚上 7 点钟，我被接到省会某大医院，给一位患者看病。患者陶某，48 岁，一周前从北方出差回来，路上感受风寒，出现声音嘶哑，马上住院治疗，期待很快治愈，因为一周后要做一次重要报告。西医某医院检查，咽喉充血，喉头高度水肿，开始用大量抗生素，后来用激素治疗，治疗 5 天后，渐至不能发声。察之面色红润，体型较胖，咽喉微痛，咽喉壁一片雪白而不红，痰涎壅盛，色白清稀，不咳嗽，口渴，喜热饮，舌偏红，舌体胖，舌苔厚腻色白细腻，上有浮黄苔，脉弦紧。自诉属于阴虚火体，经常咽喉疼痛，大便干结，有慢性咽喉炎病史。此为寒火闭结于咽喉，宜先温开。

处方：麻黄 10g，附子 5g，细辛 5g，半夏 15g，桔梗 15g，甘草 15g，射干 10g，茯苓 15g，威灵仙 15g，白芥子 10g，石见穿 10g，诃子 10g，金果榄 10g，木蝴蝶 10g。1 剂。

上方煎煮时，加陈醋 15g、蜂蜜 30g，煎 15 分钟，取一大碗，再加醋、蜜煎取一碗，两碗混合后，不分昼夜，多次频服，每 15 分钟服一次，每次服一小口，慢慢咽下。

11 月 20 日二诊：服上方 1 剂后，即能发声讲话，而且做完了一次 3 个小时的大会报告。察之舌苔已经褪净，舌红，有少许薄黄苔，脉滑数，口渴，喜冷饮，咽喉疼痛，咽喉壁微红，大便 3 天未解。当清润化痰。

处方：桔梗 15g，甘草 15g，瓜蒌皮 15g，川贝母 10g，麦冬 10g，玄参 10g，金果榄 10g，诃子 10g，木蝴蝶 10g，茯苓 15g。7 剂。

服上方后，咽喉疼痛消失，大便亦通畅，以原方为蜜丸，巩固疗效。

☞ 用方思路

初诊处方为麻黄细辛附子汤、半夏苦酒汤、桔梗汤三首经方加减。

麻黄附子细辛汤见于《伤寒论》第 301 条："少阴病，始得之，反发热，脉沉者，麻黄细辛附子汤主之。"古人把麻黄附子细辛汤所治疗的证候称作"两感伤寒"，即既有内寒，又感受了外寒。而这种病机很容易导致"暴喑"，即突然不能发声。

不少古今医书都有用麻黄附子细辛汤治疗暴喑的记载。如《张氏医通》云："若暴恶声不出，咽痛异常，卒然而起，或欲咳而不能咳，可无痰，或清痰上溢，脉多弦紧，或数疾无伦，此大寒犯肾也，麻黄附子细辛汤温之。并用蜜制附子噙之，慎不可轻用寒凉之剂。"

桔梗汤是治疗咽喉疼痛的祖剂，后世治疗温病初起的许多名方，如吴鞠通的银翘散，都以此方作为基础。《伤寒论》311 条云："少阴病，二三日，咽痛者，可与甘草汤，不差者，与桔梗汤。"桔梗汤以桔梗配甘草，宣肺利咽祛痰，清热排脓解毒，药性偏凉。我认为这一条应该放在"太阳病"篇，是《伤寒论》治疗温病初起的主方之一。因为原书篇次的散乱，错放在少阴病篇，乃至于温病学家误以为《伤寒论》对于温病的辨治是"有论无方"。这显然是错误的。我认为麻黄连翘赤小豆汤、栀子豉汤、桔梗汤、麻杏石甘汤、黄芩汤、葛根芩连汤，实际构成了一组治疗温病初起的系列方。

苦酒汤见于《伤寒论》312 条："少阴病，咽中伤，生疮，不能语言，声不出者，苦酒汤主之。"方中的药物仅仅 3 味，苦酒即醋，解毒敛疮，鸡蛋清润喉清音，半夏涤痰散结。醋性收敛，蜜性甘润，两者同用，酸甘养阴，有利于保护咽喉，又可防止其他药辛温发散太过而伤阴。采取频服、每次一小口的方法，使药物多次经过咽喉，有局部治疗的作用。

二诊转用铁笛丸加减。铁笛丸是现代中成药方，以桔梗、甘草利咽，麦冬、玄参滋阴降火，瓜蒌皮、川贝母、茯苓清化热痰，诃子、青果、凤凰衣利咽开声，若无青果、凤凰衣，则可用金果榄、木蝴蝶代替。

本案采用了苦酒汤的煎服法，这是迅速取得疗效的一个重要环节。

苦酒汤，组成为：半夏（洗，破如枣核）十四枚，鸡子一枚（去黄，纳上苦酒，着鸡子壳中）；煎服法为："上二味，纳半夏苦酒中，以鸡子壳置刀环中，安火上，令三沸，去滓，少少含咽之。不瘥，更作三剂"。这种特殊的煎服法，很少引起临床医生的重视。

我第一次见识到苦酒汤的煎服、运用，是在 30 年前的 1986 年。那年春天，在长沙召开马王堆医书研究会议，著名经方家冯世纶教授从北京到长沙，刚下火车，赶到会场报到时，已经是晚上 8 点，他马上找到我，问能不能找到几片生半夏？他指指咽喉，表示受了寒，咽喉疼痛，说话费力。我找到生半夏后，他拿出电热杯，倒入一些陈醋，煮开几分钟后，把药汁倒入两个鸡蛋清中，搅匀后，一小口、一小口慢慢咽下去。第二天，即见冯教授神清气爽，谈笑风生了。

本案患者第二天上午即将做重要报告，留给我用药的时间是以小时计算的，这无异于是对中医临床疗效的一次考验。故我采用苦酒汤的煎服法，没有生半夏用法半夏，没有鸡蛋清用蜂蜜，煎好药后连夜小口频服，未料一剂而声音开，做完了长达几个小时的报告。一个月后，这个医院的党委书记、参加会诊的西医教授向我索要处方，希望能够进行一次科研。

咽喉部位在中医的概念中，属于"至阴之地"，慢性咽喉炎患者，大部分属于阴虚夹有痰热，或虚火上浮。本案患者素体阴虚火旺，此次患病，则因感受寒邪而起，寒闭于外，热郁于里，造成寒热错杂的局面。西医开始用大量抗生素、后来用大量激素治疗，致使阳气受抑，生湿生痰，寒邪内陷，火郁更深，越治效果越差，乃至于最后完全不能发声。古人云："金破不鸣，金实亦不鸣。"寒痰胶结，是本案患者不能发声的主要原因。此时治法，当大力扶阳，温散寒邪，宣通肺气，化痰开窍。故一诊处方为麻黄附子细辛汤、半夏苦酒汤、桔梗甘草汤合方，借张仲景三首经方的大力，熔温阳、散寒、化痰、宣肺、开窍于一炉，又加威灵仙、茯苓、白芥子以助半夏化寒痰，并以射干降肺气，诃子敛肺气，金果榄、木蝴蝶苦寒利咽，以防温燥宣泄太过，带动咽喉中的伏火。二诊寒痰温散，已见阴伤火旺之象，转用铁笛丸加减，从本论治，取效后，并以蜜丸善后，得以痊愈。

该案有本人的几处心得。其一，醋、蜜同煎频服治疗咽喉病。本案一诊用醋与药同煎，取苦酒汤之意。因为不方便用鸡蛋清，故改为蜂蜜，醋性收敛，蜜性甘润，两者同用，酸甘养阴，有利于保护咽喉，又可防止其他药辛温发散太过而伤阴。采取频服、每次一小口的方法，使药物多次经过咽喉，有局部治疗的作用。其二，威灵仙、白芥子、石见穿同用利咽化痰。如见慢性咽喉炎咽中梗死不舒，分泌物增多，喉头水肿，而又咽喉不红者，我每以威灵仙、白芥子、石见穿三味药合用，能迅速消除梗死、减少分泌物，但咽喉红肿、舌红苔黄不宜。其三，射干、金果榄、诃子、木蝴蝶同用开声。此四味为治疗声音嘶哑、咽喉疼痛的要药，常可同用，整体药性偏凉，主要用于阴虚火旺者。本案寒痰阻塞导致"金实不鸣"，在温化宣散以治其因的前提下，佐此四味药，以治其果，收到标本同治的疗效。

麻黄杏仁甘草石膏汤合桔梗汤治疗急性咽喉炎

王某，男，9岁，2012年6月8日下午3点初诊。患儿感冒发热，今天上午体温38.6℃，汗出不多，咽喉疼痛，咳嗽痰黄，口苦，口微渴，舌红，苔薄黄，脉细滑数。用麻黄杏仁石膏甘草汤加减：麻黄 6g，杏仁 6g，石膏 30g，桔梗 10g，甘草 10g，黄芩 10g，浙贝母 10g，牛蒡子 10g。2 剂。

6 月 9 日二诊：昨天服一剂半药后，发热已退，量体温 36.5℃，咳嗽有所减轻，咽喉疼痛加剧，有黄痰。用桔梗甘草汤加减：桔梗 15g，生甘草 15g，枳壳 10g，土牛膝 15g，板蓝根 15g，玄参 15g，桑白皮 10g，浙贝母 10g，黄芩 10g，瓜蒌皮 10g。5 剂。

服药后，病已痊愈。

☞ 用方思路

咽喉疼痛，经常是外感病初起的症状，人们普遍认为，属外感风寒者，一般不伴有咽喉疼痛，而外感风热者，常伴有咽喉红肿疼痛，并将此作为区别风寒感冒与风热感冒的重要标志。因为在全部《伤寒论》太阳病篇中，并没有见到记载咽喉疼痛的条文和方剂，所以温病学家认为，用伤寒方不能治疗温病初起。其实，这是一个天大的误解，治疗感冒初起，咽喉疼痛的有效方剂桔梗汤放在少阴篇，而少阴篇又被后人看作是虚寒里证，从而引起一桩千古疑案。其实，桔梗汤堪称治疗外感病咽喉疼痛的祖方，银翘散就是以此方为基础的。桔梗汤合麻杏石甘汤、葛根芩连汤，是治疗温病初起，高热、咽喉疼痛的绝佳方剂。临床铁的事实证明，《伤寒论》方是完全可以治疗温病初起的。高热气喘咳嗽时，合麻杏石甘汤；咽喉疼痛较剧时，加板蓝根、玄参、土牛膝清火、解毒、止痛，加枳壳，与桔梗一降一升，调节气机；兼咳嗽、吐黄痰，则加桑白皮、浙贝母、黄芩、瓜蒌皮，清热、化痰、止咳；如果大便干结，加大黄 10g。大黄放在碗中，用刚煎好的滚烫的药汁泡 10 分钟，即可服药。

麻黄杏仁甘草石膏汤出自《伤寒论》第 63 条：原文云："发汗后，不可更行桂枝汤，汗出而喘，无大热者，可与麻黄杏仁甘草石膏汤。"本方共 4 味药，以麻黄宣肺止喘，杏仁降气平喘，石膏清热凉肺，炙甘草甘缓和中，治疗热壅于肺，肺气闭塞。

菖阳泻心汤治疗梅核气：慢性咽喉炎、甲状腺弥漫性病变、双侧结节样病变

孟某，女，59 岁，湖南韶山人，2014 年 9 月 24 日初诊。患者患有慢性咽喉

炎几十年，经常喉中不舒服，感觉有异物梗死，咯痰，颜色或白或黄，黏稠，喉干舌苦，今年以来，连脖子也肿胀不舒服。湖南肿瘤医院彩超检查发现：甲状腺右侧叶内有两个低回声结节，较大者约 15mm×8mm，左侧叶内见一个大小约 8.6mm 低回声结节，双侧上颈部均见二三处大小不同的低回声结节，右侧最大者为 13.5mm。诊断为甲状腺弥漫性病变，双侧结节性病变。察之患者咽喉壁微红，有滤泡，咽中分泌物多，舌红，苔薄黄，脉沉细滑。

处方：石菖蒲 90g，黄连 90g，黄芩 60g，厚朴 60g，法半夏 90g，枇杷叶 50g，竹茹 50g，芦根 50g，蒲公英 90g，紫花地丁 60g，土贝母 90g，玄参 90g，牡蛎 90g，穿山甲 60g，枳壳 60g，肿节风 60g。1 剂。为水丸，每天 2 次，每次 6g，饭后开水送服。

2015 年 1 月 9 日二诊：服完 1 剂后，患者感觉咽喉中清爽许多，异物感减少，很少咯痰，脖子也似乎小了很多。三天前，经同一个医院检查：右侧叶内有 1 个低回声结节，约 3mm，左侧叶内低回声结节未见，上颈部右侧见 1 个 3mm 低回声结节。效方不改，加石见穿 50g、急性子 50g，继续做药丸吃。

处方：石菖蒲 90g，黄连 90g，黄芩 60g，厚朴 60g，法半夏 90g，枇杷叶 50g，竹茹 50g，芦根 50g，蒲公英 90g，紫花地丁 60g，土贝母 90g，玄参 90g，牡蛎 90g，穿山甲 60g，枳壳 60g，肿节风 60g，石见穿 50g，急性子 50g。1 剂，为水丸，每天 2 次，每次 6g，饭后开水送服。2 个月后检查，甲状腺内结节已经不见。

☞ **用方思路**

王孟英的菖阳泻心汤，由《金匮要略》的厚朴半夏汤合半夏泻心汤变化而来，共石菖蒲、厚朴、半夏、苏叶、黄芩、黄连、枇杷叶、竹茹、芦根 9 味药。其中所加的石菖蒲，颇含深意。朱良春先生认为："此物既长于治痰，又兼有理气之功，故用之甚为合拍。以石菖蒲为主药的菖阳泻心汤，治痰浊壅闭、神志昏蒙、胸膈痞塞之症甚效，盖以菖蒲之涤痰化浊，配合黄芩、黄连之苦降，半夏、厚朴之辛开，而奏通闭开痞之功。又介绍清代周岩的评价：'王孟英菖阳泻心汤，以菖蒲偶竹茹、枇杷叶等味亦妙。内用仲景泻心汤三物，以菖蒲代生姜，盖义各有当也。'大能启人慧思。"[21]

从我的经验来看，慢性咽喉炎多数年深日久，往往已寒热错杂、缠绵难已，用抗生素基本无效，用中药煎剂，则难以坚持。我以此方为丸缓图，借其辛开苦降的作用，可以取得较好的疗效。咽喉壁红肿，加蒲公英、板蓝根、玄参、浙贝母；咽喉壁不红，黏液多，加威灵仙、白芥子。本案结合《医学心悟》的消瘰丸（贝母、玄参、牡蛎），用2剂丸药后，不仅几十年的慢性咽喉炎大为好转，今年所患的弥漫性甲状腺炎及甲状腺结节也有所缩小乃至最后消失，值得进一步探讨。

三、口　疮

泻黄散合甘露饮、宣清导浊汤、
鲜竹沥口服液治疗口疮：口腔溃疡

池某，男，73岁，湖南长沙市人，2010年10月30日初诊。患者口腔溃疡30余年，经多方治疗不效，原来每月发作2～3次，每次溃疡疼痛3～5天，即可自愈。多年来，不敢吃辛辣味重之品，饮食清淡，尽量多吃水果、新鲜蔬菜。近年来，发作十分频繁，几乎每天都发，此起彼消。察之见舌部溃疡灶好几个，疼痛剧烈，讲话也受到影响，不能吃硬物，只能喝粥，面色红润，大便素来干结，味极臭，舌胖肿胀，津液多，但舌质红绛，苔黄厚，中舌中心呈焦黑色，口干，思冷饮，不能多喝，脉弦数。内服用泻黄散合甘露饮，外用含漱方。

内服方：藿香10g，栀子10g，石膏30g，防风10g，生甘草10g，生地黄15g，麦冬15g，耳环石斛10g，黄芩15g，胡黄连10g，茵陈15g。7剂。

含漱方：蒲黄10g，五倍子10g，人中黄10g。7剂，水煎，每次含一口，在口腔中停留3～5分钟，即吐掉，每日多次。

11月8日二诊：药后口腔两边已不痛，言语稍清晰，舌痛亦减，舌左侧仍有3～5个溃疡灶，且病灶与舌根有伪膜覆盖，膜擦即去，舌红，肿胀稍减，黄苔中稍焦黑，大便仍稍干，脉弦数。守前方，调整含漱方。

内服方：藿香6g，栀子10g，石膏30g，防风6g，生甘草10g，生地黄15g，麦冬15g，耳环石斛10g，黄芩15g，胡黄连10g，茵陈15g，玉竹20g。7剂。

含漱方：蒲黄10g，五倍子10g，秋石10g。7剂，水煎，每次含一口，在口腔中停留3～5分钟，即吐掉，每日多次。

11月15日三诊：药后感舒，舌痛减轻，然而涎液渐增，不能自禁，溃疡灶及其覆盖处之伪膜减少、变小，大便不畅，舌红绛，苔黄厚稍腻，中焦黑色变浅，脉弦数。仍然用上方加减，嘱药后可稍有腹泻，无碍。

处方：藿香6g，栀子10g，石膏30g，防风6g，生甘草10g，生地黄15g，麦冬

15g，耳环石斛 10g，黄芩 15g，胡黄连 10g，茵陈 15g，玉竹 20g，芦荟 3g。7 剂。

另外，用成药鲜竹沥口服液，每天 4 支。

药煎好后，早晚各服 1 次，每次加入竹沥口服液 2 支。

含漱方如前：蒲黄 10g，五倍子 10g，秋石 10g。7 剂，水煎，含漱。

11 月 22 日四诊：药后腹稍泻，然泻后感到舒畅，涎如清稀胶水状，较多，下滴不能自禁。舌红黄苔，厚度较前诊减，舌中焦色浅，但仍可见，脉弦。用上方合宣清导浊汤：藿香 6g，栀子 10g，生地黄 30g，麦冬 30g，黄芩 15g，茵陈 15g，枳壳 10g，耳环石斛 10g，人中黄 10g，芦荟 3g，猪苓 10g，蚕沙 10g，皂荚 10g，石膏 3g，寒水石 15g，滑石 30g。7 剂。

11 月 29 日五诊：服上方后，病情大为好转，患者欣喜之情洋溢于面，口中已经不流涎水，讲话流畅，舌溃疡病灶已失，唇红，舌红苔中央少许黄焦，较前诊焦色更浅，唯近两天食"上火"之物，口内唇下侧发小溃疡一二处。仍然守上方，制成药丸：藿香 30g，栀子 50g，生地黄 90g，麦冬 60g，玄参 60g，黄芩 30g，茵陈 30g，耳环石斛 30g，人中黄 30g，芦荟 30g，猪苓 30g，蚕沙 30g，皂荚 30g，石膏 60g，寒水石 60g，滑石 60g，猪苓 50g，草决明 50g，马勃 30g，木蝴蝶 15g，五倍子 30g。1 剂，为水丸，每天 2 次，每次 9g。

服上方后，两个多月来口腔溃疡不再发作，大便通畅，每天都有，察之舌淡红，苔薄黄，脉弦细。嘱再做 1 剂药丸，以巩固疗效。

☞ **用方思路**

初诊、二诊、三诊，内服药都是用泻黄散与甘露饮合方加减。

泻黄散出自《小儿药证直诀》，由栀子、石膏、藿香、防风、甘草 5 味药组成，功能清泻脾胃伏火。方中以栀子、石膏清胃火，藿香祛脾湿，防风升脾阳，甘草和胃，主治口疮、口糜、口臭、口渴。

甘露饮出自《太平惠民和剂局方》，由生地黄、熟地黄、天冬、麦冬、石斛、黄芩、枳壳、茵陈、枇杷叶、炙甘草等 10 味药物组成。方中的二地、二冬名固本丸，滋养肺肾之阴，加上石斛养胃阴，则上中下三焦的阴虚均能固护；清热的药物只有一味黄芩，说明火热不盛，而且是隐而不彰的郁火；茵陈淡渗利湿，炙甘草和胃，枇杷叶、枳壳降肺胃之气，以利于湿热的排除。这是我用以治疗一般口疮属于阴虚夹有湿热证的常用方。

这两首处方都能够治疗口腔溃疡，但所适合的病机不同。泻黄散用于治疗口疮的实证，甘露饮用于治疗口疮的虚证。

本案的病情比较严重，不仅病程长达30余年，近年来几乎每天都发作，满嘴都是，而且舌象展示了一种十分复杂的病机：舌质红绛，是热入血分之征；却又红胖肿胀，津液多，即内有湿毒；舌苔黄厚，中心焦黑，加之大便极臭，则为火毒炽盛。这种舌象极为少见。故一诊、二诊、三诊，用泻黄散为主，清泻胃中伏火。先加胡黄连，后加芦荟，以凉血、解毒、通便；并合用甘露饮，以护养胃阴。情况有所好转。然而，火毒骤消，湿浊渐起，从舌面上可以看到一层白色的伪膜，拭之即去，旋即又生，口中涎水欲滴，唾之不尽。祛水湿的方法大致有三类：芳香化湿，使水湿从中焦而化；宣肺解表，使水饮从上焦而散；通利大小便，使水饮、湿浊从下焦而出。后两者即《黄帝内经》所说的"开鬼门""洁净府"。一、二、三诊以清化湿热为主，兼以养阴。湿热虽化，但养阴之品滋腻，导致湿浊加重，必须采用"开鬼门，洁净府"两法。同时能够通利大小便、排除湿浊的，理想的处方是宣清导浊汤。

第四诊用甘露饮合宣清导浊汤。宣清导浊汤出自《温病条辨》，由猪苓、茯苓、寒水石、蚕沙、皂荚子5味药物组成。方中的猪苓、茯苓利小便，石膏走气分、寒水石走血分，合而清肺胃之热，蚕沙、皂荚子化浊湿，通大便。

因为病程较长，不易根治，最后做药丸缓图，巩固疗效。本案邪气虽实，但患者体质甚好，正气不虚，这也是获得疗效的一个重要因素。

可能会有人提出疑问：《温病条辨》原文五十五条说的是："湿温久羁，三焦弥漫，神昏窍阻，少腹硬满，大便不下，宣清导浊汤主之。"本案与原文所叙述的证候相隔太远，即"方证不对应"，为什么可以用这首方剂？因为我主张方证可以不对应，只要方与病机对应，就可以大胆使用，这样才能够拓展古方运用的范围。患者口生白膜，拭之即去，旋即又生，口中涎水欲滴，唾之不尽，说明湿浊内阻，况且大便秘结，从病机上看，是与宣清导浊汤所适合的病机对应的。两方合用，守中焦，开下焦，令湿毒、火毒从二便而去，果然获得显效。

口腔溃疡又称复发性口疮，发病率非常高，这是一个目前找不到具体发病机制的慢性病，这个病最大的特点是缠绵不愈，一年四季都可以发作，有的人持续几年甚至几十年，这也吃不得，那也吃不得，痛苦不堪。西医从炎症、维生素缺乏、内分泌失调等各个角度思考用药，都效果不显。有时候不用药，注意休息和饮食，也会慢慢好转。从中医的角度来看，大部分患者的病机属于阴虚夹湿热，属于"火体"的人群居多，我最常用的处方是《太平惠民和剂局方》甘露饮加减，确定取得疗效后，然后做蜜丸长期服。同时告诫患者，引起复发性口疮最大的原因是熬夜，晚上属阴，阳气应当潜藏，12点之前还不睡觉，则会导致虚火上炎，口舌生疮。饮食中凡是荔枝、桂圆、榴莲、狗肉、牛肉、烈酒、过于辛辣的食品等，都不宜多吃，甚至不能沾，尽量吃清淡、清润的食品与水果。这样坚持用药和讲究食物禁忌，往往能够保持很长时间不复发。

麻黄附子细辛汤治疗口疮：口腔溃疡

雷某，男，32岁，2012年10月6日初诊。患者自述有口腔溃疡病病史10多年，舌头及口腔黏膜反复溃疡，从未停歇，每个月仅有四五天愈合。数年中，曾经到长沙、武汉、北京等各地的西医院，寻找著名口腔科专家治疗，未取得效果。又找过本省数位名中医开方，用过导赤散、泻黄散、生脉散加减，以及熊胆、牛黄、肿痛安、珍黄片等。并遵从医生的告诫，饮食清淡，不沾任何辛辣刺激的食品，口腔溃疡仍然发作，疼痛不已。平时身体健康，经常运动，大便正常，小便微黄，无其他不适。察之舌淡，脉小弦。用甘露饮：生地黄15g，熟地黄10g，麦冬10g，天冬10g，耳环石斛10g，枳壳10g，茵陈10g，黄芩10g，枇杷叶10g，人中白10g。7剂。

10月13日二诊：服上方后，口腔溃疡未愈，仍然疼痛，且有加剧之势。仔细观察舌面，见三四个溃疡点分布在舌头两边，不容易看出，舌体胖淡，有齿痕，薄白苔，脉小弦。改用麻黄附子细辛汤加减：麻黄8g，附子10g，细辛5g，半夏15g，茯苓15g，干姜（炮）10g，耳环石斛10g，人中白10g。7剂。

10月18日三诊：上方未服完，因为患者要出差，提前来看病。告知服完第2剂药，疼痛已止，今天服完第5剂药，溃疡面已经愈合。察之舌体比上次瘦了许多，仍然舌淡，苔薄白，脉细弦。患者又告知：头上长疙瘩不断，也同口腔溃疡一样，有10多年历史，吃了许多凉药，从未消除。察之微红，有少许压痛。汤剂仍然用原方，服7剂，另外用原方加减制成丸剂：麻黄30g，附子120g，细辛30g，半夏30g，茯苓60g，干姜50g，耳环石斛30g，人中白30g，鹿茸15g，五倍子30g。1剂为丸，每天2次，每次6g。

11月22日四诊：上方服了一个月，所剩不多。患者告知：一月之中，口腔溃疡没有发作，头上包疮也缩小了许多。效方不变，仍然做药丸，继续服一个月，巩固疗效。

2013 年 3 月 11 日五诊：服上方后，口腔溃疡一次也没有发作，头上包疖已经全消，舌淡仍然有齿痕。用上方加仙灵脾 30g，为丸，继续吃完一剂，以巩固疗效。

☞ 用方思路

伯父有一次问我："你知道当医生最难的在哪里吗？"停顿一会儿，见我答不出，他说："在换方！因为任何疾病，都有常、有变。常是一般规律，变是特殊规律。患者第一次就诊时，医生往往先按照常规方法遣方用药，即所谓'投石问路'；如果不效，则要考虑转换思路，换方。换方最重要的是'治其反面'。从反面治疗有一定风险，在做出这个决策之前，不仅需要反思自己所开出的方剂为什么没有效果，更要细心分析以前医生所用过的治疗方法，这样才不至于重走老路，或误入歧途，发生严重错误。孙思邈的名言'胆欲小而心欲大，智欲圆而行欲方'，最能够体现在医生遣方用药的思维过程中。"

口腔溃疡属于阴虚、湿热、火毒者居多，偶尔也有属于阳虚的。属于阳虚的，辨证论治时难以决断，然而一旦对证，则效如桴鼓，很少反复，不似阴虚湿热者缠绵不已。

本案初诊处方，属于"投石问路"，按照阴虚湿热的套路，循口腔溃疡的常规方法治疗，没有疗效，故二诊"治其反面"，从阳虚立论，选用麻黄附子细辛汤加减。

麻黄附子细辛汤由麻黄、细辛、附子 3 味药组成。麻黄散表寒，附子祛里寒，细辛温经止痛。凡是属于表里有寒的疼痛证，无论是头痛、身痛、牙痛、面痛、咽痛等各种疼痛，都有很好的疗效，但患者所表现的证候一定是舌胖淡、脉沉细缓、怕冷不怕热等一派阳虚有寒的体征，用此方才有效，这就是辨证论治中"异病同治"的原则。用于治疗口疮，也是一样的道理。患者除了舌胖淡之外，还有齿痕，说明内有痰湿，故加法半夏、茯苓、干姜，化痰、渗湿、暖脾。虽然后世有"半夏反附子"、两者不能同用之说，导致中药师不肯抓药，但其实这是一种由来已久的误解，必须纠正。在《伤寒论》第 40 条小青龙汤原文加减法第 3 则："若噎，去麻黄，加附子一枚，炮"，明明白白是半夏与附子同用的。

在三诊制成药丸巩固疗效时，我在原方中加入了鹿茸、五倍子两种药。用鹿茸治疗疖疮，出自岳美中老中医的经验。患者疖疮与口腔溃疡同时发生，年深日久，用凉药始终不消，则也应当同治疗口腔溃疡一样，采取逆向思维，视为"阴疽"，用温药温散。五倍子是我治疗顽固性口腔溃疡的良药，其既善于敛疮，又能消除痈疽。两味药都不宜煎服，适合于入丸散中使用。

一般口腔溃疡，以寒热错杂、阴虚夹湿热者居多，前者用《金匮要略》甘草泻心汤，后者用《太平惠民和剂局方》甘露饮。极少有属于阳虚夹寒湿的，本案的情况十分特殊。初诊时，我虽然发现患者舌淡、苔薄白，与一般口腔溃疡的舌红、苔黄有异，心中虽然疑惑，但恐是患者长期服用寒凉药所出现的假象，不敢贸然使用温药，担心火上加油。暂且沿袭常法，聊以投石问路，处以甘露饮加减。二诊见服甘露饮无效，有加重之势，舌体变胖。才改用温药，处以麻黄附子细辛汤温经散寒，加半夏化痰，茯苓渗湿，干姜温中。唯恐骤然用温药，引起伏火上浮，再加耳环石斛养胃阴，人中白清中焦虚火。考虑周全之后，施之果然有效。其中促使我改弦更张的原因，是患者说了一句话："只要舌头变胖，有齿痕时，我自己就知道病加重了。"常言说："患者是医生的老师。"如果不是患者自己提供了这个关键信息，我也难以下决心用大温大热之药。

四、白塞综合征

甘草泻心汤合升麻鳖甲汤、含漱方、渴洗方、胡黄连药油治疗狐惑病：口溃、阴溃

曾某，女，42岁，已婚已育，沅江人，干部，1989年4月27日初诊。患者口腔溃疡发作10余年，近年来，阴部瘙痒，白带多而偏黄，某西医院诊断为白塞综合征。察之眼红，咽喉红肿疼痛，舌质紫暗，舌苔黄腻，口腔黏膜及舌边尖溃疡有三四处，脉滑数，长期大便溏，解之不净，色黑气臭，小便黄。此为湿热火毒弥漫三焦，深入血络，当清热、凉血、解毒，内服、外用一起配合。

1. 主以内服汤剂　炙甘草5g，生甘草10g，黄连10g，黄芩10g，炮姜5g，半夏10g，苦参10g，胡黄连10g，当归10g，诃子10g，玄参15g，玳瑁10g，升麻10g，紫草10g。服10剂。

2. 佐以漱口药方　蒲黄15g，五倍子10g，煎15分钟，取汁，兑入人中白10g，每次含漱5分钟，含漱时仰头，使药汁到达咽喉部，每日3～5次。

3. 配以浸洗药方　白及30g，白鲜皮30g，苦参15g，白矾10g，鹤虱10g，蛇床子15g，百部30g，川椒10g，五倍子30g。

以上药加1000ml水，煎开10分钟，滤汁，乘热坐浴，浸洗阴部，每次半小时左右，每日1次。

4. 滴以胡黄连药油　胡黄连1根约5g，麻油30g，将胡黄连放在麻油中用小火煎枯，去胡黄连，取油，若加少许熊胆更好。每天用药油滴眼3～4次，也可坐浴浸洗后，涂抹于阴部。

二诊，治疗10天后，病情大为好转。初服药时，腹痛腹泻，排出大量腥臭黑便，5天后，大便转正常，人感觉轻松，口疮、眼红、阴部溃疡瘙痒均有好转。原方去胡黄连，3剂药制为蜜丸，服1个月，漱剂、油剂及浸洗剂不变。连续服用3个月后，基本治愈。

2015年，患者因为另外的病来门诊部，告之白塞综合征至今没有复发。

☞ 用方思路

白塞综合征是一种既年轻又古老的疾病，说其年轻，是因为近代西医认识这个病的时间不长，是1937年由土耳其的一位皮肤科医师首先发现，并且以他的姓氏命名的，至今患病的原因仍然不明，治疗的药物不多，主要是泼尼松一类激素，以及中药白芍提取物白芍总苷等。说其古老，是因为早在1800年前，中医"医圣"张仲景就发现了这个病，他称之为"狐惑病"。顾名思义，是因为这种疾病的表现惑乱，时而在口腔，时而在阴部，时而在眼睛，捉摸不定，缠绵难愈。张仲景在《金匮要略·百合狐惑阴阳毒病脉证并治》中写道："狐惑之为病，状如伤寒，默默欲眠，目不得闭，卧起不安，蚀于喉为惑，蚀于阴为狐。不欲饮食，恶闻食臭，其面乍赤乍黑乍白，蚀于上部则声嘎，甘草泻心汤主之。蚀于下部，则咽干，苦参汤洗之。蚀于肛门者，雄黄熏之""目赤如鸠眼，赤小豆当归散主之"。从以上原文来看，白塞综合征最重要的一些体征：如口腔溃疡、阴部溃疡、眼球膜炎，乃至于久病所致各种焦虑不安的症状，在书中都有近似的记载。书中不仅记载着内服的有效方剂，还有外熏、外洗的药物，这些治疗方法流传千余年，有的至今仍然在临床使用，启迪着我们的用方思路。

在我40多年的中医生涯中，治疗白塞综合征的案例并不少。我从临床治疗中体会到：这个病每每始发于中焦脾胃，表现为口腔溃疡，属于湿热阴虚；日久则波及上焦与下焦，出现眼球膜炎、阴部溃疡、下肢血管炎、毛囊炎等，属于血热火毒。总的治疗原则是清热、化湿、养阴，凉血、活血、解毒，但必须因人而异，随机应变，长期坚持，才能治愈。我所使用的内服方剂，多为《金匮要略》甘草泻心汤、升麻鳖甲汤，《伤寒论》白头翁汤，《太平惠民和剂局方》甘露饮，《医宗金鉴》五味消毒饮，《验方新编》四妙勇安汤加减等。在严重发作期间，如果能配合含漱、浸洗、外搽等方法，则效果更好。今略举几例常见的白塞综合征治疗医案，介绍我的用方思路。其中脑白塞综合征比较少见，我接诊的患者不多，待今后经验成熟时，再予以总结介绍。

一诊内服药主要是甘草泻心汤合升麻鳖甲汤加减，以清理肠胃气分的湿热与血分的毒热。

甘草泻心汤治疗白塞综合征，见载于《金匮要略》，原文已如上述。此方更多地是运用于治疗肠胃道的疾病，如《伤寒论》第158条云："伤寒中风，医反下之，其人下利日数十行，谷不化，腹中雷鸣，心下痞硬而满，干呕，心烦不得安。医见心下痞，谓病不尽，复下之，其痞益甚。此非热结，但以胃中虚，客气上逆，故使硬也。甘草泻心汤主之。"方中共6味药，《医宗金鉴》解释道："方以甘草命名者，取和缓之意也。用甘草、大枣之甘，补中之虚，缓中之急；半夏之辛，降逆止呕；黄芩、黄连之寒，泻阳陷之痞热；干姜之热，散寒凝之痞寒。缓中降逆，消痞除烦，寒热并用也。"从《伤寒论》原文来看，本方是治疗痞满、下利、干呕等肠胃升降功能失调的一首方剂，为什么可以用于治疗狐惑病呢？如果从"方证对应"的角度来比照，是难以解释的，只能从"方与病机对应"的角度来认识。从我的临床经验看，大部分白塞综合征是从口腔溃疡开始的，脾胃为湿热久羁，长期不愈，形成了寒热错杂、虚实夹杂的病机。而甘草泻心汤恰恰可以温寒、清热、燥湿、补虚，属于"寒热并用"之剂，故比较适合。《金匮要略》中的甘草泻心汤比《伤寒论》中的甘草泻心汤多一味人参，更突出了久病致虚的特点。

治疗口-眼-生殖器综合征，临床屡有报道，这个病例也曾用过本方，但疗效不显，很可能是没有适当加减和运用综合疗法的优势之故，患者到找我诊治时，病已由气分开始转入血分，从舌紫暗即可略见一斑。因此，我在处方中又合用了《金匮要略》升麻鳖甲汤。

该方治疗"阳毒之为病，面赤斑斑如锦文，咽喉痛，唾脓血""阴毒之为病，面目青，身痛如被杖，咽喉痛"。方中共6味药，主药升麻轻清升发，鳖甲滋阴沉降，当归和血，甘草解毒，另有川椒、雄黄，合而解毒透邪，为凉血解毒的祖方。后世医家一般不用川椒、雄黄，以犀角代替鳖甲，与升麻相伍，认为解毒作用更强。如今犀角不可入药，常规以10倍的水牛角代，我则常代之以玳瑁。

该案有几处本人的用药心得。其一，以玳瑁代替犀角。俞根初的《通俗伤寒论》中有一首名方"玳瑁郁金汤"，治疗痰热蒙蔽心包，不用犀角，何秀山为之注解说：玳瑁"泻热解毒之功同于犀角"，因此凡是遇到当用犀角时，我概以玳瑁代替。再加一味紫草，以加强解毒作用。其二，以胡黄连解血分之毒。胡黄连与黄连，均有苦寒清热燥湿的作用，但黄连入气分，胡黄连入血分，《本草正义》说："胡连之用，悉与川连同功，唯沉降之性尤速，故清导下焦湿热，其力愈专，其效较川连为捷。"用胡黄连治疗口疮，出自许公岩先生经验："胡连汤治口舌生疮，因嗜茶酒，积湿较甚，大便干燥不爽者，用胡黄连 12g，当归 10g，甘草 12g。胡连服后，里急腹痛甚，故以归、草缓解。[22]"我见患者长期大便不爽，色黑气臭，因此，学用了许先生的经验，无疑此药在方中起了重大作用。外用的胡黄连药油，清肝、明目、杀虫，用于该病的眼部、阴部炎症和溃疡，甚为合拍。其三，含漱方止痛敛疮。古人单用蒲黄含漱，即可治疗舌咽肿胀，人中白也治口舌生疮，二味药都入血分，活血凉血止痛，再以五倍子收敛，使疮口早早愈合，药仅 3 味，但效果甚佳，我常用于严重的口腔溃疡。其四，浸洗药方止痒敛疮。该方是我常用治疗阴部及皮肤瘙痒的外洗剂，出自宋代的溻洗方，也可加工成散剂，给患者提供方便。总之，像这种复杂顽固的疾病，必须内外配合、标本兼治，才能成功。由于内服药气血同治，外用药漱、洗、滴、搽并用，综合治疗，很快痊愈，长期稳定。

四妙勇安汤治疗结节性红斑、血管炎

宋某，男，42 岁，浏阳市人，2012 年 12 月 12 日初诊。患者于 2010 年口腔溃疡反复发作，2011 年 8 月双小腿部位及关节出现红肿结节、如蚕豆样大小丘疹，表面红肿，呈紫红色，压痛明显，口腔黏膜有黄豆大小溃疡，于 11 月 12 日在当地某市人民医院做活检，病理结果见皮下组织灶性坏死，并见白细胞碎裂性血管炎。补体 C4、免疫球蛋白、胆红素等指标偏高，辗转多次，最终确定为白塞综合征。用泼尼松、依匹斯汀等治疗一年多，未见明显疗效。察之精神尚可，面色红润，双小腿多个结节，自觉有灼热感，手肘部皮肤发红，时有脓点冒出，口腔溃疡，长期不愈，分布在舌头两边，大便黏稠，舌淡红，有薄白苔，脉沉细。用四妙勇安汤加减：玄参 90g，当归 60g，忍冬藤 60g，甘草 60g，玳瑁 30g，升麻 50g，紫草 60g，生地黄 60g，赤芍 30g，牡丹皮 50g，熊胆 5g，黄连 60g，黄芩 60g，苦参 60g，人中白 30g，茵陈 30g，耳环石斛 30g，水蛭 50g，穿山甲 30g。1 剂，为水丸，每天 2 次，每次 6g。饭后开水送服。

2013 年 1 月 19 日二诊：收到患者邮件称"服药有 1 月余，症状有明显好转，口腔溃疡这几天也好了，脚上原来结节留下的黑色斑也没有了，红斑也没有发过，有天晚上因有事工作到半夜两点多都没有出现红斑，原来那么晚睡觉一定会现红斑的。现在只是大便还是黏黏糊糊，有时候早上起来小便黄，但只出现过几天的早上，其他时候的小便还正常。至于舌苔我就不知道看了"。嘱咐患者继续吃完药丸再来看。

3月24日三诊：症状缓解，舌脉同前，患者心情舒畅，继续为水丸服一剂。患者至今仍然在服药丸，病情稳定。

☞ **用方思路**

初诊主方为四妙勇安汤，该方出自《验方新编》，原治脱疽红肿疼痛，属于热毒凝聚者，即下肢血栓闭塞性脉管炎。方中共4味药：以大剂量金银花、玄参、甘草，清热解毒、凉血散结；以当归和血养血。我在临床，凡是见到血管、皮肤的疾患，属于血热有瘀滞的，常用此方加减。方中再合用犀角地黄汤，改犀角为水牛角，用之凉血、活血；加升麻、紫草、熊胆，用之凉血、解毒；加黄连、黄芩、苦参，用之清热燥湿；加水蛭、穿山甲，用之软坚散结，集中药力消除结节性红斑。再加人中白、耳环石斛、茵陈，即合用甘露饮之意，用以兼顾口溃。

白头翁汤合加减驻景丸治疗葡萄膜炎、阴溃

林某，女，38岁，河南郑州市人，2014年8月15日就诊。患者于12年前反复出现口腔溃疡，5年之后，每次月经前后阴部溃疡，伴随着有白带，经当地医院诊断为白塞综合征，服泼尼松、沙利度胺片、白芍总苷胶囊等常规西药，未能有效控制病情发展。2011年5月开始，出现眼睛胀痛不舒，视物模糊，进一步确诊为葡萄膜炎。患病后，主要服西药，偶尔服西医开的中成药，这是第一次专门找中医看病。察之两眼充血，右眼较重，白睛稍微外突。询之眼睛干涩、胀痛，3年来，两眼视力逐步下降，左眼视力0.6，右眼视力只有0.2，月经时间提前六七天，月经前后仍然有阴部溃疡，白带稍黄。大便干结，两三天一次，口疮发作比前几年减少。口干，一年四季感到"上火"，舌红，舌苔薄黄，脉细数。用白头翁汤加减：白头翁90g，秦皮90g，黄柏60g，黄连50g，车前子50g，楮实子50g，五味子50g，茺蔚子50g，野菊花30g，桑叶30g，木贼草60g，蒲公英60g，寒水石50g，人中白60g，石斛60g，枳壳60g，芦荟60g，胡黄连50g，熊胆10g，儿

茶 60g，白及 60g，五倍子 60g，石榴皮 60g。1 剂，为水丸，每天 2 次，每次 6g。饭后开水送服。

10 月 15 日二诊：服上方后，大便通畅，每天一次，眼睛舒服很多，充血现象减少，白睛外突有所减轻，视力自觉好一些，比以前清晰。阴部溃疡仍然有，但面积缩小，月经不提前，但量减少，感觉疲劳。仍用上方加减，为水丸：白头翁 90g，秦皮 90g，黄柏 60g，黄连 30g，车前子 50g，楮实子 50g，五味子 50g，茺蔚子 50g，野菊花 30g，桑叶 30g，木贼草 30g，蒲公英 60g，人中白 60g，石斛 60g，枳壳 60g，芦荟 60g，胡黄连 50g，熊胆 10g，儿茶 60g，白及 60g，五倍子 60g，石榴皮 60g，三七 60g，紫河车 60g，黄芪 90g，当归 30g，麦冬 50g，玄参 50g，白芍 50g。1 剂，为水丸，每天 2 次，每次 6g，饭后开水送服。

2015 年 1 月 14 日三诊：服上方后，病情稳定，期间停药一段时间也未见复发，1 周前做眼科检查，视力上升到左眼 1.0，右眼 0.8。视物明显比以前清晰。原方不改，继续做水丸服。

☞ 用方思路

初诊主方为白头翁汤合加减驻景丸，重点是治疗白塞综合征引起的葡萄膜炎。

白头翁汤出自《伤寒论》371 条："热利下重者，白头翁汤主之。"方中共 4 味药，白头翁清热凉血，秦皮清热涩肠，黄柏、黄连清热解毒，是治疗痢疾的有效方剂。然而，焦树德先生在《用药心得十讲》中说，秦皮除了清热治痢之外，还可以清肝明目，治疗肝经有热，上攻于目，导致两眼赤肿疼痛，发热畏光等。朱良春先生在《朱良春用药经验集》中，则反复引证古代文献中的论述，阐明白头翁除了清热燥湿之外，尚有升散郁火、清肝明目的功效。这点很少有人知晓。在两位前辈的启示下，我将白头翁汤广泛用之治疗肝经有热的眼病，颇有收获。本案为白塞综合征葡萄膜炎，因为积热太深，故原方还加野菊花、木贼草、桑叶、蒲公英、熊胆清肝明目；大便秘结，加芦荟、胡黄连通便泻肝火，加儿茶、白及、五倍子、石榴皮敛疮，使阴溃愈合，加石斛、枳壳、人中白，在明目之外，兼顾口溃。

然而，久病必虚，一味清泻，恐伤正气，故原方合用加减驻景丸，以期标本兼治。因为全方药力集中，重点突出，1 剂之后，即有显效。二诊见患者月经量减少、自觉疲劳，故加黄芪、当归、麦冬、玄参、白芍益气养血滋阴。继续做药丸服用。3 个月后，视力明显改善，至今仍在服药，病情稳定。

白塞综合征既是一种疑难病，又属于临床罕见病之一，种类繁多，表现形式不一，有口溃、阴溃、眼白塞、肠白塞、脑白塞、毛囊炎、血管炎等。涉及内科、皮肤科、妇科、眼科、五官科等，西医的治疗方案大致一样，用药以激素为主，中医则需要较高的辨证论治水平，医生要具备各科临床治疗的经验，才能够胜任。据病友说：白塞综合征全国联盟有一个调查，发现全国能够治疗这个病的中医屈指可数，我是其中之一。因为地理位置的原因，白塞综合征湘鄂群的患者找我治病的较多。白塞综合征患者曾经在北京召开过两次全国病友大会，我因为不能耽误门诊，没有到会。他们公开出版过两部著作，2013 年出版的第一部书名为《我想要怒放的生命》，我为之写序"愿生命像山花一样烂漫"，2015 年出版的第二部书名为《带我去飞翔》，我撰文提供了几则病案和自己的点滴治疗心得。由于我并非白塞综合征专科医生，所以病案积累不是太多，个人经验仍然有限，还得继续探索，继续总结，愿与同行们、病友们共同努力，争取早日攻克这个医学界的世界难题。

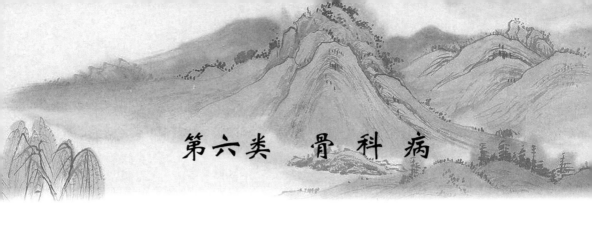

第六类　骨　科　病

一、颈椎综合征

葛根汤治疗寒证颈部酸胀疼痛僵硬手麻

刘某，男，42岁，2012年8月15日就诊。患者颈椎疼痛多年，检查有颈椎骨质增生，压迫神经根，现颈部酸胀疼痛，僵硬，手麻，抬举不便，夜晚尤剧，形寒，怕冷，舌淡，苔厚腻，脉弦，血压不高。

处方：葛根60g，桂枝10g，白芍15g，炙甘草10g，生姜10g，红枣10g，麻黄10g，苍术10g，附子5g，黄芪50g，白芥子10g，羌活10g，秦艽10g，鹿衔草30g，豨莶草30g，鸡血藤30g。7剂。

二诊：服上方后，症状大为缓解，加鹿角霜、穿山甲、蜂房为丸长服。一剂药丸服完后，多年未发作。

☞ 用方思路

初诊处方为葛根汤加减。葛根汤见于《伤寒论》第31条："太阳病，项背强几几，无汗，恶风者，葛根汤主之。"桂枝加葛根汤见于《伤寒论》第14条："太阳病，项背强几几，反汗出，恶风者，桂枝加葛根汤主之。"从条文上来看，两者的主症相同，都是"项背强几几"；两者的病机相同，都是风寒外束，太阳经俞不利，导致肩颈肌肉拘紧疼痛。主要区别在于一个有汗，一个无汗。有汗者，以桂枝汤调和营卫；无汗者，以桂枝汤加麻黄发汗解表。均以大剂量葛根为君药，升津达表，濡润筋脉，缓解痉挛。本案颈椎局部酸胀、僵硬，属于颈型颈椎病；手麻、抬举不便，神经根受压，属于神经根型颈椎病。加之血压不高，形寒，怕冷，无汗，适合于用葛根汤温通。原方加羌活、秦艽祛风，白芥子化痰，鸡血藤活血，豨莶草、鹿衔草通络。后3味药加入，治疗手臂麻木特别有效。如果手臂疼痛剧烈，还可以加蜈蚣、全蝎等止痛。倘若颈椎病日久，已经发生器质性改变，则必须在煎剂取得效果后，做成丸剂缓图。本方加鹿角霜、穿山甲、露蜂房，意在软坚散结，消融骨刺，有一定作用。

从我的临床经验来看，葛根汤是为"太阳病，项背强几几"而设，用于治疗颈椎病感受风寒而发作，颈肩疼痛拘急不舒，是完全对证的。无论发热还是不发热，都可以运用。推而广之，《伤寒论》中所有的方剂，不仅可以运用于外感发热性疾病，同样可以运用于不发热的各种杂病，只要病因、病机相同即可，清代柯琴、陈修园等前辈经方大家对于这点早有明训。但颈椎病的基础，除了感受风寒之外，更是内有虚寒，兼夹湿气。这个湿，既是因寒而生的内湿，又是因时令而致的外湿。因此，我于原方中加少量附片、黄芪温阳气，加苍术去内湿，加羌活、秦艽、威灵仙祛外湿，则更加与病机相符。如果头痛，加川芎 15g、白芷 10g；头晕加天麻 30g、法半夏 15g；手臂疼痛，加姜黄 10g；心慌怔忡，去麻黄，加红参 10g、麦冬 10g、酸枣仁 30g，即取炙甘草汤之意；咽中不适，似乎有痰梗死，加白芥子 10g、石菖蒲 10g、诃子 10g。

"颈项强"属于颈椎病的表现症状之一。这是一种典型的生活方式不良所导致的疾病。长时间玩计算机、打麻将、伏案工作，缺少运动，不懂得适时地放松肩颈，都可能罹患此病。因此，从十几岁的小孩到中年人、老年人，普遍存在这种病。对于颈椎病，当代医家一般分为五大类型：其一，表现为颈项强硬，肩部肌肉酸胀疼痛、拘急不舒，称作颈型颈椎病，往往处在初期阶段，不一定发生了器质性的改变；其二，当颈椎的生理曲线变直、椎体松动、椎间盘因磨损而突出，或者骨刺压迫了一侧手臂的神经时，引起患侧手臂的疼痛、麻木，特别是指端反应强烈，称作神经根型颈椎病；其三，压迫了颈椎动脉时，引起一侧的头痛、头晕、视力下降，称作椎动脉型颈椎病；其四，压迫了交感神经时，出现心慌、失眠、胸闷、咽喉堵塞不适等症状，称作交感神经型颈椎病；其五，椎管狭窄，或者骨刺压迫了脊髓时，可以引起远端肢体的肌肉萎缩，称作脊髓型颈椎病。本病因为情况复杂，可以呈现出各种症状，西医总称为颈椎病综合征，而以颈型、神经根型、椎动脉型三种为多见，且经常兼见。颈项强硬虽然不能概括所有的颈椎综合征，但各种类型的颈椎病都以颈项强硬的症状表现为基础。西医治疗非常棘手，既无有效的药物可服，牵引也难以解决根本问题，手术效果也不理想。

我在临床治疗颈椎病，最常用的处方是三首对方：属于寒证的，用葛根汤或桂枝加葛根汤加减；属于热证的，用葛根芩连汤加减；属于虚热证的，用益气聪明汤加减。

葛根芩连汤治疗热证项强、头痛头晕、咽喉不适、心慌失眠

尚某，36 岁，2011 年 5 月 17 日初诊。患者头颈肩部酸胀，头晕昏痛，咽喉不适，心慌失眠，大便偏干，口苦，容易上火，舌瘦而暗红，有薄黄苔，脉细滑。

处方：葛根 80g，甘草 10g，黄芩 10g，黄连 8g，白芍 30g，木瓜 30g，天麻 15g，石斛 10g，酸枣仁 30g，炙远志 10g，茯神 30g，香附 15g，合欢花 10g。7 剂。

上方服后，症状消失。嘱咐再出现这种情况，仍然可以服用原方。

☞ **用方思路**

初诊用葛根芩连汤，原方出自《伤寒论》第 34 条："太阳病，桂枝证，医反下之，利遂不止，脉促者，表未解也，喘而汗出者，葛根黄芩黄连汤主之。" 原方共 4 味药组成。条文中并没有记载葛根汤可以治疗颈椎病，后世也很少见到有临床医生用这首处方治疗颈椎病。然而，《伤寒贯珠集》云："葛根解肌于表，芩、连清热于里，甘草则合表里而并和之耳。"《经方实验录》又云："桂枝汤证化热，则为白虎汤证，麻黄汤证化热，则为麻杏仁甘石汤证，今当续为之说，曰：葛根汤证化热，则为葛根芩连汤证。"葛根汤证主证不是"项背强几几"吗？我受到曹颖甫先生的启发，于是把葛根芩连汤作为颈椎病实证、热证的主治方，与葛根汤一起，构成治疗颈椎病的"对方"。表现为寒证怕冷的用葛根汤，表现为热证上火的用葛根芩连汤。本案代表了颈椎病的 3 种类型。从头颈部酸胀疼痛这一症状来看，可以确定为颈型颈椎病；头晕昏痛，是椎动脉受压，导致头部供血不足所致，属于椎动脉型；咽喉不适，心慌失眠，是压迫了交感神经，属于交感神经型。这一类颈椎病，往往表现为热证，适合于用葛根黄芩黄连汤加减。其中，香附、茯神、合欢花，调气安神，与远志、酸枣仁相配，有很好的治疗心慌、失眠的作用。特别是合欢花，既可以安神，又可以利咽喉，与石斛相配，能够起到滋阴降火的作用。

如果颈部酸胀难忍，加苍术 10g、黄柏 10g，即合二妙散；背痛，加山萸肉 30g；肌肉酸痛挛急，加木瓜 30g、薏苡仁 50g；咽中不爽有痰，加玄参 15g、浙贝母 10g；视力明显下降，加蔓荆子 10g、车前子 15g、楮实子 15g。

益气聪明汤合苓桂术甘汤、交感丸治疗虚热证项强头晕心悸手麻

黄某，女，27 岁，未婚，办公室秘书，2004 年 5 月 14 日初诊。患者头晕，睡眠不佳，颈椎和两肩胀痛，须捶打方舒，每伏案工作时加剧，月经来前后加重，右手指尖常发麻，工作紧张时，常出现心悸，心悸的感觉似乎直冲喉咙，几分钟之久才平息，多次做颈椎拍片和心电图检查，均未发现问题。察其面色油红，有数颗痤疮，舌苔黄腻，询其月经每提前四五天，量多，月经来之前白带多，色黄，脉滑。此为湿热为患，处以益气聪明汤加减：葛根 50g，白芍 30g，炙甘草 10g，升麻 10g，蔓荆子 10g，黄柏 15g，薏苡仁 30g，木瓜 15g，山萸肉 30g，豨莶草 30g，苍术 30g，茯神 15g，香附 15g，甘松 10g。7 剂。

5 月 23 日二诊：服上方后，颈肩酸胀疼痛、手尖麻木、头晕、心悸、睡眠不佳均有好转，月经将来，白带增多，颜色偏黄，脸上痤疮加重，舌苔黄腻，脉滑。处方：葛根 50g，白芍 30g，炙甘草 10g，升麻 10g，黄柏 15g，薏苡仁 30g，木瓜 15g，苍术 30g，金银花 15g，土茯苓 30g，蒲公英 15g，地榆 15g，牡丹皮 10g，生地黄 15g，地骨皮 15g。7 剂。

6 月 1 日三诊：服上方白带减少，服至 5 剂后，月经即来，比原来推后 4 天，经量有所减少，5 天干净，此次月经前后颈肩疼痛程度均较以前大为减轻。处方：葛根 30g，白芍 30g，炙甘草 10g，升麻 10g，黄柏 15g，黄芪 15g，西洋参 5g，当归 10g，山萸肉 10g，薏苡仁 30g，木瓜 15g，苍术 10g，龟甲 10g，生地黄 15g，地骨皮 15g。7 剂。

以上 3 方，前后服 2 个月，颈肩疼痛诸症均痊愈，月经提前及白带多亦好转。

☞ 用方思路

初诊用益气聪明汤加减。该方出自《脾胃论》，共 8 味药，方中以人参、黄芪、炙甘草为君，甘温益气；升麻、葛根为臣，升举清阳；黄柏为佐，苦寒坚阴，泻下焦相火；白芍守下以敛阴柔肝，蔓荆子走上以清利头目，共为使药。全方补中有散，升中寓降，使清气蒸腾于上，阴火退位于下，而达聪耳明目之效。本方是李东垣实践"补元气，升清阳，降阴火"理论的代表方剂，凡是清阳不升，元气不足，而又呈现虚火者，皆可考虑使用。这类患者，往往气短乏力，精神疲惫，

脑力不济，头痛、头晕、嗜睡，却又口苦尿黄。既不能纯用温阳益气之药，又不可纯用苦寒清热或甘寒滋阴之药，此即李东垣所说的"清阳不升，阴火上乘"者，临床所见极多。而李东垣的大部分方剂都是依据这一理论创制的，这一理论目前尚未被后人完全领会，但临床价值很高。本方不单用治耳目失聪，是为一切清阳下降、阴火上乘所致的病证而设，故可广其用途。以之治疗颈椎病属于气阴两虚兼夹湿热者，适当加减，亦相吻合。

一诊所见，本例颈椎病涉及4种类型：即颈型颈椎病，表现为颈肩局部酸胀疼痛；神经根型颈椎病，表现为一只手臂的麻木疼痛；椎动脉型颈椎病，表现为头晕；交感神经型颈椎病，表现为心悸不平。患者湿热内蕴较为突出，故一诊处以益气聪明汤去人参、黄芪，加木瓜、山萸肉、薏苡仁、豨莶草、茯神、苍术、甘松、香附等清热利湿、柔肝舒络、理气之品，如此加减后，疗效立显。

二诊月经将来，白带色黄，与颈椎病的病机基本吻合。故仍用一诊方加生地黄、地骨皮、牡丹皮，即合傅青主清经散热凉血，加蒲公英、地榆止带，加金银花、土茯苓消痤疮。

三诊湿热减退，加黄芪、西洋参、当归、龟甲以益气养血，滋阴潜阳。调治2个月得愈。

该案有本人的一处用药心得，即以用苓桂术甘汤合交感丸（香附、茯神）调节心脏神经。颈椎病引起的心律失常，常与水湿内停有关，用酸枣仁、柏子仁等养血安神药效果不佳，须用苓桂术甘汤温寒化饮。其中，白术宜改为苍术，且剂量加大至30g以上，茯苓宜改为茯神，并加香附理气，即合用《串雅内外编》交感丸，有很好的调气化饮安神的作用。如果无寒象，或用桂枝上火，则改桂枝为甘松，如果湿热并重，舌红、苔黄、脉数、心动过速，则改桂枝为苦参。本案湿热内蕴，脉不数，尚未至心动过速，不宜用桂枝、苦参，故改用甘松。

颈椎病在很长一段时间内并不呈直线发展状态，往往症状严重一段时间，经过治疗，又平稳一段时间；因为劳累、气候变化等原因，又引起复发，直至出现严重的器质性改变。有的通过拍片，检查结果很严重，但本人感觉尚好；有的检查结果问题不大，本人却反应强烈。这除了个体的敏感程度不同之外，与骨刺的生长方向是否压迫了神经、血管、脊髓有很大的关系。鉴于颈椎病的这个特点，我不主张长期服药，可以经常进行理疗、针灸、按摩等，更重要的是，要劝导患者自觉改变不良的生活习惯，坚持做颈椎操和其他体育锻炼，才能够防止本病的发展。

此外，我在临床发现：许多与脑部血液循环障碍有关的病，如多发性脑梗死、脑萎缩、早期老年性痴呆，可能与颈椎病颈动脉长期受压迫导致脑部供血供氧不足有关，这类患者从颈椎病着手治疗，可能是一条新的途径。由于西医分科很细，还很少有人注意到其中的关联，我曾经用葛根制剂治疗若干例多发性脑梗死，都有比较满意的疗效。

二、肩 凝 证

双臂肩膊痛方合指迷茯苓丸、阳和汤治疗肩凝证：肩周关节炎、三角肌萎缩

患者王某，省建设银行的高管，男，54岁，湖南湘乡人，他的工作单位与我坐门诊的地点百草堂隔街相望，2003年8月3日初诊。患者右肩疼痛，不能抬举、反侧，诊断为肩周关节炎，治疗2年多，服过多种中西药，用过针灸、按摩、热敷、蜡疗、蜂疗等，未见明显好转，近一年来，手臂上端的三角肌逐渐萎缩，右臂抬举疼痛无力，夜间经常因为酸胀疼痛而醒。

察其面色㿠白，精神欠佳，舌淡，苔厚腻，脉沉滑，右肩关节处肌肉凹陷，压之不痛，患处畏冷，关节与肌肉之间有粘连，右手抬举幅度不能超过90°，问其口不渴，长期大便秘结，另外，长期抽烟，有慢性支气管炎病史，咳嗽吐痰多年，痰色白而浓。

我考虑此病已成沉寒积痼，当补气活血，化痰散结，处以双臂肩膊痛方加减：当归90g，白芍90g，羌活10g，秦艽10g，半夏10g，白芥子10g，陈皮15g，柴胡15g，桂枝10g，黄芪30g，白附子5g，鹿角霜10g。7剂。

煎药时，先将药用五碗冷水浸泡1小时，急火煮沸半小时，兑入黄酒30g，趁热服，每日2次，以饭后服为宜。

8月12日二诊：服上方后，右肩疼痛有所减轻，夜间不至于痛醒，但仍然疼痛，不能抬举、反侧，大便稍软，但不泻。续用上方，合指迷茯苓丸，以加强化痰软坚作用：当归90g，白芍90g，半夏30g，白芥子10g，陈皮15g，白附子5g，鹿角霜10g，茯苓30g，枳壳15g，风化硝10g（兑入），生姜15g。7剂，煎服法同前。

8月20日三诊：服上方后，连续3天腹泻，每天四五次，后几天每天二三次，

拉出黏液状稀便，泻后感到全身畅快，咳嗽吐痰减少，手臂疼痛显著减轻，抬举、反侧幅度增大。续用上方，再合阳和汤，用丸剂缓图。处方：鹿角胶 50g，熟地黄 30g，当归 30g，白芍 30g，肉苁蓉 30g，麻黄 30g，白芥子 30g，半夏 50g，陈皮 30g，茯苓 30g，穿山甲 30g，牵牛子 30g，木香 15g，紫河车 50g，大海马 1 对，蛤蚧 1 对，黄芪 50g，炙甘草 30g，上桂 10g。蜜丸，每日 2 次，每次 10g，饭后开水送服。1 剂药大约可服 2 个月。

服 2 剂药丸后，肩关节疼痛完全消失，抬举自如，萎缩的肌肉已经充盈，病告痊愈。

☞ 用方思路

本案共享了三首方剂加减：双臂肩膊痛方，指迷茯苓丸，阳和汤。

初诊是用《辨证录》双臂肩膊痛方，原方药物共 9 味：当归 90g，白芍 9g，羌活 10g，秦艽 10g，半夏 10g，陈皮 15g，白芥子 10g，柴胡 15g，附子 3g。

《辨证录》原书论曰："肩臂痛，手经病，肝气郁。平肝散风祛痰通络为治""此方妙在用白芍为君，以平肝木，不来侮胃；而羌活、柴胡又祛风，直走手经之上，秦艽亦是风药；而兼附子攻邪，邪自退出；半夏、陈皮、白芥子祛风圣药，风邪去而痰不留；更得附子无经不达，而其痛如失也"。这个方解别出心裁。李可先生说："细玩先生之意，大略肩臂乃手少阳、手阳明二经所过。肝气郁则木来克土，脾主四肢，脾气虚则痰湿内生，流于关节，故肢体为病。加之 50 岁后气血渐衰，复加风寒雨露外袭，日久乃成本病。余师先生意，原方加生黄芪 120g，益气运血，加桂枝尖 15g，载药直达病所。加止痉散（全虫 3g，蜈蚣 4 条）研粉冲服入络搜剔，更加桃仁、红花、地龙活血通经。"[23]

我的理解则很简单：这首处方的设计，的确颇有特色，养血的当归、白芍，剂量用到 90g 之多，超出常规剂量的 10 倍，肯定是主药。而附子的剂量仅仅 3g，是当归、白芍的三十分之一，以其启动阳气，不去喧宾夺主。整首处方以和血养血、祛风化痰为治，而前者的剂量远远大于后者。虽曰治疗双臂肩膊疼痛，但并没有一味用于止痛的药。不止痛而痛自止，这就是制方者的高明之处。李可老师的加减法，融合了黄芪桂枝五物汤、止痉散、补阳还五汤三方在内，加强了益气活血通阳止痛的效果，但改变了原方的思路。

这么大剂量的当归、白芍，明显有致泻的作用，但根据我的观察，大部分肩周关节炎患者都有大便秘结的症状，服药后头一两天，每天大便五六次，拉出油一样的黏便，证明风痰由下而去，疼痛很快缓解，后几天则不再腹泻。如果患者本来大便稀溏，则加神曲 10g，以免泻利过度。

因为本案患病时间已久，疼痛不是特别剧烈，故一诊我直接采用了《辨证录》原方，改附子为白附子，因为白附子既有附子温阳的作用，又有化痰的功效。再加鹿角霜以温寒散结。但服后没有达到预期的效果，特别是没有腹泻。

二诊考虑到该病从风寒、寒湿、瘀血的角度论治，已经服药不少，疗效不显，恐循常法难以取效。中医有"怪病多生于痰"之说，患者又长年咳唾浓痰，故用指迷茯苓丸，重点从痰论治。

指迷茯苓丸出自《是斋百一选方》，以茯苓、半夏、枳壳、风化硝、生姜五味药为丸，治疗"痰浊阻于经络，臂痛不能高举，或转动不利，或筋脉挛急而痛，或背上凛凛恶寒，或痰多气喘，脉沉细"。很明显，这是一首从痰论治手臂疼痛的专方，所述证候，与该患者手臂疼痛不能抬举、咳嗽吐浓痰、舌苔厚腻，脉沉滑基本吻合。故二诊时，去掉一诊方中的风药羌活、秦艽，而保留当归、白芍等养血药，因为病久已入血络，况且化痰之品多燥，易伤阴血，不能顾此失彼。二诊思路正确，数剂之后，凝聚于中焦的顽痰化作黏液从大便泻出，手臂疼痛立消，抬举自如。

三诊的治疗目标，是要恢复已经萎缩的肌肉，以阳和汤为主方加减。《外科证治全生集》的阳和汤由熟地黄、鹿角胶、炮姜、肉桂、麻黄、白芥子、炙甘草7 味药组成，以熟地黄、鹿角胶滋补肝肾，肉桂、炮姜温阳，麻黄宣通阳气，白芥子化痰散结，炙甘草和中，是一首通补兼施的处方。原方加当归、白芍、肉苁蓉补肝肾，养精血；加海马、蛤蚧、紫河车等血肉有情之品，助熟地黄、鹿角胶益精髓，起痿废；加黄芪、木香，助肉桂、炙甘草温阳、理气；加陈皮、茯苓、半夏、牵牛子、穿山甲，助麻黄、白芥子活血，化痰，软坚，散结，使补而不滞，气血流通，痰湿得化。做蜜丸缓图，最终痊愈。

肩凝证的发病率非常高，当一侧肩痛出现在 50 岁左右患者身上时，不能反侧、抬举，基本上属于肩凝证，西医称作肩周关节炎。疼痛剧烈时，晚上经常痛醒，按摩、热敷、服药，做功能锻炼，如学"蚂蚁上树"等，效果都不大，有的可以持续一两年才能够痊愈，有的忽然一下子自愈。我自己曾经在 48 岁时患过肩周炎，治疗了几个月，不见好转，非常苦恼。但有一天早上醒来，疼痛突然一下子消失了，令人莫名惊诧。有过亲身经历后，我对这个病始终关注着，经常为长期找不到特效治疗的方药而烦恼，直到读陈士铎《辨证录》，得"双臂肩膊痛方"，才感觉找到了对证的方药。后来又参考了李可的运用经验，从此对治疗这个病有了相当的把握。患者一般服7剂，疼痛就能够缓解十之八九。然而，本案因为长期患肩周关节炎而导致肌肉萎缩，则难治得多。前后差不多花费了半年多时间，才告痊愈。

三、腰腿疼痛

复元通气散合青娥丸、百损丸治疗腰腿疼痛：
腰椎退行性病变

患者沈某，女，82岁，辽宁人，长沙市某机关离休干部，2003年11月9日初诊。患者8年前诊断为骨质增生、腰椎间盘膨出，近年来，又发现有骨质疏松症，腰痛，腿疼，走路费力，日益加重，西医认为无法进行手术，也没有其他特效的治疗方法，建议经常服用有机钙，疼痛时，服炎痛喜康、布洛芬等可以减轻痛苦。3天前，突然出现腰腿部剧烈疼痛，从右边臀部一直痛到脚后跟，痛如刀割，西医诊断为坐骨神经受压，注射止痛针剂无效。察其面容紧张痛苦，呻吟不止，卧床不起，转侧不能，已经3天未解大便，舌淡无苔，脉弦紧。此为闪挫疼痛，当活血通络止痛，拟用复元通气散加减：穿山甲10g，牵牛子15g，木香30g，陈皮10g，炙甘草15g，延胡索20g，白芍30g，蜈蚣2条，全蝎10g，乳香10g，没药10g，红参10g，附子10g。2剂，每次煎药，以黄酒30g同煎，每日2次，饭后服。

11月12日二诊：服上方1剂后，解大便2次，疼痛减轻大半，服2剂后，大便1次，疼痛十去其九，现感觉腰腿无力，微痛，舌淡，脉弦缓。当补肾健腰，强筋壮骨，先服煎剂，拟用青娥丸加减：杜仲10g，续断10g，补骨脂10g，核桃肉15g，巴戟天10g，肉苁蓉15g，菟丝子10g，白芍15g，木瓜15g，鸡血藤30g。7剂。

11月20日三诊：服上方后，感觉尚好，已能下床走动，但腰腿仍然乏力，走路时仍然疼痛，饮食、大小便正常，急于恢复正常。告知患者：腰椎间盘膨出、骨质增生、骨质疏生等，属于老年退行性疾患，非几剂煎药可以痊愈，修复骨质需要较长时间，须以丸剂缓图，拟用百损丸加减：补骨脂50g，骨碎补30g，杜仲30g，怀牛膝30g，续断30g，肉苁蓉30g，当归30g，鸡血藤60g，三七15g，琥珀15g，血竭15g，沉香10g，土鳖虫30g，菟丝子30g，山萸肉30g，紫河车30g，大海马 1 对，穿山甲 15g，鹿角霜 15g。蜜丸，每日 2 次，每次 10g，饭后开水送服。1 剂药大约可服一个半月。

2004 年 2 月，服完 1 剂药后，患者自行来诊，感觉腰腿有力，已很少疼痛，对完全治愈充满信心。告之仍然须注意：不能受寒，不能提重物，不能做弯腰踢腿等运动，只要能达到生活自理即可。原方鹿角霜改鹿茸 10g，加地龙 30g，续服 1 剂。

患者遵医嘱，安心长期服药，腰腿疼痛未发作，2013 年前仍然健康，起居活动自如。

☞ 用方思路

初诊以复原通气散治标，缓解剧烈疼痛。

《太平惠民和剂局方》复元通气散共 7 味药，其中延胡索理气活血，穿山甲破瘀通络，共为君药；小茴香辛温、暖肾散寒、理气止痛，牵牛子苦寒，清泻湿热、通利二便，二味药俱走肝经、肾经，善治腰腹疼痛，共为臣药；木香、陈皮、炙甘草顺气和胃，共为佐使药。

如属陈伤旧痛或腰椎病变，加土鳖虫 10g、三七 10g；腰痛牵引到坐骨神经痛，加白芍 30g、地龙 30g；疼痛剧烈不可忍受，加蜈蚣 1 条、全蝎 10g，研末，分 2 次冲服。

从我的临床经验来看，本方对急性腰扭伤有极佳疗效。这类病大部分患者发病急骤，或受寒而起，或闪挫而起，腰痛剧烈，难以忍受。如能及时服药，不过一二剂，疼痛即告缓和。如果患者对酒精不过敏，每次煎药时加白酒 30g，同煎，则效果更快。

我在初诊的方中，加大木香的剂量以理气止痛，加白芍，合炙甘草以缓急止痛，加乳香、没药，合延胡索以活血止痛，加蜈蚣、全蝎，合穿山甲以搜剔经络止痛，加人参、附子益气温阳、补虚止痛。患者三天不大便，这是疼痛证常有的情况，通便是止痛的一个重要环节，方中有牵牛子可利水泻下、通便止痛。总之，经过这种调整组合，使得本方止痛效果极快极佳。

运用复原通气散，我有两点心得。其一，木香、延胡索止痛，一般剂量为 10g，但遇到这种剧烈的坐骨神经痛，分别可以用到 30g，其他如剧烈的肾绞痛、肠痉挛疼痛，也可如此，一般不会有副作用。其二，通过多种治法止痛。对于剧烈疼痛，不能只使用一两种途径止痛，我在方中适当加减，融入了理气止痛、活血止痛、缓急止痛、剔络止痛、补虚止痛、通便止痛诸法。其中通便止痛与补虚止痛最容易被忽略。剧烈疼痛患者通大便非常重要，但根据疼痛部位的所在，用药当有所区别。如治疗胁下闪挫疼痛的复元活血汤，方中有大黄消瘀通便，本方中则有牵牛子利水通便，胁下属于肝经部位，肝主藏血，故用大黄活血，腰部属于肾，肾主水，故用牵牛子利水，制方的精妙可见一斑，不可再在本方中加大黄，以免画蛇添足。凡是年高体弱的患者，往往元气不足，对疼痛的耐受力降低，当随其不足之所在，酌情加益气温阳、养阴补血的药物，一方面可以使其他止痛药增效，另一方面，也可对机体起到很好的保护作用，以防止出现意外。

二诊用青娥丸加减，补肾养血、强筋壮骨，以资过渡。

《太平惠民和剂局方》青娥丸，由杜仲、补骨脂、核桃肉 3 味药组成，做丸剂时，须加大蒜子。此方可补肾壮腰，专为肾虚腰痛而设，因为药味平和，不寒不热，历代用得很多。

从我的临床经验来看，用本方治疗腰腿疼痛，最适合于腰肌劳损，腰部骨质尚未发生器质性损伤者。这种疼痛，常见于肾虚之人，其特点是腰部隐隐而痛，难以支撑，得坐卧休息则舒，直立行走或劳力则剧，同时，尚有气短乏力，面色不华、舌淡、脉弱等证候。中老年人，劳力过度之人，长年有妇科慢性炎症的妇女，用化疗药导致体质下降的癌症患者，最易见到。我常于方中加黄芪 30g、当归 10g、鸡血藤 30g，以加强其补气血、通经络的作用；再加一味威灵仙 10g，以消除无形之痰湿。本案患者年事已高，肾虚较重，故加续断、巴戟天、肉苁蓉、菟丝子、白芍、木瓜、鸡血藤，集中药力，专一柔肝养肾，补血益精。

三诊以百损丸加减，治本为主，标本兼治。

百损丸出自《蒲辅周医疗经验》一书，由补骨脂75g、骨碎补60g、杜仲30g、川牛膝30g、续断30g、肉苁蓉30g、当归30g、鸡血藤90g、三七15g、琥珀10g、血竭15g、沉香15g组成，研末为丸剂。蒲辅周先生说："此方为老中医口授方，我得此方已六十余年，治跌打损伤，不论内伤脏腑，外伤筋骨，以及劳伤经络。并治遗精、脚弱、腰膝酸痛，诸虚日损，久服自效。功专滋补肝肾、强壮筋骨，活血消瘀，续断伤，补骨髓，纯属以通为补，而无滞补之弊。"[24]

从以上文字来看，蒲老对这首处方的评价甚高，其方所治疗的范围也广。但从蒲老的两本著作中，包括他的学生的著作中，并没有看到用百损丸的记载。

我仔细琢磨，这首处方主要由补肝肾、养精血的药和理气活血的两部分药物构成，既可以治疗跌打损伤，瘀血在内，又可以治疗肝肾亏虚、筋骨劳伤的各种疾病。本方所适合的病机，应该是由瘀致虚，由虚致瘀，虚瘀夹杂的病证。原方中以补骨脂、骨碎补、杜仲、续断、肉苁蓉补肾，强筋壮骨；当归、黑豆、鸡血藤、川牛膝补血、通经络、利腰膝；沉香理气，三七、血竭、琥珀活血止痛。全方补消兼施，药性平和，正如蒲辅周先生所说："纯属以通为补，而无滞补之弊。"

我又注意到整首方的药力，是集中于下焦，故虚与瘀，当以下焦的病证为主。十多年以前，我尝试用于治疗老年腰腿退行性疾病，取得初步疗效，后来进一步从朱良春先生用动物药的经验中获得启示，在原方中加全蝎、土鳖虫、大海马、鹿角霜、穿山甲、紫河车等为蜜丸，早晚空腹服。意在通过加入血肉有情之品、虫类动物药，达到修复骨质、消溶骨刺的作用，以期标本兼治。近年来，我用本方治疗中老年腰椎骨质增生、骨质疏松、腰椎间盘突出等引起的腰腿疼痛证，坚持服几个月，确实有很好的疗效，使许多患者摆脱了疼痛的折磨，获得了高质量的老年生活。

慢性腰腿疼痛，常见于中老年人和体质较虚弱之人，如果没有伴随腿胫的浮肿，尿检没有异常，多为中老年骨骼系统的退行性病变。开始发生时，只是一般的腰肌劳损，很难查出骨质的病变。以腰部酸软、酸胀，不能任力，喜欢坐卧，喜温喜按，久立行走加剧，天气变化时不适为主。年深日久，则可能查出有骨质增生、椎间盘突出或膨出等器质性改变。疼痛也由局限于腰，延伸到腿部，引起一侧腿部的酸胀疼痛，这时由于椎体容易松动，患者在受寒、扭腰、动作不慎的情况下，可突然出现剧烈腰痛的症状，即闪挫疼痛，俗话叫"闪了腰"或"榨了腰"。如果腰椎的改变压迫了坐骨神经，则沿着坐骨神经的走向，从臀部开始，一直到后脚跟，发生剧烈疼痛。腰椎退行性病变，当作一般的肾虚用补肾的方药效果不佳；当作风湿疼痛治疗，更是药不对证；牵引对老年人不适合，手术的风险有时很大；针灸、按摩，疗效较好，如能加上内服中药，则可标本兼治。

我在急性发作时，常以复元通气散治标，疼痛缓和后，以百损丸治本，每年治疗这类患者数百例，具有较好的疗效。

麻黄附子细辛汤合桂枝茯苓丸、百损丸、阳和汤治疗髋骨疼痛：股骨头坏死

胡某，女，65岁，农民。2009年11月10日初诊。患者患腰腿疼痛十多年，

疗效才是硬道理

从去年开始，出现左侧臀部以下骨头疼痛肌肉酸胀，跛行，不能任力，每走十余步即须休息，怕冷，饮食二便尚可。西医诊断有腰椎骨质增生，椎间盘突出，左侧股骨头坏死。察之面色不华，舌暗淡，脉沉缓无力。拟用麻黄附子细辛汤、桂枝茯苓丸、百损丸、阳和汤加减：麻黄 10g，附子 10g，细辛 5g，肉桂 3g，牡丹皮 10g，桃仁 10g，赤芍 10g，白芥子 10g，炮穿山甲 5g，蜂房 10g，鹿角胶 10g，炮姜 5g，土鳖虫 10g，三七片 10g，鸡血藤 30g。7 剂。

2009 年 11 月 20 日二诊：上方服后，疗效显著，肌肉酸胀基本消失，痛稍减，拟用原方加减为蜜丸常服：麻黄 10g，附片 15g，细辛 5g，肉桂 5g，牡丹皮 10g，桃仁 10g，赤芍 10g，茯苓 10g，干姜 5g，乳香 10g，没药 10g，三七 15g，琥珀 10g，血竭 10g，续断 15g，补骨脂 15g，杜仲 10g，骨碎补 10g，鸡血藤 15g，炮甲 10g，白芥子 10g，全蝎 10g，蜂房 10g，鹿角胶 15g，土鳖虫 15g，白芍 15g，自然铜 15g，地龙 15g，龟甲胶 15g，小海马 15g。2 剂，为蜜丸，每日 2 次，每次 10g，大约可以服 2 个月。

2010 年 2 月 12 日三诊：上方服完 1 剂，疼痛大为减轻，跛行亦不明显，腿脚有力许多，能够行走几百米，近日来天气升温潮湿，腰腿又觉得有些酸胀，拟用原方加苍术 15g、黄柏 15g，为蜜丸续服。

一年后随访，病情稳定，行走自如，未继续检查。

附记：2009 年 1 月 29 日，大年初四，我应邀赴上海为作家潘肖珏治病，潘女士患双侧股骨头坏死第四期，只能坐轮椅，在服中药的同时，坚持进行按摩、艾灸，积极探索食疗、营养和各种自我保健的方法，经历了一年多的综合治理，终于获得临床治愈，能够行走自如，经照片确认，原已凹陷的股骨头坏死处，表面较为光滑，头内长出了新的骨小梁，出现了不可思议的"奇迹"。她将自己求医问药以及自我诊疗的真实历程，写成了一部书：《我们该把自己交给谁》（复旦大学出版社，2011 年 1 月），书中收载了我给她开的第一张处方：

熟地黄 10g，鹿角胶 10g，干姜 8g，桂枝 10g，白芥子 10g，鸡血藤 15g，红景天 10g，炙甘草 10g，土鳖虫 10g，穿山甲 10g（研末冲服），蜂房 10g，骨碎补 15g，仙灵脾 10g，神曲 10g。

☞ 用方思路

麻黄附子细辛汤温阳散寒，走经脉，桂枝茯苓丸通阳活血，走络脉，两方合用，对于寒客经络、阳气受阻、血脉不通引起的肢体疼痛，往往有很好的疗效。

然而对于这种或因寒气入骨，或因跌打损伤导致痰瘀交阻、股骨头得不到营养而坏死的顽疾来说，单凭以上两方温通的力量有所不济。故合百损丸，此方所适合的病机，应当是由瘀致虚、由虚致瘀、虚瘀夹杂的病证，特别适合于骨头的退行性疾病。原方以补骨脂、骨碎补、杜仲、续断、肉苁蓉补肾，强筋壮骨；当归、黑豆、鸡血藤、川牛膝补血、通经络、利腰膝；沉香理气，三七、血竭、琥珀活血止痛。全方补消兼施，药性平和。我借鉴朱良春先生用动物药的经验，更将海马、全蝎、土鳖虫、鹿角霜等融入方中，多年以前，用来治疗中老年腰腿退行性骨病，取得普遍的疗效。在本案中，我尝试将两首经方温通的作用与此方治疗骨病的效果结合起来，治疗股骨头坏死，初步积累了一点经验。

振颓丸治疗瘘痹：类风湿关节炎、下肢先天性软骨发育不良？

曾某，女，26岁，未婚，湖南湘潭县人，农民，2005年4月28日下午初诊。当时细雨纷纷，一个年轻男人将患者背进诊室。患者面容惨淡，呻吟不已，两膝疼痛，不能行走。每天关节疼痛，遇冷时疼痛加剧。外出深圳几年，在一个为照顾残疾人开办的私人工厂打工谋生，因为近来腿膝疼痛剧烈发作，不得已回家休息，已经卧床1个月。

患者自诉6岁时走路吃力，10岁时明显，省某儿童医院怀疑是类风湿关节炎，但未采取相应的治疗措施，16岁时四肢关节疼痛，尤其以下肢为剧，2000年即患者18岁时，在湘雅某医院第一次诊断为类风湿关节炎，治疗后效果不显，2003年5月30日，经X线检查，诊断为类风湿关节炎，并有骨质损伤，湘雅某教授怀疑是因为父母近亲结婚导致的先天性软骨发育不良，治疗后也无明显好转。患者长期受到疾病折磨的痛苦。

察其下肢关节已经变形，部分肌肉萎缩，舌淡白，口不渴，大小便正常，脉细缓。此为肾虚有寒，且久病入络，当补肾壮骨，活血通络。处方：炙马钱子15g，炙川乌30g，炙草乌30g，三七30g，血竭30g，琥珀30g，乳香30g，没药30g，全蝎30g，蜈蚣10条，土鳖虫20g，地龙20g，紫河车20g，大海马1对，鹿茸3g，龟甲20g，续断20g，补骨脂20g，巴戟天20g，狗脊20g。研末，为蜜丸，每日2次，每次9g，饭后用开水送服。

6月4日二诊：服药后，疼痛逐渐好转，已经能下地行走，舌微红，口微渴，上方去龟甲，加石斛 30g，以养胃阴。

7 月 9 日三诊，8 月 22 日四诊，情况一直稳定，因为天气湿热较重，随证加入黄柏、茵陈等清利之品。

12 月 19 日通讯复诊，仍然用初诊方。

2006 年 2 月 15 日复诊：经过近 10 个月的治疗，患者已经行动自如，关节基本不痛，只是在天气太冷时，偶尔疼痛。下肢肌肉萎缩明显改善，行走较前有力，面上已有血色，舌淡红，脉细缓。

原方去大海马、鹿茸、狗脊，加蕲蛇 30g、肉苁蓉 30g、龟胶 30g、鹿角胶 30g，为蜜丸，每日 2 次，每次 9g。

患者坚持服药不断，已经基本治愈，不但可以料理日常生活，并且于一年前恢复外出打工。2010 年结婚，至今小孩已经 6 岁。但每年仍然要按照 2 个月的剂量做一剂药丸，疼痛时，间或服用。

☞ 用方思路

本例无论西医诊断属于类风湿关节炎还是先天性软骨发育不良，都是十分难治的疾病，而且这两者在用药上是相互矛盾的，由于长期诊断不明和多年失治，导致患者成年后骨节变形，肌肉萎缩，关节疼痛，不能走路。从证候表现来看，本病当属于中医"骨痿""筋痿""痹证"范畴，在治疗上不易兼顾，在用药上需标本结合，又因为属于沉疴之疾，故不宜用煎剂涤荡，当以丸散为主缓图。这首处方中最重要的药物，仍然是制马钱子，即《串雅内外编》中所称的黄金顶。在《医林改错》中，马钱子配地龙称作"龙马自来丹"；在《医学衷中参西录》中，马钱子配乳香、没药、蜈蚣、穿山甲、当归、人参、白术称作"振颓丸"；在《外科证治全生集》中，马钱子配穿山甲、附子称作"祛风逐湿散"，近人称作"虎挣丸"，在《救急金丹》中，马钱子配乳香、没药、儿茶、炙草乌、甘草称作"通筋透骨丸"。在所有中药中，既可止痛，又能振痿的药物，无过于这味药。我参考了以上处方，特别是参考了振颓丸的用方思路，故以炙马钱子为主药，藉其雄劲之力，止痛振痿，以炙川乌、炙草乌温寒止痛，以三七、血竭、琥珀、乳香、没药活血止痛，以全蝎、蜈蚣、蕲蛇、土鳖虫、地龙等大队虫类搜剔药，熄风、通络、消瘀、散结止痛，此为治标；以续断、补骨脂、巴戟天、肉苁蓉、狗脊补肾强脊而治本，尤以紫河车、大海马、鹿茸、龟甲、蕲蛇、龟胶、鹿角胶等动物药，借诸多"血肉有情之品"，填补先天，营养筋骨，以起沉疴。初服即止痛有效，服之数年，虽然未能使得已经变形的膝关节得以改善，但下肢萎缩的肌肉大部分恢复，体质增强，基本不痛，可以正常行走和工作，使患者的生活质量大大提高。同时，长期服药达 5 年以上，也未见任何副作用。

四、腰背疼痛

当归拈痛汤合黄金顶、止痉散、阳和汤治疗腰背痛：
强直性脊柱炎

林某，男，39 岁，广东梅县人，1998 年 5 月 4 日初诊。患者 10 年前曾出现低热、腰脊疼痛，后经多次检查，确诊为强直性脊柱炎。用中西药治疗了多年，没有显著疗效。近年的拍片检查，发现胸椎与腰椎有 10 余节骨质增生，脊椎严重弯曲变形。患者腰痛，以酸胀为主，特别是晨起腰部僵硬，须活动 1 小时左右才能缓解，脊柱无法挺直，弯曲成 45°，小便黄，大便黏稠，解不畅，舌苔黄腻中心发黑，脉弦细滑，有 5 年的乙型肝炎病史，检查为小三阳，肝功能尚好。此为顽痹，散剂处以黄金顶、止痉散、阳和汤加减，汤剂配以当归拈痛汤加减。

散剂：蜈蚣 5 条，全蝎 10g，蕲蛇 15g，乳香 10g，没药 10g，麻黄 5g，白芥子 5g，天麻 10g，钩藤 10g，羚羊角 3g，炙马钱子 5g，熊胆 2g，胡黄连 5g，穿山甲 5g，鹿角霜 5g，急性子 15g。研末，分 15 份，每份分 2 次，早晚各 1 次，饭后开水送服。

汤剂：当归 10g，党参 10g，甘草 5g，升麻 10g，葛根 15g，羌活 10g，防风 10g，苦参 10g，茵陈 10g，猪苓 10g，泽泻 10g，苍术 12g，白术 15g，黄柏 15g，知母 10g，女贞子 30g，土茯苓 30g。10 剂，与散剂岔开时间服。

5 月 25 日二诊：上方服后，腰痛、晨僵证基本消失，舌苔转薄。继续投以止痉散加减，并以金银花 10g、土茯苓 30g、薏苡仁 15g、甘草 10g、茵陈 10g、女贞子 15g、旱莲草 15g，煎汤代茶送药。

前后服用 2 年，患者不仅未再出现腰痛、晨僵，而且脊椎的生理曲度改善了很多，腰杆挺直，接近常人，骨质增生虽未完全消失，但程度减轻了许多，肝功能也一直正常。后改用成药益肾蠲痹丸（朱良春方）善后，至今尚可。

☞ 用方思路

初诊开了两个处方，煎剂为当归拈痛汤加减，散剂为止痉散、黄金顶加减。

当归拈痛汤出自李杲的《兰室秘藏》，是治疗湿热所致全身疼痛的名方，由当归、党参、白术、炙甘草、升麻、葛根、羌活、防风、猪苓、泽泻、茵陈、苍术、苦参、黄芩、知母等 15 味药物组成。本方可以看作是补中益气汤的加减方，以当归、党参、炙甘草、白术、升麻、葛根升阳、益气、健脾，且重用当归补血、活血，共为君药；以羌活、防风祛风，猪苓、泽泻、茵陈淡渗利湿，苍术、苦参、黄芩、知母清热燥湿，共为臣药。本方主治湿热痹证，症见遍身骨节疼痛，肩背沉重，疲劳倦怠，口苦，舌红，苔黄，小便热赤，脉滑数或脉缓，尤其是疼痛日久，气血亏损，湿热难以蠲除者。

止痉散，又称为蜈蝎散，是民间验方，即蜈蚣、全蝎两味。通过临床和现代药理研究，证明有镇静神经和弛缓神经痉挛的特殊作用。我加乳香、没药活血止痛，麻黄、白芥子化痰止痛，天麻、钩藤、羚羊角平肝止痛，再加上止痛效力强大的炙马钱子，制成药末或丸剂，构成一首常用的经验方，称作止痉散加味，用于治疗各种严重的神经疼痛或神经痉挛者。鉴于本案患者大便黏稠不畅，解出来极臭，舌苔黄腻中心发黑，是内有积火，故加熊胆、胡黄连，清肝火，下积热；本案患者胸椎与腰椎已经有节骨质增生，脊椎弯曲变形，故加穿山甲、鹿角霜、急性子软坚散结，消融骨刺。

这个处方中有一味极为重要的药物：马钱子。马钱子原本产于外国，故别名为"番木鳖"，味道极苦，在中世纪的欧洲，常常作为健胃药使用。我在阅读大仲马的小说中，曾经看到过皇宫中有人以此物作为毒药置对手于死地的记载。马钱子传入中国后，成为古今医家特别是民间医生、江湖医生、丹道医生经常使用的一味重要药物。《本草纲目》记载："马钱子生回回国，彼人言治 120 种病，每病各有汤引。"在清代名医赵学敏编著的《串雅内外编》中，一味马钱子经过去毛、麻油煎过后，研末，称为"黄金顶"，是江湖医生手中最常用的"丹头"，用各种不同的简单配方煎汤，作为"汤引"送服药末，分别治疗内外妇儿五官各科疾病竟达 136 种，印证了《本草纲目》的说法。在丹道家的著作中，一味制马钱子称作"毒龙丹"，被称为玄门四大丹药之首。近代著名的丹道医家张觉人先生（1890—1981 年），在《红蓼山医馆医集》（学苑出版社，2009）中，全面收集了以马钱子为主药的古今药方 190 余首，包括《串雅内外编》《疡医大全》《医方集解》《外科证治全生集》《验方新编》《万国药方》《医学衷中参西录》等名著所记载的马钱子方，以及大量当代中医运用马钱子的经验。

制马钱子广泛运用于跌打损伤、关节疼痛、瘰疬痰核等多种疾病。就我的临床所见，对于强直性脊柱炎，以马钱子配虫类药制剂的疗效最好。为了慎重起见，我曾经查阅了所有有关马钱子的文献资料，发现马钱子确有一定的毒性，如一次服用过量，可以引起抽搐、角弓反张、两颊发紧、流涎水、说话困难、头晕、背部肌肉紧张僵硬等急性中毒现象，可用甘草 30g，或绿豆 30g，煎水解毒。长期使用，则可能导致肌肉僵硬。然而，马钱子的优点在于不损伤肝肾功能，不在体内积蓄，其弊病是可以通过严格控制好剂量和适当的配伍来克服的。炙马钱子每次服用量不超过 0.3g，每天不超过 0.6g，一般不会导致急性中毒。我自己曾经按照张觉人先生的介绍，用五石、五豆自制"毒龙丹"，亲自尝药，第一次服一粒胶囊，即 0.4 克，没有反应，第二次服两粒胶囊，即 0.8 克，半小时后，出现背部发紧、口中流涎、舌头发硬等症状，特意没有服药解毒，2 小时后，自动缓解。我有意寻找能够克服马钱子副作用的药物，尝试将马钱子与虫类药如蜈蚣、全蝎等配伍，即过量服马钱子，可以引起抽搐、角弓反张等神经症状，而蜈蚣、全蝎等虫类药，恰有平肝熄风，治疗抽搐、痉挛等病证的作用，可以制约马钱子的副作用。在西医的历史上，马钱子又是作为健胃药使用的，这对克服虫类药对胃的刺激有帮助。终于发现两者之间有相须、相使的作用，因而创制了这首改订止痉散。

本案患者一诊后，带药回广东老家，我叮嘱他注意服药后的反应。几天后接到电话，告之头一天晚上服了第一次散剂，第二天早上的晨僵症状就消失了，这是多年来没有过的，吃药有无疗效，他腰部的晨僵就是一个试金石。服药 2 年后，不仅疾病的发展得到控制，已经弯曲的脊柱逐渐变直，达到了较佳的疗效。患者有多年的乙肝小三阳，服药期间，多次化验，没有发现药物对肝脏有损伤。

我用含有马钱子、虫类药组合的制剂，治疗多种疾病达数百例，只要配伍得当，控制好每一次的用药剂量，谨慎用药，尚未出现过任何急慢性中毒、对肝肾功能有损伤的案例。然而，近年来，我发现市场上凡是含有制马钱子的中成药都已经下架，我所在的门诊部，也进不到制马钱子了。马钱子炮制过后，江湖医生给它取了一个响亮的名字"黄金顶"，丹道医家给它取了一个警醒的名字"毒龙丹"，很形象地概括出了这味药的两重性，说明古代医家已经认识到了这味药的利弊。治病的药物本来就是一柄双刃剑，有毒的西药何止数百种，但并没有轻易地废除，只是详细地、慎重地列举其适应范围和可能产生的毒副作用。其实中药也应该如此规范！凭什么在没有经过广泛讨论和征求中医临床医生的意见前就下达了禁令，把这种中医使用了几百年的良药打入冷宫？

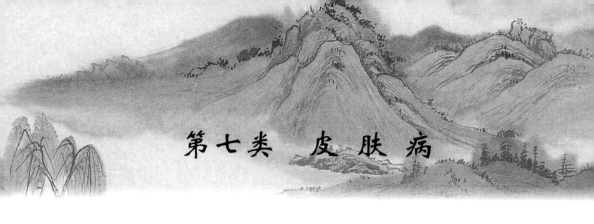

第七类 皮 肤 病

桂枝茯苓丸合黄连解毒汤、仙方活命饮、犀角地黄汤、五味消毒饮治疗痤疮

医案一：尚某，女，27 岁，2010 年 6 月 15 日初诊。患者脸上长痤疮几年，色红密集，挤压时疼痛，有白色分泌物，每月经前加重。4 月份未行经，5 月份行经 2 次，6 月份尚未来月经，常经期紊乱，经色暗，经量较少，偶尔有血块，腹不痛，大便难解，一年四季手足冷，察之面色晦暗，皮肤油重，舌暗红苔黄腻，脉弦细。处以桂枝茯苓丸合黄连解毒汤、仙方活命饮加减。

处方：肉桂 10g，茯苓 10g，牡丹皮 10g，桃仁 10g，赤芍 10g，大黄 10g，栀子 10g，黄连 10g，黄芩 10g，黄柏 10g，连翘 15g，乳香 5g，没药 5g，天花粉 10g，浙贝母 10g，皂角刺 5g，炮穿山甲 5g。3 剂，为蜜丸，每日 2 次，每次 10g，饭后开水送服，大约可以服一个半月。

2010 年 8 月 3 日二诊：上方服完后，手足冷、大便秘结显著改善，脸上痤疮不再发作，但月经仍然不对期，原方继续服一料，并以加味逍遥散调治，数月而愈。

医案二：刘某，女，24 岁，2009 年 10 月 5 日初诊。患者从 18 岁起开始长痤疮，延绵不断，天热时痤疮变红、变大，甚至化脓，触之疼痛，月经提前、量多，大便偏干结。察之面色红，舌苔薄黄，脉沉涩。处以桂枝茯苓丸合犀角地黄汤、五味消毒饮。

处方：桂枝 10g，茯苓 10g，牡丹皮 10g，桃仁 10g，赤芍 10g，大黄炭 10g，黄连 10g，黄芩 10g，水牛角 15g，生地黄 30g，金银花 30g，连翘 15g，蒲公英 15g，野菊花 15g，紫花地丁 15g，天葵子 10g。3 剂，为蜜丸，大约可以吃 2 个多月，每日 2 次，每次 10g。

2009 年 12 月 7 日二诊：服上方后，痤疮开始好转，月经提前、量多的情况改善，大便通畅，脉舌如前，仍然用原方为蜜丸继续吃。3 个月后以原方去五味消毒饮加凌霄花、茜草、藏红花为蜜丸，消除痤疮留下的瘢痕，告知避免熬夜，勿食辛辣、发物及油炸食品。

☞ **用方思路**

痤疮为青年男女易患的疾病，现今中年人发病的亦不少，除了西医认为的雄激素过高容易导致之外，日常油脂、蛋白摄入过多，抽烟、喝酒、熬夜，也是其中的重要原因。中医一般从火毒炽盛或湿热蒸熏两途径入手治疗，用五味消毒饮、仙方活命饮、黄连解毒汤等煎剂，有时有效，有时无效，暴发期有效，慢性期无效，长期服用则患者感到全身乏力，食欲下降，此为过用寒凉所致。临床报道桂枝茯苓丸加大黄可以治疗痤疮，通过通阳活血的途径使郁火消散，痤疮平息，患者多有手足冷、大便不畅等证候。但较为严重的痤疮，此方则效果不理想。以上说明痤疮的治疗，需要通阳活血与清热解毒两者结合。我常以桂枝茯苓丸加大黄为主，痤疮散大、红肿为甚者，则合用五味消毒饮；痤疮硬结、分泌物多者，则合用仙方活命饮；痤疮密集、油脂较多者，则合用黄连解毒汤。患者明显有手足冷、舌质暗的，桂枝改用肉桂，加强其通阳的作用；大便稀溏的，去大黄，酌加少量干姜；月经提前量多色红的，合用犀角地黄汤凉血；皮肤油脂特多的，加猪牙皂角化痰。一概制成水丸，便于缓图，长期服用，以避免汤剂的寒凉过度。配合得当，临床效果颇佳。

五味消毒饮出自《医宗金鉴》，共5味药，均具清热解毒散结的作用。其中金银花入肺经，可解上焦热毒；野菊花入肝经，可清肝胆火毒；蒲公英入肝经、胃经，可清中焦之火，泻下焦湿热，与紫花地丁相配，善清血分热结；天葵子入三焦，善清三焦之火。五味药合用，气血同清，三焦并治，成为治疗痈疽毒疮的要方。

麻黄连翘赤小豆汤合乌梅丸治疗风瘙隐疹：荨麻疹

周某，女，32岁，2014年4月25日初诊。患者得荨麻疹十多年，每遇天气变化时即全身起"风坨"，部位不定，多时达100多个，这次发作是前几天外出春游所致，已经3天，服了阿司咪唑片（息斯敏）等西药和其他抗组织胺药，不见好转。平时既怕冷又怕热，月经尚可。察之全身皮肤多处可见红色疹子，颜色鲜红，大如棋子，小如玉米，越搔越痒，舌淡红，有薄黄苔，脉细数。处方：麻黄

10g，连翘 15g，赤小豆 30g，杏仁 10g，炙甘草 10g，白鲜皮 15g，生姜 10g，红枣 10g，蝉蜕 6g，僵蚕 10g，紫草 15g，乌梅 15g。3 剂。

4 月 29 日二诊：上方服后，荨麻疹即消失。患者要求做药丸吃，以求断根。处方：乌梅 90g，桂枝 60g，细辛 30g，川椒 30g，干姜 30g，麻黄 30g，炙甘草 30g，黄连 50g，黄柏 50g，当归 60g，黄芪 90g，乌梢蛇 90g，蝉蜕 50g，僵蚕 50g，防风 50g，荆芥 30g，苦参 50g，白鲜皮 60g，蛇床子 50g，地肤子 50g。做水丸，每天 2 次，每次 5g，饭后开水送服。可服 3 个月。

2015 年 5 月因为别的病来就诊，告知一年中，荨麻疹始终未发。

☞ 用方思路

荨麻疹俗称"风坨"，正式名称为风瘙隐疹。《诸病源候论》云："邪气客于皮肤，逢风寒相折，则起风瘙隐疹。"《伤寒论》中的麻黄汤、桂枝汤、桂麻各半汤等，都可以用之治疗属于风寒外束的荨麻疹，疗效卓著。本案病程 10 余年，从表现症状来看，属于寒热错杂，但就诊时，正逢春季，感受风热、湿热之邪，麻桂制剂不适合，故初诊用麻黄连翘赤小豆汤，以祛风、清热、祛湿、止痒。

麻黄连翘赤小豆汤出自《伤寒论》第 262 条，原文云："伤寒瘀热在里，身必发黄，麻黄连翘赤小豆汤主之。"原方共 10 味药，以麻黄、杏仁、炙甘草宣肺解表，生姜、红枣调和脾胃；以连翘、赤小豆、梓根白皮祛风、祛湿、清热，梓根白皮如今药店不备，常用桑白皮代替。本方通过发汗、解表、清热、祛湿，使得淤积在里的黄疸由表而散。在治疗荨麻疹时，我以白鲜皮代替梓根白皮，再加蝉蜕、僵蚕、祛风止痒，紫草解毒，乌梅收敛，加强全方的治疗效果。

我进一步认为：通过对麻黄连翘赤小豆汤方剂的解析，了解到本方适合的病机，就可以解开《伤寒论》中的一个千古悬案，即：后世温病学家认为《伤寒论》治疗温病初起有证无方。其实有方，麻黄连翘赤小豆汤就是《伤寒论》中治疗温病初起的主方。

《伤寒论》是一部全面论治外感热病的伟大著作，既包括了伤寒病，也包括了温病，书中论述伤寒病的条文很多，并有相应的方与证，如治疗风寒表虚证有桂枝汤，治疗风寒表实证有麻黄汤，而论述温病的条文仅有一条："太阳病，发热而渴，不恶寒者，为温病，若发汗已，身灼热者，为风温。"由于这一条文"有证无方"，致使后世温病学派认为：《伤寒论》只能治疗伤寒，不能治疗温病。因为温病初起，需要辛凉透表，散热祛湿，不能用麻黄汤、桂枝汤一类辛温解表方，若误用之，则会出现"发汗已，身灼热"。虽然温病学家从发现《伤寒论》原文的这一"阙如"入手，开创了一个新的学派，对外感热病的认识和治疗做出了杰出的贡献，但他们对《伤寒论》的认识，显然是不客观公正的。后世许多伤寒学派的名家为此进行了反驳，但几乎没有人论及麻黄连翘赤小豆汤。我认为：这首方就是治疗温病初起的主方，可以与治疗伤寒病初起的麻黄汤、桂枝汤并列。

以"方证病机对应"的方法学习《伤寒论》，不能将方和证机械地套用，刻舟求剑，更重要的是吃透制方的原理，了解方所对应的病机，才能够真正掌握《伤寒论》的精髓，拓展经方的运用范围。麻黄连翘赤小豆汤根本不是治疗黄疸病的专方，方中也没有一味治疗黄疸病的专药，故《金匮要略》"黄疸病篇"没有收载此方，只列入了茵陈蒿汤、栀子柏皮汤、栀子大黄汤等专方。我认为：麻黄连翘赤小豆汤治疗黄疸，只是张仲景的一种例举，说明通过宣肺、解表、清热、祛湿，可以使得在体内的瘀热由表而散，当黄疸病有表证时，这种"开鬼门"的方法能够达到最佳治疗效果。这种思维方法，比我们许多人提倡的"专病、专方、专药"治病的设想，不知道要高明多少倍，学会运用这种思维方法才算是掌握了辨证论治的精髓。显而易见，麻黄连翘赤小豆汤具有宣肺、解表、祛风、清热、祛湿的透邪作用，与温病初起，风热夹湿，表证不开的病机是完全相应的，我在临床，曾经长期运用银翘散治疗温病初起，发热、咳嗽、无汗或少汗，但总感到此方透邪的力量不大，祛湿的力量不够，后来改用麻黄连翘赤小豆汤，则发汗、退热、宣肺止咳的效果超过银翘散。许多中医临床名家在使用银翘散时，往往加麻黄，也是意识到了银翘散的局限性。因此我主张：应当把麻黄连翘赤小豆汤作为《伤寒论》治疗温病初起的第一方。我运用此方去桑白皮加白鲜皮、蝉蜕、僵蚕、紫草、乌梅治疗荨麻疹，也是效法张仲景的"例举"，把"方证对应"的思维方法进一步提升到"方证病机对应"的思维水平。掌握了麻黄连翘赤小豆的制方原理及其适合的病机，则可以大大拓展其运用范围。

因为患者得荨麻疹多年，呈现寒热错杂、虚实夹杂的证候，故二诊用乌梅丸去人参，改黄芪益气固表，并加多种祛风止痒收敛之品，做药丸以防止复发。

当归饮子治疗皮肤瘙痒

李某，男，63岁，2013年11月14日初诊。患者皮肤瘙痒七八年，每到秋冬季节易发，开春即愈。最近已经发作了一个多月，每到晚上即痒，睡热了被窝或洗热水澡则更甚。察之痒处，皮肤并不红肿，皮疹颜色较淡，面色少华，皮肤干燥，手足开裂，大便偏干，舌淡，脉细缓。

处方：生地黄 15g，当归 10g，川芎 5g，赤芍 10g，黄芪 10g，何首乌 15g，甘草 10g，荆芥 10g，防风 10g，白蒺藜 15g。14 剂。

服上方后，皮肤已经不痒。嘱咐以阿胶、龟甲胶、鹿角胶等份蒸化，每天服 1 次，每次 3g，连服一个冬天。服半个月后，皮肤潮润有光泽，1 个月后，手足开裂已经愈合。

☞ 用方思路

当归饮子见于《医宗金鉴》，此方由生地黄、当归、川芎、赤芍、黄芪、何首乌、甘草、荆芥、防风、白蒺藜 10 味药组成。本方是在养血名方四物汤的基础上，加何首乌滋养肝肾之阴，黄芪益肺气、润肌肤，荆芥、防风、白蒺藜祛风止痒，甘草和中。偏血虚者适合使用。瘙痒时间较久，或皮肤上留有暗红色印痕，加红花 5g、桃仁 10g；头晕，加天麻 10g、鸡血藤 15g。

中老年人皮肤瘙痒，多属于"血虚生风"。从我的临床经验来看，本方治疗老年皮肤瘙痒有卓效，但一般需要服 7 剂以上才能完全治愈。中医有句名言："治风先治血，血行风自灭"，本方即以养血、活血为主要治疗宗旨。但血不能骤生，故服用时间较长。

两地汤治疗血风疮：皮肤瘙痒

陈某，女，72 岁，2009 年 4 月 15 日初诊。患者经常性皮肤瘙痒，痒之钻心，搔之起红疹，平素比一般人怕热，冬天也不能开热空调，每沾辛辣之品则身痒，血压偏高，用降压药能够控制。察之痒处，疹子颜色鲜红，面色红润，皮肤有光泽，口干，大便干结，舌红，有薄黄苔，脉细滑。

处方：生地黄 30g，地骨皮 30g，麦冬 15g，玄参 15g，赤芍 15g，阿胶 10g，黄柏 10g，知母 10g，茜草 15g，豨莶草 15g，鹿衔草 15g，牡丹皮 10g，水牛角 15g，白鲜皮 15g，地肤子 15g，麻仁 30g。14 剂。

服后，皮肤已不痒。原方做蜜丸善后。

☞ 用方思路

两地汤出自《傅青主女科》，由生地黄、地骨皮、麦冬、玄参、白芍、阿胶 6

味药组成，是治疗阴虚血热、月经提前而量少的主方，有养血、凉血的功效，我改白芍为赤芍，加三草（茜草，豨莶草，鹿衔草）、二皮（牡丹皮，白鲜皮）、一子（地肤子）、一角（水牛角），以凉血、熄风、止痒。偏血热者适合使用。若便秘加麻仁30g；腹泻加神曲；妇女阴痒，加苦参10g、蛇床子15g。

皮肤瘙痒症临床非常多，特别是在秋冬气候干燥的季节，容易发生。中医把皮肤瘙痒的病证大多数归结于"风"，因为风性"善行而数变"，皮肤瘙痒往往痒无定处，时好时发，符合风的特点。风有两种：一种是外风，即外来之风。有的人每当天气变化的时候，或者出门一遇冷空气，皮肤即起疙瘩而瘙痒，西医称作荨麻疹或皮肤过敏，中医当作外风治疗；一种是内风，即由内在的因素而生的风，皮肤瘙痒，特别是老年性皮肤瘙痒，中医一般归结于"血虚生风，血热生风"，与老年人阴血虚、津液不足有关。这两者虽不能截然分开，但从证候来看，"虚"和"热"的区别还是很明显的。血虚、血热引起皮肤瘙痒的共同特点是：遇热即痒，夜间比白天痒，越搔越痒，搔之起小红点或一条条血痕，不出水，不起大疙瘩。

消风散治疗湿疹

王某，男，25岁，全身皮疹已经8年，找过无数中西医专家治疗，外治内服药均用过，总是屡好屡发。开始只是脚上有皮疹，近2年来扩展到全身，再治则无效。察之上下肢及胸背都有皮疹，颜色微红，略高出皮肤，搔之出水，越搔越痒，大便微干，舌淡红，舌苔黄白相间，脉弦。

处方：荆芥30g，防风30g，蝉蜕30g，牛蒡子50g，当归60g，生地黄60g，麻仁60g，苍术50g，苦参50g，木通30g，知母50g，石膏60g，甘草30g，白鲜皮60g，蛇床子50g，木鳖子30g，乌梢蛇90g，五倍子50g，黄芪90g。为水丸，每天2次，每次6g，饭后开水送服。一剂后瘙痒好转，持续服半年，湿疹基本痊愈。

☞ 用方思路

消风散出自《医宗金鉴》，共13味药，伯父为之编歌曰："消风止痒又祛湿，木通苍术苦参知，荆防蝉蒡石膏草，胡麻归地水煎之。" 本方基本是由祛风止痒、清热祛湿的两类药物构成。凡见到瘙痒一类的病，病机属于有热有湿的，都可以加减运用。对于严重的慢性湿疹，尚可加白鲜皮、木鳖子、蛇床子止痒，五倍子收敛，乌梢蛇、黄芪养肌肤。

　　民间有一句流行的话："内科难治喘，外科难治癣"。所谓"癣"，是泛指一大类以瘙痒和皮损为特征的皮肤病，也包括湿疹在内，无论中医、西医，临床上难以明确分类。正如著名丹道医家张觉人先生在其名著《红蓼山医馆》"顽癣"一节中所论："癣疮最难治疗，往往经过长年累月都难获得理想疗效，甚至有缠绵终身者。其发病原因多为风邪凝聚皮肤，郁积而化热，久则耗伤血液，皮肤失却营养。也有认为是由风、热、湿、虫四者为患而造成。《外科心法要诀》把它分成干、湿、风、牛皮、松皮、刀癣六种类型。谓干癣瘙痒则起白屑，索然凋枯；湿癣瘙痒则出黏汁，浸淫如虫行；风癣即年久不愈的顽癣；牛皮癣状如牛领之皮，厚而且坚；松皮癣状如苍松之皮，红白斑点相连，时时作痒；刀癣则轮廓全无，纵横不定。实际上，癣的类型并不止于此，只是把常见的癣疮类型划出了一个大概范围便于处理。日本某皮肤专家则把癣的分类区别出 30 多种，西医则肯定其病因为感染真菌。癣初发时皮肤损害部位有聚集倾向的扁平丘疹，皮肤正常或浅褐，表面微亮，有阵发性奇痒，入夜更甚，搔之不知痛楚，在情智波动时症状往往加重，有局限和播散两型。局限型好发于颈两侧；播散型好发于头部、四肢、肩腰等处，病程极端缓慢，故往往迁延缠绵甚久，而预后亦易复发，故有'顽癣'之称。治疗方法不可胜数，而有确效者却不多见，内服有效者尤少，往往仅是暂时消失症状，转瞬之间又见复发。我的治疗方法是：初起者用消风散加重浮萍、葱豉汤内服以发汗祛风，局部疗法则常用'愈癣酒'外搽，颇能获得理想疗效。小小的一个皮肤病，竟难倒不少名医。"[25]

　　癣疮病的复杂性由此可见一斑。我发现从古到今，无论中医、西医，对这种以瘙痒、皮损为特征的皮肤病，始终聚讼纷纭，莫衷一是，分类混乱，治疗乏善可陈。我经常见到不少来就诊的患者，患皮肤病多年，瘙痒难当，反复发作，有皮损，但这个医院说是湿疹，那个医院说是牛皮癣，再到一个医院说是神经性皮炎，因为我不是一个皮肤病专家，反而不必受其约束，只要出现瘙痒、皮损者，一概作为"湿疹"治疗。辨其病机属于血虚、血热者，搔之出血，有血印，多从当归饮子、两地汤、犀角地黄汤中设法；属于湿热者，搔之出水，量不多，则用消风散加减。张觉人先生以这首消风散作为治疗"顽癣"的唯一一首内服通治方，并且提出"初起者，用消风散加重浮萍、葱豉汤内服以发汗祛风"。然而实际上，顽癣多为年深日久，很少能够遇到初起的情况，既然是慢性病，我多为患者做药丸服。持之以恒，许多可以断根。

张觉人先生提出以"愈癣酒"外搽，其方止痒、消除患处皮肤的增生等，卓有疗效。原方如下：官桂、高良姜、白芷、北细辛各 9g，斑蝥 6g，白砒 6g，轻粉 3g，白酒 600ml。

制法：除白砒外共研细末投入白酒中浸之，白砒研末后投入白甘油 30ml，每日数次振荡之，促其加速溶化，因为砒霜不能全溶于水及酒中，故先以甘油溶解后方混入酒中备用。药须浸 10 天后方始滤出，在浸泡时每日必须搅动数次。

但是，其中有砒霜、轻粉，属于汞剂、砷剂，现代社会严禁使用，也波及了中医，因而药店未备，患者忌讳，医生不敢开。致使明珠投暗，长期埋没。作为"中国当代最后一位丹道医家"，张觉人先生尽毕生之力，整理了两千多年来丹道医家创制的 300 多首效方，为中医学保存了一大批宝贵的财富。其中，相当大一部分包含了砒霜、轻粉、雄黄等各种矿物毒性药物。我认为：药物本来就是用于治病的，某些中药有毒，并不奇怪，只要方药对证，剂量控制好，中病及止，就很安全，这完全在乎医生的胆大心细，行方智圆。不能因噎废食，简单地废除。著名的安宫牛黄丸，就含有朱砂、雄黄，即汞剂、砷剂，在临床使用了三百多年，疗效卓著，抢救了无数人的生命。我曾经用来治愈了一例患乙脑昏迷了 160 多天的患者，苏醒后检查，对肝肾功能无任何损害，在体内也未发现有砷、汞残留。何况"愈癣酒"是外用，只要不大面积使用，对身体的危害更小。如果长期使用，也可以每天用土茯苓 50g、黑豆 30g、甘草 10g 煎汤当茶喝，可以解除砷、汞之毒。

四妙勇安汤治疗红斑：丹毒？结节性红斑？硬皮病？

常某，男，38 岁，2016 年 1 月 10 日初诊。患者 2 个月之前因为喝酒过多，醉醒后，发现左下肢胫骨离踝骨 10 厘米处出现铜钱大一块红斑，不痛不痒，稍微高出皮肤。某省医院皮肤科怀疑是丹毒、结节性红斑、硬皮病，经过皮肤结核菌素试验（PPD 皮试），为阳性，但最终无法确诊。服头孢克肟，外用聚维酮碘洛酸等，一个多月，不但无效，反而越治越厉害，红斑扩大至酒杯大，红肿疼痛，中心有硬块，有枣核大。察之形体肥胖，面上油红，舌红，舌苔黄腻，脉滑。

处方：玄参 50g，当归 30g，忍冬藤 50g，甘草 15g，黄芪 30g，紫草 30g，紫花地丁 30g，穿山甲 5g。7 剂。

1 月 18 日二诊：服上方后，患处脱掉一层皮，疼痛减轻许多，红色也消退，变成浅红色，中心的硬块缩小，压按微痛，舌苔黄腻减少，脉滑。原方不变，再服7剂。

服完后，皮疹完全消退。

☞ **用方思路**

四妙勇安汤出自《验方新编》，原治脱疽红肿疼痛，属于热毒凝聚者，即下肢血栓闭塞性脉管炎。方中共4味药：以大剂量金银花、玄参、甘草，清热解毒、凉血散结；以当归和血养血。

我在临床，凡是见到病机为血热有瘀、毒火炽盛的各种病证，都喜用四妙勇安汤，如疖疮、急性扁桃体炎、冠心病心绞痛等。特别是各种原因引起的结节性红斑、丹毒，此方都有良效。方中的当归虽然偏于温燥，但在大剂量使用金银花和玄参时，为避免药性过于寒凉，用之反佐，富含深意，与龙胆泻肝汤中的当归道理一致。因为病在肢体，故金银花改为忍冬藤，不仅药效不减，而且更兼有通络的作用。方中再加紫草、紫花地丁凉血解毒，加黄芪益气解毒，加穿山甲排脓解毒、软坚散结，故红肿硬块很快消散。

益黄八珍汤治疗黄褐斑

周某，女，39岁，已婚已生育，小孩5岁，2011年9月12日初诊。患者近2年来脸上逐渐出现黄褐斑，用过各种护肤品，不见好转，做过多次美容，好一阵子，又恢复原样，为之烦恼不已。察之两颊有色素沉着，颜色发黄，略带灰色，月经时间尚准，量不多，也不痛经，唯血块较多，颜色发暗，白带很少，平时精力不很充沛，睡眠欠佳，本次月经刚过去一周，舌淡而暗，脉小弦。

处方：白参10g，白术10g，茯神15g，生地黄15g，赤芍10g，当归10g，川芎6g，蒲黄10g，土鳖虫10g，鸡血藤30g，益母草30g，酸枣仁30g，黄芪30g，凌霄花10g。30剂。

10月14日二诊：服上方后，面上的黄褐斑明显变淡，这次来月经基本没有血块，精神睡眠均有好转，舌淡，脉弦细。

处方：白参50g，白术50g，茯神60g，生地黄90g，赤芍50g，当归50g，川芎30g，蒲黄30g，土鳖虫30g，鸡血藤90g，益母草60g，酸枣仁60g，黄芪90g，凌霄花60g，乌梢蛇60g。为水丸，每天2次，每次6g，饭后开水送服。

☞ 用方思路

益黄八珍散出自《王渭川临床经验选》，本方以八珍汤补气养血，加蒲黄、土鳖虫活血化瘀，鸡血藤、益母草养血调经，去甘草，是因不欲取其缓，药仅 11 味，但将补、养、通、调诸法汇集一方，选药精当，药性平和，对于气血亏损而又内有瘀血，虚实夹杂而又寒热不显的患者十分切合。

从我的临床经验来看，妇科慢性疾病大半与血虚、血瘀有关，古方八珍汤是治疗妇科病的名方、通用方，功能补气养血，但行瘀活血之力不够。而本方以八珍汤为基础，增添了活血消瘀这个环节，所加的 4 味药物均经过精心选择，为妇科治疗瘀血的常用、专用药，性味平和而非峻猛，既能行消又不破伤，故本方堪称妇科补气养血、活血消瘀的新的通用方，适合于长期服用。我在临床，大凡治疗痛经、崩漏、月经先期、月经后期、月经前后不定，只要符合以上虚、瘀病机者，常予考虑使用。特别是治疗月经不调而又脸上过早出现色素沉着的中年妇女，往往服几十剂而能够使月经正常，面色光鲜，色斑消失。我在专治黄褐斑时，必加黄芪、凌霄花。这两味药都善走肌肤，养容貌。前者补气，后者凉血。做药丸尚可加乌梢蛇，因为此药堪称皮肤病专药。为煎剂不容易溶于水，故适合参入到药丸中。

妇女黄褐斑所产生的大致原因有三类：一类是由妇科慢性炎症造成的，多数为内有湿热，黄褐斑色黄而有光泽，治疗妇科炎症有效，则黄褐斑慢慢会褪掉；一类是绝经期前后，雌激素下降，血不养肤，黄褐斑色萎黄无光泽，俗称"黄脸婆"，补肝肾、养精血有效，坚持每天服一点阿胶、雪蛤，日久会肌肤润泽，黄褐斑褪掉；一类是体内有瘀血，月经经常有血块，舌质暗淡或舌下有瘀斑，正是本方所治。因为患者尚有睡眠不好，故改茯苓为茯神，并加酸枣仁以祛湿、养血安神。

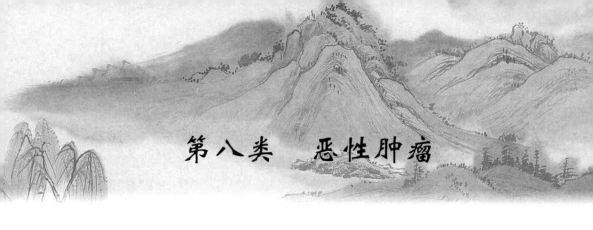

第八类　恶性肿瘤

抵当丸合消瘰丸、禹功散、失笑散治疗前列腺癌

钟某，男，65 岁，2015 年 7 月 30 日初诊。患者多年以前发现有前列腺肥大，经常尿频、尿急、尿等待，一个多月前出现小便痛，尿血。经西医消炎治疗后，症状有所缓解。6 月 26 日在中南大学湘雅二医院检查总前列腺特异抗原（TPSA）16.010ng/ml（正常值 0～4.100ng/ml），游离前列腺特异抗原（FPSA）3.160ng/ml（正常值 0～2.500ng/ml）。经穿刺，发现前列腺组织中有灶性异性腺体结合免疫组化标记，免疫组化结果：34BE12（小灶-），P63（小灶-），P504S（±），PSA（+），Ki67（1-2%+）。考虑为弥漫型前列腺癌（组织较少，难以计分）。西医建议做"去势"手术，患者不同意，也未服西药，来找中医治疗。察之面容憔悴，精神紧张，尿频、尿急仍然有，有少量血尿，饮食正常，睡眠尚可，感觉疲惫，舌淡，脉弦。

处方：水蛭 90g，土鳖虫 60g，桃仁 50g，蒲黄 60g，五灵脂 60g，玄参 60g，土贝母 60g，牡蛎 60g，牵牛子 60g，小茴香 15g，穿山甲 90g，三棱 60g，莪术 90g，乳香 60g，没药 60g，三七 90g，蜈蚣 90g，延胡索 90g，栀子炭 30g。1 剂。为水丸，每天 2 次，每次 6g，饭后开水送服。

10 月 22 日二诊：吃完上方后，所有症状消失，精神转佳，仍然舌淡，脉弦。检查 TPSA 3.490，FPSA 0.128ng/ml，FPSA/TPSA 0.04（参考值 0.13～0.19，当 TPSA 大于 4.0 小于 10.0 才有参考意义）。从检查结果来看，似乎前列腺癌已经逆转。守方不变，仍然以上方为丸，加西洋参 60g，继续服 1 剂。

2016 年 1 月 18 日再次检查 TPSA 和 FPSA，都正常，建议患者再做一个穿刺，看看能否找到癌细胞，被拒绝。

☞ 用方思路

从中医的观点来看，所有肿块型的癌症都是痰瘀互结，积久而成，因此，本案并没有特意筛选对治疗前列腺癌有效的中药组方，而是根据传统的中医思路，以软坚散结、活血止痛、利尿止血的原则来组方用药，共选用了 4 首名方加减。以抵当丸加减化瘀，消瘰丸消痰，禹功散利水，失笑散止痛。

抵当丸出自《伤寒论》第 126 条："伤寒有热，少腹满，应小便不利，今反利者，为有血也，当下之，不可余药，宜抵当丸。"方中共大黄、虻虫、水蛭、桃仁 4 味药做成丸剂。方后云："捣分四丸，以水一杯煎一丸，取七分，温服，晬时，当下血，若不下，更服。"显而易见，这是一首峻攻的药方，以攻下小腹瘀血为目标。本案瘀血积之已久，不宜用峻药攻下，只宜缓消，故去大黄、虻虫，代之以土鳖虫、穿山甲，再加三棱、莪术理气活血。

消瘰丸出自《医学心悟》，由玄参、牡蛎、浙贝母 3 味药组成，是化痰软坚散结治疗瘰疬（即淋巴结核）的名方。

禹功散出自《儒门事亲》，由牵牛子、小茴香 2 味药组成，药简力专，有强大的化气利水作用，而又不像其他峻下逐水的药那样伤人正气。

失笑散由蒲黄、五灵脂 2 味药组成，是治疗瘀血疼痛的名方，再加乳香、没药、延胡索、蜈蚣止痛，三七、栀子炭止血、清火。

不意一剂服完，不仅所有症状消失，而且经过化验检查，前列腺癌的特异性指标降至正常。这令做 B 超的医生非常震惊，建议 3 个月后，再做一次穿刺，看看能否找到癌细胞。

抗癌单刃剑合铁树叶方治疗肺癌

周某，男，62 岁，2014 年 4 月 13 日初诊。患者从 18 岁起开始抽烟，已经有 40 余年，每天 1 包以上，除少许咳嗽吐痰、偶尔胸闷之外，别无不适。半个月前，发现右锁骨淋巴结有小肿块。3 月 10 日 CT 扫描：双肺支气管血管束增多，右上肺尖端见 $1.9cm \times 1.8cm$ 结节影，纵隔及右肺门见增大淋巴结，较大者 $1.5cm \times 1.5cm$，右肺上叶后段可见 $1.2cm \times 1.2cm$ 结节影，右侧锁骨上窝见大小约 $2.4cm \times 1.6cm$ 结节影。印象为右上肺结节考虑为周围型肺癌，并纵隔、右肺门淋巴结肿大。右侧锁骨上窝结节，多为肿大淋巴结。3 月 25 日淋巴穿刺结果，符合肺转移性低分化肺癌。患者不愿意进行手术和放化疗，找中医诊治。察患者面色丰润，体型微胖，经常咳嗽，有白痰，易咳出，稍微感到短气，前几天咳出少量鲜血，食欲、大小便均可，舌红，苔黄腻，脉滑，右锁骨处能够摸到肿块，质地较硬，活动度较差。

处方：仙鹤草 60g，白英 30g，龙葵 30g，法半夏 10g，槟榔 15g，甘草 5g，白花蛇舌草 50g，半枝莲 30g，新鲜铁树叶 30g（切碎），大红枣 8 个，小红枣 10 个。15 剂。用 15 饭碗水，煎 2 个小时，得 4 碗，每天 2 次，每次 1 碗。1 剂药服 2 天。

5 月 15 日二诊：服上方后，已经不见鲜血，仍然咳嗽，痰多，脉舌同前。

处方：仙鹤草 60g，白英 30g，龙葵 30g，鱼腥草 30g，金荞麦 30g，甘草 5g，白花蛇舌草 50g，半枝莲 30g，新鲜铁树叶 30g（切碎），大红枣 8 个，小红枣 10 个。15 剂。

6 月 18 日三诊：咳嗽、吐痰显著好转，近来天气变化，锁骨上淋巴结有不适感觉，舌淡红，舌苔薄黄，脉弦滑。

处方：白英 30g，龙葵 30g，半枝莲 30g，玄参 30g，土贝母 30g，猫抓草 30g，蚤休 15g，金荞麦 30g，石上柏 30g，猕猴桃根 30g，大红枣 10 个。15 剂。煎服法同一诊。

7 月 20 日四诊：服上方至 5 剂时，大便次数多，胃部感觉不适，加神曲 10g、木香 6g、炙甘草 10g，服后症状消失，继续服完。患者感觉精神疲惫，短气加重，锁骨上肿块似乎有所缩小，舌脉变化不大。

处方：仙鹤草 60g，白英 30g，龙葵 30g，法半夏 30g，白花蛇舌草 50g，半枝莲 30g，新鲜铁树叶 30g（切碎），大红枣 10 个，西洋参 15g，蛤蚧 1 对（不去头足）。15 剂。煎服法同上。

从 2014 年到 2016 年 4 月，患者几乎不间断地服中药，没有进行西医的治疗，基本处方是以上述 4 组方加减。目前，患者病情稳定，心绪平和，食欲正常，精神尚可，无任何不适，锁骨下淋巴结仍在，略有缩小，质地变软，也不愿意再做其他检查。

☞ **用方思路**

本案选用了两首经验方加减。第一首方：抗癌单刃剑，是常敏义教授所创制。共 6 味药：仙鹤草 50g，白英 30g，龙葵 25g，槟榔 15g，半夏 10g，甘草 5g。仙鹤草单独煎，与其他药物煎好后的药汁混合，一次顿服，每天一次。常教授认为：临床观察表明此方有明显的镇静、镇痛和抗癌作用，尤其对骨癌所致的疼痛疗效最好。可以治疗胃癌、食管癌、肝癌、乳腺癌等。服用 15 天，当有效果，可以长期服用，不必更方。如果无任何改善，不必再服。朱良春老介绍说："这是友人常敏义研究员创订的一则治癌效方，我应用后，证实效果不错，有应用价值。"[26]并把该方收载在自己的著作中，予以推荐。

铁树叶方是近年来在网上流传很广的一首民间验方，由新鲜铁树叶 1 支（大约 30g）、白花蛇舌草 60g、半枝莲 30g、大红枣 8 个、小红枣 10 个组成，云治疗各种癌症均有疗效。作为治疗癌症有一定经验的医生，对于各种夸大其词的说法我并不相信，何况方中的几味药物我都用过，并没有出现过什么奇迹。唯独方中 8 个大红枣、10 个小红枣同用，剂量特大，并且要求用 15 碗水，将药物煎煮 2 个小时，使我联想到《伤寒论》中的"十枣汤"用 10 个红枣，"大青龙汤"中用 9 升水煎至 3 升所包含的深意，于是在临床试用这首验方。

这两首方药物都不多，我经常合在一起用，用得最多的是治疗肺癌，无论是腺癌还是鳞癌，无论是否手术，是否转移，只要病情尚稳定，没有严重的胸腔积液、腹水，剧烈的疼痛，大量的咯血、出血，没有导致内脏功能衰竭，都有一定疗效。长期坚持，可以争取到与癌症并存的机会。

若淋巴结肿大坚硬，加土贝母、玄参、猫抓草、蚤休。若疼痛较剧，加蜈蚣、全蝎。若体虚、短气、走路乏力，加蛤蚧（不去头足）、西洋参。若有少量胸腔积液、腹水，加蝼蛄、土鳖虫。若咳嗽较剧，加金荞麦、鱼腥草、枇杷叶。若久服消化吸收不好，加神曲、木香、白术等化食健脾之品。其他对肺癌治疗有一定作用的中草药还有藤梨根、石上柏等，可以经常替换，以免某种药用久了产生耐药性。

大黄䗪虫丸合安宫牛黄丸治疗混合型原发性脑癌术后

余某，男，14 岁，台北人，中学生，1997 年 8 月 25 日初诊。患者患有混合型原发性脑癌，恶化程度很高，医生告诉小孩的父亲，治疗方案是手术加放疗，手术切除不可能干净，因为担心伤害正常脑组织，放疗结束 3 个月后的复发率可能高达 97.3%，当时放疗已快结束，患者父亲转而带小孩到大陆求诊于中医。患者舌红，苔黄腻，口苦口干，咽喉疼痛，充血，微咳，咽中有痰，色黄，大便干结，精神稍差，脉弦滑。此为手术、放射线治疗导致耗气伤阴，湿热存留，当益气养阴清湿热，兼以软坚散结，去除残留于脑部的未尽癌肿。汤药以琼玉膏加减，丸药以大黄䗪虫丸合安宫牛黄丸加减。

汤剂：生地黄 30g，麦冬 15g，茯苓 15g，地骨皮 15g，西洋参 10g，石斛 10g，浙贝母 10g，瓜蒌皮 10g，茵陈 10g，土茯苓 30g，金银花 15g，玄参 15g。煎服 15～30 剂。

丸剂：麝香 3g，牛黄 2g，朱砂 2g，梅冰片 3g，鱼脑石 5g，沉香 3g，金礞石 5g，郁金 10g，黄芩 15g，黄连 5g，栀子 10g，水蛭 20g，全蝎 20g，僵蚕 20g，土鳖虫 20g，大黄 15g，生地黄 30g，白芍 15g，琥珀 20g，牡丹皮 20g，天麻 20g，三七 15g，西洋参 20g，干漆 15g，莪术 30g，穿山甲 10g。以上药 2 剂，研末，装胶囊，每次服 5 粒，一日 3 次，饭后服，可服 3 个月。

9 月 20 日二诊：患者感觉精神好转，咽喉已经不痛，痰已消失，仍然舌红，苔薄黄，脉弦细。此为痰热已去，仍须益气养阴，清湿热，解毒，继续软坚散结，汤药去浙贝母、瓜蒌皮，服 2 个月，丸药继续服完。

3 个月后，没有复发，也未进行其他西医治疗或服用其他中药，原方不断调整，继续服药，直至 3 年后仍然未复发，开始停中药，至今已近 20 年，而且智力正常。经多次检查，除了原患病处脑部血管有所增粗之外，脑细胞没有任何受损害的迹象，2001 年已经顺利上大学，在患者所在的台湾地区某医院视为一个典范。2006 年 3 月，患者的父亲咨询我：据西医告知，因为当时治疗时，使用了大量射线，在体内存积 10～15 年，可能引起总爆发，使病情出现反复，中医有何办法清除和预防？我告知当时的用药，即已多方考虑克服放射线疗法的副作用，如仍有担心，以金银花、土茯苓、甘草煎水代茶，每天当饮料喝，坚持数年。

2008 年 6 月，患者以优异成绩从高雄中山大学硕士研究生毕业，曾邀请我参加他的研究生毕业典礼。

☞ **用方思路**

这是我治疗的第一例脑癌，在我看来，原发性脑癌既有"坏"的一面，也有"好"的一面。所谓坏，是只要长在脑部，无论哪一种肿瘤都很危险；所谓好，是原发性脑癌不转移到别处。西医的手术可以切除大部分癌块，然后配合放疗。但是，某些癌症生长在脑部的位置比较特殊，这些常规治疗无法彻底清除，换句话说，复发几乎是必然的。这方面的一般知识，当然是我在准备接手治疗之前，阅读西医有关癌症的资料所了解的，但我没有进行更深入的研究，因为即使是西医，有关脑肿瘤的部分，本身也是一门需要花大量精力投入的、专深的学问。作为一名中医，我所要做的，是在手术放化疗之后，如何用中药使得脑部残存的癌组织吸收，至少设法抑制它，不让它再增生、复发。这需要运用中医的传统方法，即"扶正祛邪"。扶正，必须根据患者不同的情况，设计出能够提高机体免疫功能的处方，长期服用，因为只要患者免疫功能较好，就能够自身杀死癌细胞、抑制癌症扩散或者复发，在这个病案中，我选择了"琼玉膏"作为扶正的主方；而对于祛邪，在一般情况下，我不赞成用"攻法"，如使用斑蝥、天仙子、轻粉等制剂，因为这些药物通过研究，虽然可以"杀癌"，但其毒副作用不比西药的放化疗药小，而疗效并不比其高，显示不出中医的优势。我主张用中医的"消法"，主要凭借"软坚散结"药物，消之磨之，抑之散之，缓缓图之。其中，不少是虫类药，如蜈蚣、蝎子、白花蛇之类，大部分人以为这些都是毒药，其实是误解。它们咬人时，可以引起神经中毒，但作为动物药食用，不仅无毒，不会损伤肝肾，而且在中药中属于珍贵的"血肉有情之品"，可以深入血络，搜剔顽疾，启动人体免疫功能，用得恰当，对多种疑难疾病有卓越的疗效。对于这个病例，我选择以《金匮要略》中的大黄䗪虫丸作为"消法"的主方。

琼玉膏载于《洪氏集验方》，相传出自著名养生家铁瓮城申先生，故又称"铁瓮先生琼玉膏"，全方共4味药，以生地黄补肾滋阴为君药，以白蜜养肺润燥为臣药，二者合用，取金水相生之义；以人参、茯苓健脾益气为佐使药，有补土生金之效。《本草纲目》中李时珍称："常服开心益智，发白返黑，齿落更生，辟谷延年，治痈疽痨瘵，咳嗽唾血等病。"我再加玄参、地骨皮、石斛养阴，加浙贝母、瓜蒌皮化痰，金银花、土茯苓、茵陈清热解毒利湿。

从我的临床经验来看，免疫功能低下是癌症患者发病的主要原因之一，而放化疗又进一步损害了患者的免疫功能。临床表现以虚证居多，须分别阴虚、阳虚进行调补。其中，阴虚或气阴两虚的癌症患者，其血象检查的结果，大部分白细胞较低，其证候表现多为干咳，气短，头晕，腰酸，乏力，消瘦，失眠，大便干结，口干，舌红，脉细数等，也有的患者证候不明显，仅仅感到疲乏无力，口干，大便结。治疗当以肺肾为中心，通过益气养阴之法，大力提高机体免疫功能。关于琼玉膏的作用，张炬等先生认为："据现代医学研究，方中地黄有保护肝脏、防止肝糖原减少的作用；动物实验证明，地黄能够延长家蚕的寿命；日本学者还报告说地黄可防止老化，增进神经反射机能。人参不仅对神经系统、内分泌系统、循环系统的功能有促进和增强作用，而且具有'适应原'样作用，能增强机体对各种有害刺激的防御能力，并有降血糖、抗肿瘤、抗溃疡以及提高机体免疫功能等作用，同时还可使细胞的传代次数增加，这些均说明它确有延缓衰老的功能。茯苓不仅有较强的抗肿瘤作用，而且有强壮神经、降血糖、抗溃疡、利尿等功能，它还能提高机体的免疫功能、增强机体的抗病力。鉴于免疫功能低下是衰老的重要原因，所以说它也有延年益寿的作用。白蜜除含有大量糖分外，尚含有多种维生素、氮化合物和多种酶，以及镁、钙、钾、钠、硫、磷、铁、锰、铜、镍等，具有很高的滋补营养价值。对免疫功能低下属于肺脾肝肾阴虚者，确有较好的提升、滋补作用。"[27]

大黄䗪虫丸出自《金匮要略·血痹虚劳病脉证并治》，全方共 12 味药。以大黄、土鳖虫、水蛭、虻虫、蛴螬、干漆、桃仁、赤芍活血化瘀，软坚散结，以生地黄、杏仁润燥，黄芩清热，甘草和中。原文为："五劳虚极，羸瘦，腹满不能饮食，食伤、忧伤、饮伤、房室伤、饥伤、劳伤、经络荣卫气伤，内有干血，肌肤甲错，两目黯黑，缓中补虚，大黄䗪虫丸主之。"其中，最关键的词是"内有干血"，即瘀血在体内停留已久，从而产生各种病证，同时又由瘀致虚，导致旧血不去，新血不生。大黄䗪虫丸具有"缓中补虚"的独特疗效作用，后世广泛应用于虚、瘀夹杂并属于热证的多种病证，包括子宫肌瘤、卵巢囊肿、闭经、子宫内膜结核等妇科疾病在内。

大黄䗪虫丸原方是治疗"血痹虚劳"的，张仲景称其可"缓中补虚"，说明对人体副作用不大。多年来，我用以治疗子宫肌瘤等良性肿瘤，疗效很好，已经大块增生的组织尚且可以消除，只要癌症患者经过手术、放化疗，癌症暂时处于稳定状态，能够为用软坚散结的中药争取到时间，用之清除术后余留的小量癌块，控制增生，应当是可以做到的。然而，脑癌比较特殊，一般药物很难透过血脑屏障，于是，我又取安宫牛黄丸中的麝香、牛黄、朱砂、梅冰片，借其穿透之性，引领其他药物进入血脑屏障；取郁金、黄芩、黄连、栀子，加牡丹皮清热凉血；去大黄䗪虫丸的蛴螬、虻虫，加全蝎、僵蚕、天麻、琥珀、礞石、鱼脑石，熄风化痰定惊；加沉香、莪术理气，三七活血，穿山甲软坚散结，西洋参益气养阴，组成一个具有复杂机制的处方。

两方结合，扶正祛邪，标本兼治，终于取得了成功。这个病例，说明了中西医结合互补的优势，也坚定了我在治疗癌症时，不排斥西医的手术、放疗、化疗方法，尽量运用中医药减轻其不良反应，提高患者的免疫功能，抑制癌症的扩散与复发的思路。

大黄䗪虫丸合安宫牛黄丸、禹功散、龙马自来丹、涤痰汤治疗胶质瘤手术后复发昏迷

胡某，女，71岁，2015年12月8日初诊，由女儿代诉：母亲2015年3月7日因为突发失语症被送往中南大学湘雅医院三医院，住院期间，失语症状缓解，但时有喷射状呕吐，当时怀疑是脑炎和脑卒中，并建议颅内支架手术。转中南大学湘雅医院后，磁共振检查发现颅内两个病灶在明显长大，怀疑脑瘤。母亲当时虽然服用脱水药物，但常呕吐。2015年4月15日做了开颅手术，病理切片确诊为胶质瘤2—3期，病灶大部分被切除。手术后，紧接着吃了一个疗程的化疗药。5月20日开始一个多月放化疗同步治疗，在放化疗后大约2个星期，突然24小时没有小便，再次住到某市立医院导尿，病情骤然加重。7月30日，转院到中南大学湘雅医院。完全卧床，鼻饲提供营养，左手和左脚逐渐失去自主动作的能力。8月中旬后，几乎24小时昏睡，无法唤醒，10月份似乎有好转，偶尔会睁开眼睛，但护士记录对光没有反应。数次磁共振显示，颅内水肿明显，且肿瘤复发的可能性很大，颅内压升高，导致呕吐频繁。最近的一次检查是11月12日，在这之前试图做磁共振检查，诱发了癫痫发作，当即停止。神志几乎完全不清楚，癫痫时常发作，呕吐的间隔日期越来越短。

处方：大黄15g，水蛭90g，土鳖虫50g，麝香5g，牛黄5g，黄芩60g，栀子60g，蜈蚣30条，全蝎30g，远志60g，石菖蒲90g，三七60g，赤芍30g，蝼蛄30g，牵牛子30g。水丸，每天3次，每次3g。

2016年1月10日二诊，仍然由女儿代诉：服上方一周后，左手微微能动，眼睛睁开的时间增多，已经有了对光反应，只是眼睛发直，转动不灵活，呕吐逐渐消失。

处方：大黄90g，水蛭90g，麝香6g，牛黄5g，黄芩50g，黄连60g，蜈蚣30g，全蝎30g，石菖蒲60g，三七60g，蝼蛄50g，牵牛60g。水丸，每天3次，每次5g。

2016年2月22日三诊：我出诊到病房，察之患者面色白皙，微肿，与她打招呼，眼皮眨动，似乎脑子清楚，但不能说话，眼珠能够随着我们交谈的声音转动。抓住患者的左手，感觉能动，让她抓紧一点，则握力稍大。已经完全不呕吐，不咳嗽，无痰声。同时了解到，几个月来，癫痫天天发作，西药用卡马西平，能有所控制，仍然偶尔发作。舌淡红无苔，有津液，脉弦缓。

处方：地龙 90g，炙马钱子 15g，大黄 60g，水蛭 60g，麝香 6g，牛黄 5g，黄芩 50g，蜈蚣 90 条，全蝎 30g，石菖蒲 50g，三七 50g，蝼蛄 50g，牵牛 60g，紫河车 50g，西洋参 50g。水丸，每天 3 次，每次 5g。

4 月 30 日四诊：患者情况较稳定，2 个月来，已经不抽搐，西药卡马西平由原来的每日 4 粒减少为每日 1 粒，但近日痰多，舌苔腻，脉细滑。丸剂不变，继续做一剂，煎剂用涤痰汤加减：橘红 10g，半夏 10g，茯苓 15g，炙甘草 10g，枳实 10g，竹茹 10g，胆南星 10g，石菖蒲 10g，西洋参 15g。15 剂。

另外，天然牛黄 3g，分冲。

5 月 4 日五诊：接到患者女儿的微信，告知 5 月 2 日给母亲做了 CT 检查，情况有明显好转。与 PACS20151112 老片对比，左侧基底节区低密度灶范围较前缩小，中线结构右移，脑干受压较前好转，左侧侧脑室变窄较前缓解，右侧脑室旁片状低密度灶范围较前缩小。西医认为脑积水消退很多，肯定了中药治疗的效果。上次检查，诱发了严重的癫痫，这一次没有。患者咳嗽吐痰消失，2 个月来，没有出现过一次抽搐和呕吐。其他情况尚可，只是仍然不肯睁开眼睛。继续吃药丸。希望能够使母亲早日苏醒。

另外，每天加服安宫牛黄丸 1 粒，分 2 次服，以醒脑开窍。

☞ **用方思路**

初诊、二诊用大黄䗪虫丸合安宫牛黄丸加减，取两方中的大黄、水蛭、土鳖虫、麝香、牛黄、黄芩、栀子、赤芍醒脑开窍，软坚散结，清热凉血，再加远志、石菖蒲化痰通窍，三七活血、防止出血，蜈蚣、全蝎止痉，蝼蛄利水。

蝼蛄俗称土狗子，最早见载于《神农本草经》，陶弘景谓："自腰以前甚涩，能止大小便；自腰以后甚利，能下大小便。"现代人用，一般不去头足，不分身前身后，研末，每次 1～2 克。有人实验研究发现，本品无毒性反应，对肝硬化腹水、慢性肾炎尿毒症、产后手术后截瘫后的尿潴留，都有一定效果。

牵牛子合小茴香，是张子和著名的"禹功散"，用之化气利水，在复原通气散的组方中，也包括禹功散在内，主治腰痛，因为"肾主水"，水湿化则腰痛缓解。虽然牵牛子与甘遂、芫花、大戟、商陆等同样被列入峻下逐水的药物，但根据我长期运用复元通气散治疗腰椎病的经验来看，此药并不峻猛，副作用小，对肝肾功能没有损害，可以大胆使用。牵牛子配蝼蛄，是我常用于消除腹水、胸腔积液的对药，我从临床中发现，有麝香、牛黄的引领，这个对药还可以消除脑积水。

牵牛子走气分，蝼蛄走血分。两者并用，堪称消除体内积水的佳配。

三诊在醒脑开窍、软坚散结、消除脑积水的基础上，把重点放在抗癫痫方面，以龙马自来丹为主。

龙马自来丹出自《医林改错》，由炙马钱子、地龙两味药组成。原文云："治癫痫，俗名羊羔（角）风。"据张觉人先生在《红蓼山医馆》（学苑出版社，2009）一书中的记载，丹道医家和江湖医生所创制的以马钱子为主药的方剂近200首，江湖医生用一味马钱子所治疗的内、外、妇、儿科病证多达180多种，很值得我们高度重视、研究和继承。我在临床运用炙马钱子颇多，主要用于治疗类风湿关节炎、强直性脊柱炎。除了严格控制每天、每次的马钱子摄入量，即每天不超过0.6g，每次不超过0.2g之外，我尚加蜈蚣、全蝎，以缓解马钱子的副作用。长期服用，没有发现一例患者急性中毒和在体内慢性积累的现象。三诊处方，特意加重止痉散中蜈蚣的剂量，以协助地龙，帮助炙马钱子定痫止痉。蜈蚣不仅止痉，而且有强壮作用，安全系数也大，煎剂中一次可以用3～5条，也没有发现副作用。方中还加紫河车、西洋参，益气健脑，以起到扶正祛邪效果。一般癫痫患者，每发作一次，往往元气大伤，久久不能恢复，何况该案患者是昏迷几个月的患者。

涤痰汤出自《奇效良方》，是在导痰汤基础上又加石菖蒲、竹茹、人参而成，治疗昏迷舌强不能言语，用橘红、半夏、胆南星利气燥湿而化痰，石菖蒲开窍通心，竹茹清化热痰，枳实破痰利膈，人参、茯苓、甘草补益心脾而泻火，使痰消火降，经络通利，促使患者苏醒而言语。

六军散合人参养荣汤治疗乳腺癌肺转移术后

瞿某，女，43岁，长沙市人，小学教师，2002年10月23日初诊。患者于1998年9月发现右侧乳腺癌，淋巴切片有4个淋巴转移，随即进行放化疗，服三苯氧胺3年，2002年6月发现转移到左肺，切除部分左上叶肺，进行常规放化疗，休息一段时间后，前来就诊。察其面色白，舌淡，苔薄白，自诉头晕，饮食淡而无味，睡眠不实，多梦，脉细缓。此为放化疗后气血亏虚，拟用人参养荣汤加减调理。

处方：红参10g，黄芪15g，炙甘草10g，白术10g，当归10g，白芍10g，熟地黄10g，茯苓10g，陈皮5g，远志10g，五味子10g。7剂。

11月2日二诊：服上方后，精神、睡眠、食欲均转好，拟用胶囊缓图，以期长期控制。处方：全蝎 30g，穿山甲 30g，夜明砂 30g，蝉蜕 30g，僵蚕 30g，蜈蚣 15 条，壁虎 30g，三七 30g，琥珀 30g，川贝母 30g，山慈菇 30g，鹿角霜 30g，露蜂房 30g。研末，装胶囊，每日 3 次，每次 5 粒，饭后开水送服。另外，天冬 40g，每天煎水代茶，坚持天天服，不间断。

2005 年 10 月 20 日：患者服中药治疗已经 3 年，除了第一年遵医嘱做过 2 次复查之外，近 2 年来不肯再去检查。一方面，是因为心存畏惧，害怕又查出复发的肿块，另一方面，几年来身体并未出现任何不适。在我的一再要求下，患者于国庆后到原来进行放化疗的某医院放射科复查，复查后告诉我两个消息，一个坏消息，一个好消息：坏消息是当年放射科一同住院的 32 个病友如今仅剩下她一人，好消息是她未发现任何复发迹象。2007 年 5 月 28 日来告，前几天进行复查，仍未发现转移复发的迹象，也没有其他任何病痛。2016 年 2 月春节前回长沙，告知仍然生活在深圳，健康状况良好。

☞ 用方思路

本案采用了消补兼施的方法治疗癌症。消的方剂以六军散为主加减，补的方剂以人参养荣汤为主。

六军散出自陈实功的《外科正宗》，我在 20 多年前从书中读到，并用于临床治疗癌症。本方由蜈蚣、穿山甲、全蝎、蝉蜕、僵蚕、夜明砂 6 味药组成，原书文字记载简单，主要治疗瘰疬。据丹道医家张觉人先生的考证，六军散的源头，是古方"五虎下西川"，即六军散去夜明砂，研末为丸，以朱砂为衣。用土茯苓煎汤送下。忌油荤及一切发物，凡一切杨梅毒疮，鱼口横痃，不问已溃未溃，皆可治之，无不验者。张觉人的名著《外科十三方考》中，还有一首名列"外科十三方"第二方的"金蜈丸"，即五虎下西川去蝉蜕，加大黄，研末，面糊为丸，以雄黄、朱砂为衣。如绿豆大，每服 30～50 粒，空心温黄酒送服。张先生按语云："此方以毒性动物为主药，功能祛风破瘀，消肿镇痛，凡阳证之红肿热痛高起者，如发背、疔疮、横痃及小儿上部疙瘩（脖上、脖下，及头面等处）等疮，皆有相当疗效，唯下部各疮不能适用，盖以风药多行上窍也。疮非气血凝滞不生，此方以蜈蚣、穿山甲、僵蚕、全蝎等药之上升，以祛风活络，雄黄、朱砂、大黄等药之下趋，使毒出有路，一升一降，毒散结去，气血得以流行，疮亦因此痊愈，他如小儿上部疮疖等，见效尤速。"

我曾经以此方治愈过 3 例霍奇金病和非霍奇金病，其中一例 56 岁的老太太，患有非霍奇金病，在湘雅医院著名内科专家李学渊的建议下，停用西药，推荐她找我用中药治疗。我以金蜈丸去雄黄、朱砂，加牛黄、麝香、乳香、没药，即合用西黄丸，前后治疗了3年，直至完全治愈。可惜因为疗程很长，没有完整保存这3个病案。在本案中，我再加三七、琥珀活血，川贝母、山慈菇化痰，鹿角霜、露蜂房、壁虎软坚散结。

人参养荣汤出自《太平惠民和剂局方》，从十全大补汤变化而来。方中以人参、黄芪、炙甘草、白术、茯苓健脾益气；当归、熟地黄、白芍补肝养血；肉桂温心肾之阳，鼓舞气血生长；五味子敛肺滋肾，宁心安神；陈皮理气，以助运化；远志化痰，以调心神；姜枣辛甘，以和营卫。诸药共奏益气补血、养心安神之效。

焦树德先生认为："本方与八珍汤的双补气血有所不同。八珍汤以四君子汤补气，四物汤补血，好像如此气血得以双补。然而进一步分析，四君子汤补气过于呆滞，四物汤补血却含川芎芳香燥烈之品，不适应于久虚之证。本方加陈皮以行气，去川芎之芳燥，再加远志、五味子，则静中有动，动中有静，动静药相得益彰，故可养荣而强身。方中虽有酸甘化合生阴之意，而酸收之中又有辛温之品通达，甘缓之中又有渗运之品行利，因而无壅滞碍胃之弊。功主于奉养心营，适于久服。十全大补汤为八珍汤中黄芪、肉桂而成，虽然亦能双补气血，但仍存在上述八珍汤的缺点。如气血两虚欲长期服药者，或遇气血两虚中兼有心虚，症见惊悸、自汗、健忘、失眠诸症者，则不如本方五脏互养互荣之效佳。本方虽然是从十全大补汤加减变化而来，但从此方的加陈皮减川芎，另加远志、五味子这一加减中，即可体会到中医方剂的加减变化，相须配伍，实寓有旋转造化之机的妙用，发人深省。"[28]

从我的临床经验来看，晚期癌症患者，特别是经过多次化疗后的晚期癌症患者，在出现气血大亏、各项血液检验指标低下时，用药不能再拘泥于消癌、攻邪、祛毒，当以救人扶正为主，如此尚可延缓患者的生命，使患者获得较高的生存质量。从许多中医古籍的记载来看，古人对于疮疡、痘疹、乳癌等溃后久不收口者，每每认为是气血大亏所致，不再用清热解毒等凉性药，转而大补气血，十全大补汤与人参养荣汤常被列为首选方剂。现代日本汉方医家甚至赞誉十全大补汤是"治疗肿瘤的新曙光"。从我运用于癌症患者的临床效果来看，人参养荣汤比十全大补汤还要好，焦树德先生所做的分析和评价是非常中肯的。

本例患者患乳腺癌手术后4年，转移到肺部手术后不到半年，初诊在我接手用中药治疗时，就给她灌输了一个观点：不要坐等3年、5年的存活率，一方面要运用中药积极防止复发转移，另一方面要注意食物禁忌，减少诱发的因素。

至今已经 15 年，身体完全健康。

五味消毒饮合仙方活命饮治疗乳腺癌手术后
创口溃疡不愈合

周某，女，65 岁，深圳市人，2012 年 7 月 15 日初诊。患者于 1994 年发现左侧乳腺癌，进行根治术并放、化疗后，于 2011 年 8 月复发。切口尾端出现皮肤结节，约 2cm×2cm，质硬，切口内侧皮肤溃疡半年，约 0.8cm×1.0cm。2012 年 2 月切除结节，切片检查为乳腺癌，化疗一周，在新的切口处又出现溃疡。新旧两处溃疡时间长达 15 个月和 9 个月，天天上药，服过各种抗生素，始终不见愈合。最近创口处又感染。察之左乳房手术切口处有上下两个溃疡点，皮肤表面红肿，有脓液排出，舌暗红，脉弦细。煎剂用五味消毒饮加减，丸剂用仙方活命饮加减。

煎剂：金银花 30g，蒲公英 30g，野菊花 30g，紫花地丁 30g，天葵子 10g，浙贝母 15g，生甘草 10g。7 剂。

丸剂：金银花 60g，土贝母 60g，穿山甲 30g，皂角刺 30g，甘草 30g，乳香 30g，没药 30g，天花粉 30g，黄芪 60g，当归 30g，赤芍 30g，白芷 30g，蒲公英 60g，露蜂房 30g，壁虎 90g。1 剂，为水丸，每天 2 次，每次 9g，饭后开水送服。忌黄花菜、狗肉、牛肉、羊肉、鲫鱼、猪脚等发物。

8 月 13 日二诊：服上方后，新出的溃疡点已经愈合，表面干燥，旧的溃疡点仍然没有愈合，但分泌物减少，表皮微红。舌暗红，脉沉细。仍然用仙方活命饮加减：金银花 60g，土贝母 60g，穿山甲 30g，皂角刺 30g，甘草 30g，乳香 30g，没药 30g，天花粉 30g，当归 30g，赤芍 30g，白芷 30g，蒲公英 60g，露蜂房 30g，壁虎 90g，五倍子 30g，白蔹 30g，熊胆 5g。1 剂，为水丸，每天 2 次，每次 9g，饭后开水送服。仍然忌黄花菜、狗肉、牛肉、羊肉、鲫鱼、猪脚等发物。

11 月 15 日短信告知：溃疡面完全愈合，不再流脓流水，按之不痛，也没有硬块，身体无其他不适。

☞ 用方思路

五味消毒饮与仙方活命饮是中医治疗外科痈疽毒疮的两首效方，前者长于清热解毒，多用于急性感染，表现为红、肿、热、痛，药物用量须重；后者长于排脓解毒，软坚散结，凡急、慢性感染属于阳热证者都可以用。因为本案患者溃疡处新见感染，故先用五味消毒饮煎服，加生甘草，既可改善煎剂口感，其本身又有清热解毒作用，再加浙贝母化痰排脓。接着用仙方活命饮做药丸，以备长期服用。

伯父常说："凡是属于阳性的痈疽毒疮，仙方活命饮一概可以用。已经发生红肿热痛、靠近皮肤表面、将要穿透的，服之能够破皮外透，一直要服至脓血流干净，脓头出来了，按之患处没有硬块，才可以停服，不能停药太早，否则容易复发。可以适当用鱼石脂膏之类的外用药，每天敷贴，帮助排脓解毒。痈疽长在内，不能通过皮肤溃破排出的，服之也可以内消。"根据我的经验体会，此方如果要长期服用，最好做成药丸，一则穿山甲属于介类药物，不溶于水，煎服有效成分低，且价格昂贵，徒增患者负担；二则乳香、没药属于树胶，既难溶于水，煎煮时又气味太浓，患者闻之易呕，长期煎服容易败胃。本案患者创口不愈长达几个月，因此做药丸长期服用最为合适。

《汤头歌诀》云："仙方活命治痈疽，未溃能消溃长肌。"伯父说："第二句话须活看，此方软坚散结、排脓解毒作用强大，疮疡已溃后，可以借此将脓血排干净，这是生肌长肉的基础，但此方没有生肌长肉的药物，需要增加。"我在方中常加露蜂房、五倍子、白蔹，这3种药物既可敛疮生肌，据现代研究，又均有很好的抗菌作用，加到此方中，敛疮而不敛邪，一举两得。方中还重用壁虎，朱良春老在《虫类药的应用》中指出：壁虎"有排脓生肌、促进组织生长的作用，对于疮疡久不收口而形成瘘管者，具有良好疗效。"

小柴胡汤合五苓散、桂枝茯苓丸、人参养荣汤、琼玉膏治疗结肠癌手术化疗后

张某，男，68岁，湖南株洲人，2009年4月25日初诊。患者一个月前进行结肠腺癌手术，昨天刚做完第2次化疗。初次化疗时，身体反应不大，这次化疗时，出现恶心、呕吐、食欲全无，大便稀溏，头昏，心烦，心悸，睡卧不安，白细胞下降至 2.4×10^9/L。察之面色灰暗，神情倦怠，舌暗淡，苔黄白有津液，口苦口渴不思饮，脉弦细数，手足冷。拟用小柴胡汤、五苓散、桂枝茯苓丸3方合方：柴胡15g，法半夏15g，黄芩10g，高丽参15g，炙甘草10g，枳实10g，白术15g，泽泻10g，猪苓15g，茯神30g，桂枝10g，牡丹皮10g，桃仁10g，赤芍10g，生姜10g，大枣10g。10剂。

2009年5月14日二诊：服药后，症状得以改善，唯精神倦怠，白细胞仍然

不到 $3.0 \times 10^9/L$，准备注射升白制剂后，进行第 3 次化疗。察之面色好转，舌淡，苔薄白，脉弦细，仍用原方加砂仁、藿香：柴胡 15g，法半夏 15g，黄芩 10g，高丽参 15g，炙甘草 10g，生姜 10g，大枣 10g，枳实 10g，白术 15g，泽泻 10g，猪苓 10g，茯神 30g，桂枝 10g，牡丹皮 10g，桃仁 10g，赤芍 10g，砂仁 10g，藿香 10g。10 剂。

嘱咐化疗期间，仍然可以服，服完后，续服人参养荣汤加减：高丽参 10g，黄芪 30g，炙甘草 10g，肉桂末 3g（冲服），茯苓 10g，白术 10g，陈皮 5g，熟地黄 10g，当归 10g，白芍 10g，远志 10g，五味子 6g，鸡血藤 30g，补骨脂 10g，穿山甲 10g。10 剂。

2009 年 10 月 15 日六诊：患者按照上面两张处方，轮流在化疗期间和化疗后服用，在进行第 4 次化疗前的检查时，白细胞升至 $5.0 \times 10^9/L$，已经不需要注射"升白针"，身体一般状况尚可，并顺利完成了 6 次化疗。

☞ 用方思路

小柴胡汤、大柴胡汤、五苓散、桂枝茯苓丸是经方中十分平和而又使用频率极高的方剂，大小柴胡汤侧重调节气机升降，五苓散侧重调节水湿代谢，桂枝茯苓丸侧重调节血液运行，许多疾病，无论证候表现如何错综复杂，使人眼花缭乱，感觉无从下手，但证候后面潜在的病机，无非是气机郁结、水湿停留、血行不畅，只要洞察了病机所在，灵活运用以上 3 方合方，就掌握了治疗多种复杂疾病的有效手段。以癌症的治疗为例，我认为中医应当避免跟在西医后面去"杀癌""攻癌"，务必发挥自己学科的特色和长处，在扶正祛邪、调节平衡的总体治疗原则上多做文章。我在临床实践中发现：放疗多伤阴，化疗多伤阳，故一般选择古方琼玉膏、人参养荣汤作为克服放化疗副作用的两首对方。继而发现：伤阴证候表现较轻，患者整体状况较好，容易纠正；伤阳证候表现较重，患者整体状况较差，不易恢复，因为过于痛苦而中途放弃化疗的患者不在少数，人参养荣汤有时达不到预期效果。经反复观察后领悟到：放化疗之后，对人体的伤害，除了损伤阳气阴血之外，最先出现的环节是身体的各种紊乱和失调，患者一系列恶心、呕吐、胸闷、烧心、腹泻、食欲下降、心悸、头晕、乏力、失眠、心烦、舌暗、苔白腻、脉涩等证候，其背后的病机，都是气机升降失常、水液代谢失常、血液运行失常所致。只有先进行调节，使身体失序的状态恢复到初步平衡，扶正的方药才能发挥作用。近年来，对于进行化疗的癌症患者，我经常在化疗前后，先用大小柴胡汤、五苓散、桂枝茯苓丸3方合方予以调节，后用人参养荣汤加减益气养血温阳，使化疗的副作用大为减轻，骨髓抑制和白细胞减少的情况得以改善，从而帮助许多患者顺利完成了整个化疗的疗程，取得较为满意的效果。

　　人参养荣汤是我在治疗癌症时用于扶正的主方之一，如果白细胞数明显偏低，我在方中尚加刺五加 15g、鸡血藤 30g、补骨脂 10g、穿山甲 10g。其中，刺五加可助黄芪强壮补气，鸡血藤助归、地补血通络，补骨脂助肉桂补肾温阳，穿山甲活血化瘀。这个配伍同时被国内许多中医癌症专家证实，对于化疗后白细胞下降有可靠的升高作用。我将以上组合添加到人参养荣汤中，使之具有了升白细胞、升血小板、升血红蛋白、提高免疫功能、克服放化疗后遗症、改善症状的全面效果。

当归补血汤加味合琼玉膏加味治疗卵巢腺癌手术化疗后血常规异常

　　罗某，女，56岁，长沙市人，2014年11月3日初诊。2014年6月中旬发现卵巢腺癌，病理报告显示：双侧卵巢表面和右侧卵巢内浆液性、交界性乳头状囊腺瘤，未见淋巴转移。在某肿瘤医院进行了子宫、卵巢、大网膜全切手术。手术后，做化疗 6 次，治疗方案为紫杉醇、环磷酰胺、顺铂。4 个月后，化疗结束，马上找中医治疗。察之形容憔悴，脸色发灰，上楼需要旁人搀扶，说话有气无力，思睡，饮食二便尚可，舌淡，脉沉细无力。血常规检验报告，有 10 项不正常。用当归补血汤加减：黄芪 60g，当归 30g，穿山甲 5g，补骨脂 10g，鸡血藤 30g，女贞子 15g，刺五加 30g，仙鹤草 50g，西洋参 15g。30 剂，其中，穿山甲研末冲服。

　　2015 年 2 月 5 日二诊：上方先后服 100 余剂，患者自己单独来就诊，不用人陪伴。察之面色明显好转，精神改善，舌淡红，脉缓。血常规检验报告，有 6 项已经恢复正常，还有 4 项未达标，但已好转，唯有血小板计数略有下降。仍然用原方加味：黄芪 60g，当归 30g，穿山甲末 2g，补骨脂 10g，鸡血藤 30g，女贞子 15g，刺五加 30g，仙鹤草 50g，西洋参 15g，紫河车 5g，三七粉 3g。30 剂，其中，穿山甲、紫河车、三七研末冲服。

　　2016 年 3 月 7 日三诊：上方服用 100 余剂，患者各种情况良好，除了中性粒细胞计数、血小板比容稍微偏低之外，其他所有指标全部正常。建议做药丸巩固。

附：罗某的 3 份检验报告单

一、2014 年 10 月 29 日血常规检验报告单：

项目	结果	参考值	单位
1. 白细胞计数	2.7	3.5-9.5	10^9/L
2. 红细胞计数	2.57	3.8-5.1	10^{12}/L
3. 血红蛋白	87	115-150	g/L
4. 血小板计数	115	125-350	10^9/L
5. 红细胞比容	25.8	35-45	%
6. 中性粒细胞计数	1.0	1.8-6.3	10^9/L
7. 嗜酸性粒细胞计数	0.0	0.02-0.52	10^9/L
8. 中性粒细胞百分比	35.8	40.0-75.0	%
9. 淋巴细胞百分比	55.4	20.0-50.0	%
10. 血小板比容	0.1	0.18-0.22	%

另，糖类抗原 125（CA 125）结果 4.670 （参考值 0-35 单位 μg/L）

二、2015 年 1 月 27 日血常规检验报告单：

项目	结果	参考值	单位
1. 红细胞计数	3.10	3.8-5.1	10^{12}/L
2. 血红蛋白	104	115-150	g/L
3. 血小板计数	96	125-350	10^9/L
4. 红细胞比容	30.1	35-45	%

另，糖类抗原 125（CA 125）结果 4.110 （参考值 0-35 单位 μg/L）

三、2016 年 3 月 4 日血常规检查报告单：

项目	结果	参考值	单位
1. 中性粒细胞计数	1.6	1.8-6.3	10^9/L
2. 血小板比容	0.11	0.18-0.22	%

另，糖类抗原 125（CA 125）结果 10.360 （参考值 0-35 单位 μg//L）

☞ 用方思路

当归补血汤加味，是我所创制的一首验方，用于治疗癌症患者进行化疗后，骨髓造血功能受损或受到抑制，血常规检验指标异常，经常有效。原方出自李杲的《兰室秘藏》，只有黄芪、当归两味药，黄芪的剂量大于当归一倍甚至几倍，可以视为补气生血的祖方。我加西洋参、刺五加助黄芪益气，加鸡血藤、仙鹤草助当归补血，加补骨脂温肾，加女贞子柔肝，再加穿山甲搜剔血络，刺激骨髓生血。多年来，我用这首处方和人参养荣汤、琼玉膏加减，改善了许多白血病、再生障碍性贫血和其他癌症患者的血常规指标，帮助他们提高免疫功能，增强体质，起到了积极作用。

2008 年 9 月，我在外地给湖南民达药业公司组织的基层中医临床提高班讲课时，一位湖南郴州的女性患者罗某，特地赶到现场，在课后找我看病。她当年大约 35 岁，患有慢性粒细胞性白血病 5 年，血小板和其他血常规指标很低，曾经到过北京、上海、南京、天津等地，遍访著名中西医名家开药，几年来，血常规指标始终上不去。我根据其证候表现，处以琼玉膏加减，服药半年后，这位患者的全部血液检查指标均达到正常，气色、精神、睡眠、饮食等都良好。2009 年 4 月，罗某亲自刺绣了一幅彩色金鱼图，送到长沙的讲课现场，以表达谢意。我当时给她开的处方是琼玉膏加味：西洋参 10g，麦冬 10g，茯苓 10g，生地黄 15g，地骨皮 15g，黄芪 30g，补骨脂 10g，鸡血藤 30g，刺五加 30g，仙鹤草 30g，穿山甲 5g。

按照我所遵循的"方证病机对应"原则，证候表现为血虚的，用当归补血汤加味，表现为阴虚的，用琼玉膏加减，表现为气血虚的，用人参养荣汤加减，三方常加刺五加、鸡血藤、补骨脂、穿山甲，以提升血常规指标。

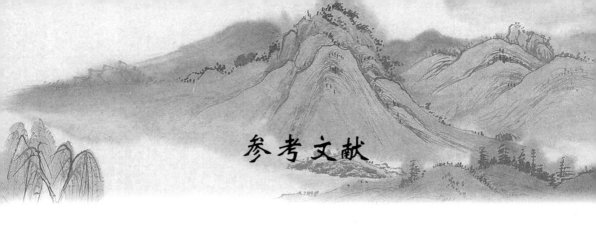

参考文献

[1] 中国中医研究院. 岳美中医案集[M]. 北京：人民卫生出版社，1986：114.

[2] 朱建平，马旋卿，强刚，等. 朱良春精方治验实录[M]. 北京：人民军医出版社，2011：50.

[3] 朱良春. 中医临床家朱良春[M]. 北京：中国中医药出版社，2001：104.

[4] 朱良春. 中医临床家朱良春[M]. 北京：中国中医药出版社 2001：49.

[5] 吴艳华，郭桃美. 专科专病名医临证经验丛书·呼吸病[M]. 北京：人民卫生出版社，2002：44.

[6] 中国中医研究院. 岳美中医案集[M]. 北京：人民卫生出版社，1986：66.

[7] 颜德馨，方春阳. 医方囊秘[M]. 昆明：云南科技出版社，1986：232.

[8] 陈克正. 叶天士诊治大全[M]. 北京：中国中医药出版社，1994：244.

[9] 朱良春. 朱良春医集[M]. 长沙：中南大学出版社，2006：314.

[10] 黄瑛，达美君. 专科专病名医临证经验丛书·妇科病[M]. 北京：人民卫生出版社，2002：535.

[11] 北京中医医院，北京市中医学校[M]. 刘奉伍妇科经验. 北京：人民卫生出版社，1982：280.

[12] 冯世纶. 张仲景用方解析[M]. 北京：人民军医出版社，2005：298.

[13] 黄瑛，达美君. 专科专病名医临证经验丛书·妇科病[M]. 北京：人民卫生出版社，2002：403.

[14] 薛伯寿. 蒲辅周学术医疗经验继承心悟[M]. 北京：人民卫生出版社，2000：185.

[15] 朱建平，马旋卿，强刚，等. 朱良春精方治验实录[M]. 北京：人民军医出版社，2011：6.

[16] 朱晟，何端生. 中药简史[M]. 桂林：广西师范大学出版社，2007：40.

[17] 朱良春. 朱良春医集[M]. 长沙：中南大学出版社，2006：313.

[18] 吕景山. 施今墨对药临床经验集[M]. 太原：山西人民出版社，1985：118－119.

[19] 陈可冀. 岳美中老中医治疗老年病的经验[M]. 北京：科技文献出版社，1978：27.

[20] 朱良春.. 朱良春医集[M]. 长沙：中南大学出版社，2006：380.

[21] 朱良春.. 朱良春医集[M]. 长沙：中南大学出版社，2006：241.

[22] 李保顺. 名医名方录（二）[M]. 北京：中医古籍出版社，1991：350.

[23] 李可. 李可老中医危急重症疑难病经验专集[M]. 太原：山西科技出版社，2002：224.

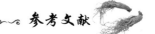
[24] 中医研究院. 蒲辅周医疗经验[M]. 北京：人民卫生出版社，1976：137.

[25] 张觉人. 红蓼山馆医集[M]. 北京：学苑出版社，2009：16.

[26] 朱建平，马旋卿，强刚，等. 朱良春精方治验实录[M]. 北京：人民军医出版社，2011：125.

[27] 张炬，冯世纶，李敏秀. 古今延年益寿方汇粹[M]. 北京：北京出版社，1988：319.

[28] 焦树德. 方剂心得十讲[M]. 北京：人民卫生出版社，2000：38.

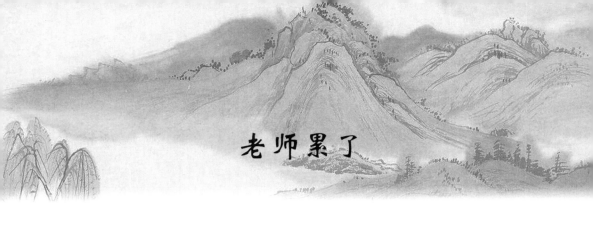

老师累了

蒋子丹

拜湖南著名中医彭坚为师，是十年前的事情。

我在长沙市天心阁的一家酒楼里，摆了一桌所谓的拜师酒，请来几个旧时的发小和朋友，见证这个半真半假的事件。

说它假，我并非像许多朋友猜测的那样，真想活到老学到老，打算头悬梁锥刺股，把自己培养成末路出家的中医师，时不时也能装模作样诊诊脉开开方，弄个半仙儿的名声。只不过从实用的角度来考虑，学不会开药方，学会吃药是必须的。

说它真，我的确是个中医粉丝，多年前就零敲碎打兼道听途说，凭着小聪明浅涉医道一两分，给亲朋好友当个健康顾问，倒也有过些歪打正着的成绩，正好比一个斜眼儿的人打靶，有时候也能打个十环，多接触到一些中医的书和人之后，忽发奇想要写一本跟中医有关的书，深知凭自己贴着桶底儿的这点水，不学习不充电很难成就这份奢望。以中医的博大精深、流派纷纭，要想明其道，不能对其术完全不知不晓，若无高人指点，误入歧途也许比步入正道的机会更多，故而真心诚意要找个师傅请教。

至于怎么就成了老师的学生，却还另有机缘。

2001 年我在《天涯》杂志当主编，曾经发表过老师的一篇文章，里边记录了彭家祖上自 1850 年前后，在长沙市白马井 64 号挂起"彭氏医生"的招牌，这一百多年里家族四代多人从医，其中不乏饮誉三湘的高手，他早年则师从新中国成立初期在湖南几乎坐了中医头把交椅的二伯彭崇让，最终成为严师高徒之往事。文中有一个细节最令人震撼：年迈的二伯直到临终一刻，还不忘抓紧老师的手，朝自己背上摸去，连声问："摸到没有？摸到没有？这就是绝汗，绝汗如油啊！"话音刚落，即气绝身亡。且不论彭家二伯一生医术了得，门徒甚众，老人油干灯尽之际，还在为薪火相传竭尽全力的传奇一幕，已经将中医师徒之间血脉相通的历史窥斑见豹跃然纸上，让我等行外之人也要闻之动容，故记忆颇深。

按照如今八竿子搭不上的亲戚都能拿来撑门面的惯例，老师实在是可以借题发挥，大大将自己身世炒作一番的。他的大伯祖父彭韵伯，曾在各路医生束手无策之际，用上等高丽参一枝烧炭，加保和丸煎汤，退下了时任湖南省主席、军阀何键之父那要命的高热。20 世纪 50 年代初，他的二伯彭崇让，根据明代《名医类案》中所列"尸厥"一案，以黄芪一两、防风五钱，浓煎鼻饲，治好了毛泽东师母（徐特立夫人）四十多年屡治不愈的"癔症性昏厥症"。然而家族先长与此类通天要人的交往，以及他们被传为佳话，让老师从小耳熟能详的光荣业绩，却被老师在从事医学史研究时，认真做了考证，并在文章中指出曾祖父用马蹄皮治疮，方书未载，大伯祖父以人参烧炭消滞，经传无考。

多年从事编辑工作的经验，已然将我训练出了一种从字里行间甄别作者为人的嗅觉，老师对家族历史可扬却抑的描述，让我与其未曾谋面，便清晰地看到了他朴实真挚的面容，认准能写出这等文字的人，定然品格不俗，可师可友。从此我对中医的认识，也开始从单纯的文献方剂，拓展到对人和事的关注。自古道：医者仁心，所谓医术高低，跟医心良劣相关甚要。通其道，需晓其术，更要知其人。对一个中医粉丝来说，这种视角的开阔，真是不可小觑的功课。

记得自我发愿要浅学中医之后，总是在找机会接触各式各样的医生，还曾混迹于中医的高级学术会议，听讲也发言。写书的事情八字没有一撇，自然不敢声张于前。因此每每问及医术之事，对方都觉奇怪，老想打听我目的何在。我呢，回答起来也老有点躲躲闪闪，语焉不详，这就难怪人家无论怎么客气，总带着点敷衍的意思来打发我。只有老师不然。

当年还只跟老师有过一面之交，听说我想学点中医常识，并不问及意欲何为，就很是鼓励我说，自古有言道，秀才学医，笼里捉鸡，学中医的类型本来就有两种，一种是练就童子功，刚刚发蒙就死背汤头，等到长大了再回头去理解运用；另一种是成年才接触，不靠硬记而靠理解来学以致用。这种说法给我带来不小的动力，有一段时间对开方子治小病兴趣极大，动辄发邮件去讨教于他，现在想来，老师对我所提出那些非常幼稚的问题，总是回答得扎扎实实，绝无应付之意。于是才有了我的拜师酒，以及后来的师生交往。

当初拜彭坚为师，与其说是听闻他的名声而来，不如说是冲着他为文为人的诚恳与友善去的。后来我专门抽了两三个月功夫，每周三次到长沙市芙蓉园的百草堂旁观老师坐诊，方知这位老师的知名度可是了得。

且不说他每个半天的门诊号要挂到五六十个，其中不乏外省及地市远道的求医者，长沙城里的各路诸侯亦常常在他的诊室里露面，时不时遇到些旧时机关大院或文坛画苑的熟人，说起老师都把他好一番夸赞。实不相瞒，最初看到他与这些社会名流交情甚好，我还动了怀疑的念头。要知道如今的社会，但凡有些名气的医生，特别是能给人们延年益寿的愿望助力相帮的中医大夫，身边总会围着些高大上的人物，出有人请，入有车送。以身份来取人，按等级以待之，已是不少医者人际交往的惯例，中国杏林曾经最为崇尚悬壶济世不分膏粱布衣的传统，早被有些人弃如敝屣。而以我本人的处世准则而言，对朱门柴扉过于分清的人，至少不是最投缘的一类。因此在随堂观诊的那些日子里，我旁听老师向身边的年轻医生传业解惑之余，也在暗中察言观色，想看看为师者做人的段位到底有多高。很快我就清楚了，至少在老师的诊室里，他对患者从未有身份高下之分，给谁看病都只按病情轻重分配时间，脸上的表情与说话的口气也一模一样。有一次，一位妇女在给孩子看完病之后，坐在椅子上不起身，要求彭大夫顺便给自己也开张单子。所谓顺便就是挂一个号，看两个人，这种做法显然精明过了头。我注意到老师脸上一点愠色也没有，认真替她诊了脉开了药，还很耐心地作了医嘱。事后我提起这件事，老师淡然说，她肯定是家境不好呀。

在此之前，我对跟老师随堂坐诊，很有些不切实际的想象，以为既然拜了师，至少能听到师傅实时对某些病例做出分析，然后有机会伸手去为患者切切脉，再被老师指点一二。一直以来，我对中医师带徒的传承方式，就是这样理解，也是这样设想的。可是等到近身体会我才明白，这种学习方式不只是在老师门庭若市的诊室里，更是在整个现代中医的框架中，根本不可能实施的。到中医院求医的患者，最想看到的情形，是走进窗明几净的诊室，由慈眉善目白须如雪的老人接诊，被亲切地询问病状，稳稳地搭脉三分钟以上，再在沉吟之间展开药笺，以蝇头小楷慢慢写下方子，十几味药品不多不少，君臣佐使各有讲究，算起来价钱不贵，吃下去效果奇好。其实这只可能是电视剧的情节，现实和想象之间的落差总是让人无奈。当下医患的供求比例，以及中医教育的制度设计，决定了这一点。虽然医者和患者都从不同的角度，对此有所忧虑，或有所诟病，不少业内有识之士甚至认为这关系到中医传统的生死存亡，从眼前来看完全无济于事。

从一个如老师这等有名气的中医那里听到的最多抱怨，当是挂出的号过多，以致问诊不能精细，切脉时间太短，有时候甚至一只手搭在患者的手腕上，另一只手已经开始在写方子了。而我在百草堂看到，老师一大早开诊，临到中午还有患者要求加号，应诊时间一再延后，经常过了一两点钟还吃不上午餐。老师总是安慰患者说："我一个小时顶多看十个患者，你们看看手中的号子，耐心等待吧，无论看到什么时候，看完最后一个人我才下班。"记得有一天，老师已经收了摊洗了手，挎上书包打算走了，走廊里又听得一阵杂乱的脚步响起，两个农民模样的汉子，架着个患者东倒西歪地闯将进来，说是刚从某边远的县城坐火车赶到这儿，希望彭教授破例一诊。老师二话没有，马上重新坐下，从包里掏出块巧克力，边吃边问病。后来我每逢回乡探亲，总在海口机场免税店买两盒巧克力带上孝敬老师，正是出于这个缘由。

这样的生活，这样的节奏，年复一年，老师安之若素地过着。每周七天，六个半天出诊，周三休息，间或约几个旧朋故友，到他家附近的茶餐厅打打麻将吃简餐，其他时间用来写文章，整理医案，还要花大量功夫回复患者咨询，据知光是他的微信群就有两千多个名录，临时发来的短信更是不计其数。不管是求过诊的老患者，还是远在外地从未见面，只是发个短讯来寻方问药的准患者，老师每信必复，每复必有药方医嘱，有的短信因为对方病情复杂，一写就是几百字。如此不计报酬的劳动，老师都能一丝不苟地做下来，经年累月不曾间断，这样的做法对于一个已经声名在外、医务繁忙的大医生而言，真有点让人匪夷所思。

近些年，随着他的著作《我是铁杆中医》一书在读者中影响日隆，老师需要应北上广深等大城市有关机构邀请出门讲学。为了保证门诊不空堂，他不得不把行程安排得非常紧凑，常常是出了诊所上火车，下了讲坛奔机场。我曾问过老师，长期这样高强度的工作，在几近七十的年龄，是否会让自己的身体不堪重负？是不是应该相对减少坐堂的次数？老师笑曰：没有办法，患者太多。再说，开方子你们看着觉得累人，其实方子开好了是一种享受。我脑袋里储存的汤头，至少有3000首，患者往跟前一坐，脑细胞就异常活跃，能迅速扫描对应，找出最合适这个人的方案，也跟你们写成了小说一样，有成就感。一个人只要精神世界充实，就不会觉得累。

在自我评价方面，老师素来低调，他这么说，我当然信。以他家传师授的从医背景，加上孜孜不倦的学习充电，其临床底子深厚毋庸置疑，更重要的是他对中医事业有种近乎痴心的热爱。每当谈起二伯彭崇让，老师总是怀着满满的感恩之情，冬夜里的诀别之夜，那一声"绝汗如油"，几十年来仍余音绕梁般回响在他耳边。

四十多年前，老师以病退知青的身份，从插队落户的农村返回长沙城，是一个无业青年。二伯在他人生最低谷的时期收他为徒，对他说：一旦咬定中医这个目标，就不要轻易舍弃，要准备为之付出毕生精力。当同龄人谢幕下台的时候，中医临床医生才开始登上更高的境界，一个名副其实的老中医，肯定会比其他老年人多几分精神的充实，少几分身体的痛苦。当中医不必受社会环境的制约，不怕横遭厄运，也无须借助任何物质条件，三个指头，一根银针，一把草药，仅凭自己的一技之长，低标准则可赖以糊口谋生，高标准可借以实施仁者爱人之志向。能够与中医职业相伴始终，是人生的一种机遇，一种福气。

老师总说，是二伯的严苛训练成就了自己。入门之初，平日给学生讲起课来口若悬河的二伯，对亲侄儿却是三缄其口，不授业不解惑，只是命其将张仲景的《伤寒论》，在完全不看注释的情况下反复研读。等到老师已经将那397条原文背得滚瓜烂熟，才把他带上临床耳提面命，而老师历时大半年孤灯苦读的惶惑，立刻化作了一经点化满盘皆活的欣喜。二伯告诉老师，清末陆九芝说："学医从《伤寒》入手，始则难，继而大易；从杂症入手，始则易，继而大难"，培养中医临床医生，从《汤头歌诀》开始，属循序渐进，从《伤寒论》开始，为高屋建瓴。前者是培养一般人才的办法，后者是造就临床高手的途径。对老师，二伯取其后者。《伤寒论》是中医临床圣典，历代注家见仁见智各有各说，所以务必先自己面对原文用心体会，以免被前人注释弄得无所适从。时至今日，二伯当年朴实恳切的教诲一一得到了印证，老师也用自己的业绩反馈了二伯的良苦用心，所为与不为早已远远超出了当年预定的低标准，更在向着医者仁心的高标准迈进。

寒寒暑暑，朝朝暮暮，波澜不惊的日子，伴随老师从壮年步入了老年，熟悉他的人都认为老师老得慢，除了身板硬朗、肤色清明这些外观条件，大约还因为他不言不语时脸上总是挂着温和平顺的浅笑，而开腔谈话时这种笑容里又会添加些如童颜般纯真的成分。让你一见之下很难相信，眼前这位爷也算是阅尽了江湖各方神仙好汉，目睹过世间无数生离死别，理当炼就城府心机与老谋深算的人物。反过来或可以说，有过这番经历还能保持这等笑容和模样，当是德才兼备之人，唯其有德方能心宽面善，有才方能自信自谦，故尔与谁交往都坦荡诚恳不卑不亢，留得赤子之心、君子之诚，自会驻颜有方延年有益。而老师也对自己把握健康的能力坚信不疑，但凡身体有何不适，哪怕是叫人闻而生畏的疑症，他都能泰然直面，自拟药方以应之，不会束手无策。在他看来，为良医者有病医病无病养生，他人尚得其益，况自家乎？

我以为老师这辈子会一直这样，怀着对自己职业的热爱之情，本着知足常乐的人生之道，波澜不惊自然自在地过下去。不期有一天，收到他的一条微信，转发了他的同学金世明先生抱着外孙女的家常照。金先生是老师私交甚好的同窗，在广东中医界也是位搅得动风云的专家兼社会活动家。跟着这张照片，老师写道：金大侠这张脸，这副身段，简直就是中医养生学的标谱，真是羡煞人啦！几十年的修炼，才成这副模样，要想学得，为时已晚，除非时光倒转。世明只比我小两岁，十年前我还敢与他比年轻，但近年来，他渐入佳境，我陷入苦海，忙于看病写书，忽略了修身养性，想来很不值得，待今年《铁杆中医彭坚汤方实战录》出版后，我也要收敛凡心，去追赶金大侠了！寥寥数言，让我兀然之间看到了他内心疲惫的另一面，不得不承认完全超然物外的圣人其实是不存在的。我马上给他回复，只写了一句话：彭老师，您太累了吧？这是大实话。

老师不曾回话，估计是默认了。

十年徒弟当下来，我不知道老师除了打打麻将，还有什么业余爱好。在我的印象里，好像他最为惬意的事情，就是在天气尚可的傍晚，出得诊所的门，沿着华灯初上的街市走上五六公里，回到那个天天为他亮着灯，升腾着饭菜香味的家里，去享受老伴精心烹制的晚餐。这一个多小时的步行，即是他锻炼身体的休息时间，也是回顾白天病例，思考晚间写作的工作时间。每周三次，这条路被老师踩着不变的脚步丈量，年复一年，几近二十载。在路上他可能收获似曾相识的笑脸和充满敬意的问候，是受益的患者在向他报喜；也可能遭遇愁眉不展的询问或近乎绝望的哀告，是久恙的患者在向他求助。作为一名老大夫，他不知为多少人康复了身体，带来了新生，亦不知陪多少人度过了最后时光，走向往生。

兴许是天性使然，年近古稀的老师至今似乎还不能将患者的所有感受，都视若寻常不为所动，也就是说这些无论是叫人欢喜还是叫人忧的消息，仍然会影响他的心情。

如此，不累也难。

记得有一次我回乡探亲，按惯例约请老师去茶馆叙谈，一见面就发现他的情绪似乎有些低落。问及原因，方知是一位淋巴癌晚期的患者，今天没有按约定前来复诊。估计是"走掉"了。彭老师这样说。

那位患者我听说过，是个家境贫寒的外地女孩，刚刚20岁，身患晚期淋巴癌之后，全家举债为她治病，终因倾家荡产不得不放弃治疗。女孩求生心切，慕名只身从几百公里外的地县到省城来找老师。老师第一次见到她，看到她不光神情坦然，还精心地打扮了自己。当女孩徐徐解下脖子上那条靓丽的围巾时，老师被吓了一跳，原来她的颈项右侧，长了一个巨大的肿块，坚如岩石，推之不动，皮下血丝隐隐，即将溃破。

虽说老师的诊室里，常年出没着各类癌症患者，其中亦有不少是在大医院几入几出，折腾得筋疲力尽、囊内空空的晚期患者，为他们止痛、退热，消除化学药物带来的不适，提高其生活质量，延长其生存年限，已渐渐成了老师潜心研究的方向，并且成效日显。这个女孩子惨烈的病状，仍然让他触目惊心。女孩也看到了老师的表情，不等他开口说什么，已经低声抽泣起来。老师明知到了这个程度，现有的药方顶多只能止痛疗伤，要挽留这个年轻的生命，已经不可能，但深深的恻隐之心，使他不忍说出拒绝的话来。他对女孩说：你的病不好治，但我一定会尽心尽力，万一没有治好，你也不要怪我。

从此双方约定每月一诊，调方换药，医患同心携力与死神一搏。大半年下来，女孩的病情居然一度好转，而她家庭的经济状况已连吃中药的费用也支付不起。老师决定为她义诊，不光不收她的诊疗费，还陆续寄赠了上万元的药品。在很长时间内，老师保留了为女孩在长沙北京同仁堂多次购买贵重药品西黄丸的发票，以防万一出现医患官司，发票起码可以证实医心可鉴。虽说出于无奈，也的确反映了当前医患关系紧张的现实，这当然是后话。

以往无论阴晴寒暑，约定的复诊女孩儿从来不会耽误，每次都是只身而来，只身而去。老师抱着一线希望，两次推迟了下班时间，始终没有再见到那个俏丽而羸弱的身影。

我问彭老师："你是不是觉得自己所有的努力都付诸东流了，太可惜？可是你当初完全预见到了这个结果呀？"话一出口，我便知道自己的问题太过功利。换言之就是既然预见过结果，当初如何还要这么努力？

老师回答道："的确可惜。但可惜的不是我做过什么，而是这么年轻的一个孩子，怎么也活不下去了。"说话间，他端起跟前不曾续水的空茶杯，喝了一口，缓缓放下，又喝了一口，眼神中流露出几丝哀伤与惆怅。

一问一答之间，我突然有些自惭形秽的感觉，连忙补台："也许作为医生总在期待奇迹发生？"

对这个说法，老师认可："是呵，奇迹常常在人们绝望的时候发生。上海那个女教授潘肖珏，你还记得不？当时也是死里逃生，后来不光活了下来，生活质量相当不错。"

潘肖珏写的《女人可以不得病》，老师推荐给我看过。她起死回生的经历，着实是一部传奇。当年潘肖珏被诊断为乳腺癌晚期，同时还患有心脏病、糖尿病、股骨头坏死等好几种重病，各方面条件都很恶劣。

一个偶然的机会，潘肖珏读到了老师的《我是铁杆中医》，对他的理念和经验都非常信服，就设法联系上他，在电话里仔细谈了读后感，并恳请彭大师务必亲自去上海走一趟，为自己诊病。面对这位舍上海之近求湖南之远，同时堪称知音级的患者，老师无法拒绝，还真的在那年春节利用长假亲赴沪上，做了次特殊的出诊。

后来发生的奇迹令人拍案惊奇，十来年过去，在老师及众多医生的帮助下，潘教授的身体从病危状态回归了健康，还出版了四本自己的书，创建了"粉红玫瑰爱心公益"微信公众号，帮助有相同病患的女性求医问药，进行心理辅导，在全国乳腺癌患者中影响越来越大。我在这个公众号里，看到了潘肖珏第四本书《冰河起舞》的首发式现场，这位女教授神采奕奕全无病容，似乎在亲身演示从"去病"到"起舞"的过程，真实地见证着生命的奇迹。

对这类奇迹，老师也很清醒地认为其实是可遇而不可求的。不能企图所有在绝望中的努力，都能导致奇迹的发生，反之也不能因为奇迹发生的概率有限，就不去努力。面对患者，特别是那些命悬一线的危重患者，老师一旦接诊便会竭尽全力，有时候开出的方子因某味药品性烈或剂量太大，药店非得让他再次签字，才敢照单来捡，这对医师的责任无疑是一种非常强调。这样的字老师着实签过不少，但凡稍有自保之心，此等风险完全可以通过调方减量得以化解。老师的态度是方照开字照签，他不止一次说道："开这些非常规处方，真是全心全意想治好这些患者的病。而且我之所以敢这样开方，完全出于我对中医中药的信心，对自己医术经验的自信，很多药物包括毒药，我都亲口尝过，多大剂量才有效，多大剂量会中毒，大半胸有成竹，这些经验的获得，是一点一滴积累的，并非从教科书上得来，所以说这种胆量和担当都不是无凭无据的。直到现在这个年纪，我从未停止过对经方时方的研究，从未停止过读书学习，吸取古代当代中医名家的临床经验，以求不断充实自己，触类旁通治好更多人的病，是这些研究给我了自信。这道理那道理，医生能治好患者才是硬道理。"

哪怕多次的努力，只换来了一个奇迹，或许还是不完整的奇迹，也值得。这就是老师对待奇迹的态度。他从来不像有的名医那样酷爱讲故事，借此神化自己，往往只把奇迹当成特例医案来记录。

近年来，被全民保健亦可称为全民保命日益高涨的声浪裹挟，中医界出现了不少令人瞠目的乱象：一方面神医辈出、鱼龙混杂，秘方频现、真假难辨，天价诊费、天价大方愈演愈烈；另一方面，望闻问切四诊正被体温表、听诊器、血压计、X线、CT所取代，中医不开方，开则开成药甚至开西药，还有不少制药厂家，明里暗里将西药成分加入中成药，美其名曰中西医结合。像老师这样有实力却不张扬的医师，在这一片喧哗声中敬业守责，需要很强的定力方能抵御种种诱惑。

我体会，老师似乎在许多事情上并不以成败论英雄，他只是凭着自己的初心有所为有所不为，但这并不意味着他处处能顺应内心不纠结。起码，坐堂药号，如何在不影响疗效的前提下，从患者的角度出发把握药价的适中，就很让他费心。中药价格飞涨，但大部分中药店仍然经营惨淡，能保证药材质量，拒绝以次充好已经不易，聘请名医坐堂是药店很重要的一种经营手段，就受聘医师而言，帮助东家维持利润成了工作指标的一部分，其中有些潜规则已是众所周知的秘密。一剂普通的药，加上一两味贵重药材，价格顿时翻番或者更多，疗效并不见得与药价成正比，有的甚至相反。开方子，价格从高还是从低，须在药店与患者利益间掌握平衡，考验医师的智慧与良知。在这方面，老师想了不少的办法，其中都被双方认可的一招，是根据患者的病情开出处方，由药店按方制作丸剂，供慢性病患者长期服用。中药制剂分汤、散、膏、丸多种类型，其中丸剂药性缓和服用方便，特别适用于长时间服药的患者，也是中医院占比最多的患者。一张方子总价不低，药店还有加工费可赚，但每一料可满足一至三个月的用药，平均到每天的费用比汤剂要少得多，大大减轻了患者的负担，疗效也很不错。老患者们看一次病，一至三个月不用见面，对老师自己的收益是不是也会造成损失，他没说过，说得更多的是有了这办法之后，他面对那些为药费犯愁的患者时安心多了。

自古以来，做医师开方子，除治病救人之外，该是别无他念，现实生活中若是没心没肺，只把手中一支笔随波逐流写将下去，也可图个万事不探的轻松。但如老师者，心怀对众患的怜悯，本已多了几分在一般同行看来很不专业的关切，还要助力药店长存久安，纠结之间说不累人当是假话。

打从做了彭坚的学生，已反反复复将他的著作《我是铁杆中医》读了多遍。这本书分学术和临床两部分，若仅论架构，抑或是文辞，的确并无多少要让我等把栏杆拍遍的惊人之处。初一二遍读下来，抛开临床部分的实用效果不说，学术部分反让我颇有些芜杂零碎的印象，而且觉得他这个类似宣言表态的书名，也不怎么叫好。再三四遍读过去，才渐渐体会到这本看似信手拼接，并不拘泥所谓学术规范的文集，正是以形散神不散的方式，体现了老师特立独行的思想定位和忧国忧民忧中医的高士情怀。不同于只埋头于临床病案的郎中，也不同于在书斋里搞理论空转的秀才，他能以丰富的临床实践支持自己对中医理论的解释，又能从世界医学史的视角辨识中医的流变与方位，对全球化信息时代的中医生存与发展，做出具有说服力的探讨。其劳累，皆因为他考虑的问题，已经远远超出了医生或者是教授的工作范围，而几乎对所有问题的思考，都会加深他的忧患意识，自诩"铁杆中医"，其实内里包含的是一种悲壮的情绪。

我们已经知道老师入门中医的方式，属于最为传统的家传师授一类，随二伯进行的临床实践，给了他独特的医术训练，甚至某些历代医家都颇为重视的私家密钥，可称之为得天独厚的基础。1979 年，老师以本科同等学力考取湖南中医学院医学史专业研究生，用他自己的话来说，只是为了摘去"中医学徒"的帽子，毕业后留校当了一名医学史教员，似乎跟他热衷的临床有些隔膜。可是有谁能料到，正是这个在旁人看上去舍本求末的学术副业，却给老师带来了许多意想不到的收获，使他不仅善用经方，还熟知药方的来路，一些最著名的经典始出于哪一家，由何种史籍记载传播，有过什么重要的发挥和改变，曾为哪流哪派格外推崇或贬低，都了然于心，给他的临床增加了切实的把握，为一般知其然不知其所以然的医师无法肩比，自是受益于中国医学史的学习。从另一个角度说，世界医学史的涉猎，又使他学术眼界与心胸都得到了前所未有的拓展和提升。

近代以降，有关中医药的生存与发展问题的争论，从未停止过，眼下随着高端科技日新月异的成果效应，变得愈来愈激烈。质疑中医的主要观点在于：中医至今尚未步入科学轨道，对疾病个体化和动态化的考虑大于对规律的认识，医生的个体经验总结大于标准化的探索。

其中最出格的言论，认为中医理论体系与现代科学思想、方法、理论体系格格不入，应该总体上加以否定抛弃；各种中医具体疗法包括治疗经验，要用现代医学方法检验其有效性和安全性；中医中的有效成分应该被现代医学所吸收，成为现代医学的一部分。一位著名科学家曾经做出过非常轻率的结论：中医传承了《易经》中分类精简的精神，坚持阴阳、表里、寒热，这虽有一定道理，但将其看作整体框架的话，中医学一定没有前途。所以我们要抛弃中医理论，而代之以近代科学化的方法。

种种主张彻底告别中医中药的说法，引起的反响可谓巨大而复杂，仅在中医界内部出现的分歧就令人眼花缭乱。抛开小枝小蔓，大的派别无外有三：第一类，强调中医的文化历史背景和特殊性，认为继承传统的意义远远大于创新发展，因此推崇玄学，极端的一支重新进入巫术和迷信；第二类，在强大的现代科技发展的声势面前，被"不科学"的帽子压得喘不过气来，全面向西医投降，急于用近代科学的方法即西医的理念，引领中医的临床、科研和教育，按照精细的分科来建立综合性中医院，推行不中不西的诊疗方法；第三类，也是少数人倡导的新科学观念，即摆脱现代科学高于一切的思想掣肘，认识现代科学量化原则、实验原则、逻辑原则这三大金科玉律的局限性，呼吁不再使用现代西医的金标准，而是制定属于中医自己的金标准，从文化背景、哲学基础、治疗观念、诊断办法、药物来源等各方面，全面重新评估中医。

老师的许多论点正与第三类暗合。作为中医药的坚决捍卫者，老师参加过一些论战，但是他的文章并不像有些中医的拥趸，只凭尖锐的词辞或者偏激的态度来维护它，而是从中西医发展的历史、中医在现代医学环境下的地位等方面入手，阐述了中医作为世界文化遗产的组成部分，其存在的合理性、重要性，以及继续存在的必然性。他认为中医的方法论，既是古老的，又是前瞻的。就前者以论，它具有古代自然科学的全部本质特征，完全不依赖现代科学成就和手段，独立于现代医学之外顽强生存着。中医的发展模式是滚雪球，从不排斥几千年积淀下来的经验，经典的古方成药，沿用至今实效依然。就后者而言，从《黄帝内经》开始，中医就懂得将人的疾病与自然环境、社会环境、心理因素结合在一起观察，来把握生命的规律，其实已包含了信息论、控制论、系统论、模糊数学、模型方法等现代科学的诸多元素，但是因为中医理论话语至今不能与现代流行语言接轨，也没有形成符合现代人思维模式的框架，直接削减了它进入科学范畴的可能性。进而言之，因为中医所包含的内容，在有些方面超出了西医的边界，反而不能被纳入现代医学系统。与此同时，他毫不忌讳地对当代中医面临的问题进行了反思，指出其症结恰恰在于几十年来，中医学者置中医的理、法、方、药统一考虑及各科通用费用低廉的优势于不顾，一直在努力求证自己的科学性，却又屡屡遭遇西医金标准的瓶颈，不得其门而入。倘若以丧失中医的根本为代价，去搞所谓的中西结合，对中医而言是一个万劫不复的灾难。

诸如此类冒天下之大不韪的言论，老师多有所涉，也很容易受到明里攻击，暗里排斥。我虽不能判断这里边到底有多少成分属于老师的创见，甚至不知道我这种挂一漏万的疏理，是否表达了他最重要的思想，但彭老师对中医事业的全心投入与倾力维护，仍让我了然如昭。在很多临床同行眼中，这都是些根本用不着他来操心的事情。说来也是，以他现在的名声，应诊、讲学、受访、出镜，忙得只恨分身乏术，人望高，口碑好，家世富睦，四亲安康，还有啥不称意的。非要去趟这潭浑水？

可是老师觉得自己不能袖手旁观。家传师授的底子和科班研究生学历，让他亲身领受过两个不同教育方式的训练，坐堂医生和大学教授的两栖身份，使他对中医的临床和教育科研有更多更深入的了解。既是了解了，自有思量，既是思量了，自有观点，若非知无不言，言无不尽，怎对得起"铁杆中医"的自称？老师长期教导学生们，做个好医生，心口同一、知行合一是起码的要求，己所不欲，何施于人？尽管老师喜欢自我调侃不过是一个坐堂郎中，一个三流教授，一个身处江湖之远的读书人，但他内心深处对个人修身治业的要求，确乎不低。他常说，倘若中医在我们这一辈人手中消亡，那可真是愧对祖先。

如此，不累才怪。

十年一晃而过，当年拜师的场景被这漫长的时光浸染，已经像一张旧照片，变得色浅纸黄。虽说老师对我这个三天打鱼、两天晒网的学生，一直保持着有求必应的热情，我也完全可以猜得到，我的"学业"断不会令他满意。老师生性仁厚，又深得中医平和即是健康的要领，对人对事总是很宽容，我便也没有感到有任何压力，所以写一本关于中医的书，用最为时髦的话来说，还只是我的梦而已。如果要评估学习成绩，夸张点说也许达到了没学会开药方但学会了吃药的程度，或许还可以斗胆加上一句，当不了医生但学会了辨别医生的优劣。从这个角度说，已经收获颇丰。

每次回长沙探亲，按惯例约老师喝茶聊天。这种会面十年间有过多回，随着时间推移，话题从开初仅是病证处方的求教与指导，逐渐扩展到如今的天南地北，当然有关中医的大事小情，书目的推荐和读后感的交流始终都是主要内容。

老师向我推荐过的书籍和文章，中西不限，古今不拘，只要他觉得有真知灼见，便会如数家珍细说端详，并不甚看重作者名声大小以及年龄长幼。记忆最深的一次，是彭老师特别向我推荐浙江老中医潘德孚的三本书，偏偏他手头只有一套，书又是作者自费出版用来送人的，外边根本买不着。回到海口不久，我收到了彭老师寄来的书，竟然是他叫学生到打印社去复印的。作者的小传记载，潘老医师自学中医出身，从医经历先是某国营工厂的厂医，退休后自己开了个小诊所。这套装帧有些粗陋的书放在书柜里，跟老师推荐的其他黄钟大吕级巨著并排陈列，真有一种特殊的效果。彭老师这种不拘一格的读书方式，会使得谈话变得自由。

春节回乡，仍约老师茶叙。说话之间，我们说起在全球科学界引起震动的"可重复性危机"辩论。

去年 8 月，一个名为"开放科学合作"（简称 OSC）的科学家团体，在《科学》杂志上公布了他们的一项研究结果：由 270 名来自世界各国的科学家，重复 100 项顶级心理学期刊发表的实验报告，发现只有 36% 的实验得到重现，据此，得出了当代心理学研究存在"可重复性危机"的结论。很快他们的研究被哈佛大学心理学团队置疑，其中一项疑点是 OSC 在样本选择时，没有注意个体差异带来的误差，比如某实验中原实验对象为美国人，而重复实验中为意大利人。

我想起曾经看到的一本医学科普书《最年轻的科学》。作者刘易斯·托马斯，医学专家、生物学家、科学院院士，在美国是个家喻户晓的人物，他用一支行云流水的妙笔，写了半辈子科普著作，影响了几代美国人。在这本书中刘易斯记述了个人经历过的一次"可重复性危机"。1942 年他在关岛给一些兔子注射含有链球菌的疫苗，以验证 15 年已经形成的结论：链球菌感染对于引发急性风湿热和风湿性心脏病至关重要。结果试验异常顺利，所有接受注射的兔子都在两周内因患心肌炎死亡，发炎细胞很像人类风湿性心肌炎中的典型损害。四年以后，他的试验受到风湿热领域权威人物的肯定，认为他已经在家兔身上重复了风湿热的标准病理学特征。然而他在纽约旧戏重演，用了几百只兔子，反复注射这种疫苗，却再也没有发现一只兔子患上哪怕是最轻微的心肌炎。

"都是人，或者都是兔子，因为族群或生长地的不同，可能得出完全不同的结论，直接挑战西医自认为严格的金标准，说明现代科学并非无懈可击呵。"我说。

老师笑曰："我读过刘易斯·托马斯的几本著作，写得很好。其实这样的问题在中医学理论中早就被关注到了。所谓同病异治，就是对同样的病证不同体质的患者，采取不同的方法来治疗。对不同地理气候环境下生活的人群，会有较大体质差异的认识，还形成了所谓扶阳派和寒凉派的各自的成方逻辑。许多这样的例子都可以证明，不是中医不科学，而是近现代科学还不够先进。"

这种说法让我感到兴奋："这么说来，中医不能被西医认同，真的是因为在某些方面超出了它的范畴呀？"

老师回答说："没错。我曾在文章中写过，西医是死的，中医是活的。前者以解剖为基础，看重人的形态结构，中医以生命活动为基础，看重人的功能状态。中医从一开始就不是单纯的生物医学，而是一种生物的、社会的、心理的综合医学模式。身心同治说，就是这样一个模式的精要表述。心智和环境早就被中医纳入了辨证论治的范围，而西医是在近一百年，才开始用心理医学和环境医学来填补这方面的空白。现代科学技术的飞跃发展，确实让西医的工具跟着发生了惊人的进步，但不可否认的是西医的方法论，还停留在牛顿时代线性的、还原的、分析的、实验的水平，相对人体生命活动这样的复杂体系，这些方法显然是不够的。多年前，世界卫生组织就已呼吁，现代医学应当完成由生物医学模式到生物、心理、社会医学模式的转变，但实际贯彻起来却非常困难。"

"不知道还有多少类似'可重复性危机'这样的现代医学必须承受的质疑，至今仍被小心翼翼地遮蔽着。刘易斯非常尖锐地指出过：我感觉完全有把握的唯一一条硬邦邦的科学真理是，关于自然，人们是极其无知的……早些时候，我们要么假装已经懂得了事情是怎样运作的，要么就无视那一问题，或者干脆编造一些故事来填补空白。我相信这种情况在眼下也许变得更加严重了。如今科学至上主义愈来愈盛行，致使现代人丧失了对自然界敬畏之心，当然无法认识自身在这方面极其无知的缺陷，或者即使有所认识也不能公开承认。"我说。

对此老师认可说："光就这一点而言，今人的确不如古人，那么西医也很有可能不如中医。大科学家钱学森先生就说过这样的话：中医理论是前科学，不是现代意义上的科学。中医自成体系，不能用物理学、化学等现代科学体系中的东西来阐明。西医还处在幼年期，还得发展几百年才能进入中医的整体论。人体科学的方向是中医，不是西医，西医也要走到中医的道路上来。我们要搞的中医现代化，是中医的未来化，也就是 21 世纪我们要实现的一次科学革命，是地地道道的尖端科学。"

"刘易斯把他这本以西医观察者视角撰写的著作，取名为《最年轻的科学》，正好跟钱先生的说法异曲同工。世界上的事情就这么奇怪，最尖端的不一定是最新的，有时候反而是最古老的。"我说。

老师点点头，接着又叹了口气说："可是要建立一个全新的科学体系，必须建立现有科学标准之外的全新管理、评估、传授方法，得用现代人的思维方式和语言，阐述古已有之的中医话语。颠覆性的系统建设，光靠中医界内部的人力和思想资源，显然不够用，须得通过顶层设计，调动多种学科协同运作，由具有统帅性气质的通才带领，才有逐渐开展推进的可能。我们也许看不到这一天了。当然这并不意味着在当下的历史环境中，这样的前景就不能被憧憬被设想。"

说话间，窗外暮色正在渐渐降临，好像要呼应老师有些悲观的慨叹。一个有些风马牛不相及的想法，突然闪现在我脑际：天黑了，劳作了一天的人肯定就累了。可是当他一觉醒来，看见一轮新的太阳，就完全是另一番风景了。假如我们把人类设想成一个整体，那么它总是能看见新的太阳，新的风景。

我把这个想法告诉老师，他忽然开心地笑起来："这个想法不错。也许当年二伯捉住我的手，告诉我绝汗如油的时候，也把我和他看成了一个人。"

2016 年 4 月写于海口

作者简介：蒋子丹，1954 年 7 月生于北京，祖籍湖南，国家一级作家，享受国务院特殊津贴专家；现为广州市文联专业作家、海南大学文学院兼职教授；曾任海南省作家协会主席、海南省文联副主席、中国作协全国委员会委员、海南省政协常委、海南省人大常委；已经出版长篇小说及散文四部、小说集七部、散文集五部，部分著作被译为英、法、日文在境外出版。

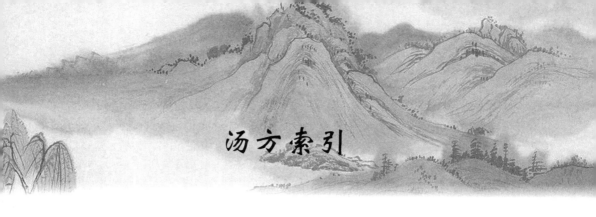

汤方索引

A

安宫牛黄丸　62,149,164,233,237

B

白头翁汤　24,27,85,199

百损丸　210,213

柏叶汤　24,44,79

保和丸　29

奔豚汤　31

补中益气汤　26

不补补之方　77

C

苍耳子散　146

柴胡加龙骨牡蛎汤　46,48

柴胡桂枝干姜汤　17,118,121

柴胡桂枝汤　36

柴胡陷胸汤　19

柴苓汤　13

菖阳泻心汤　188

D

大补阴丸　121

大柴胡汤　12,18,46

大黄䗪虫丸　233,237

大青龙汤　1,54,143

丹栀逍遥散　106,112,122

当归贝母苦参丸　106

当归补血汤加味　144,245

当归芍药散　82,104

当归拈痛汤　217

当归饮子　223

抵当丸　230

涤痰汤　237

地黄饮子　149

定经汤　109

定振丸　180

定喘汤　59

毒龙丹　218

E

二妙散　36,39,89

二仙汤　117

二至丸　94,96,112

F

佛手蛋　69

附子理中汤　44,155

茯苓桂枝甘草大枣汤　31

复元通气散　210

G

改订三痹汤　37

甘草泻心汤　195

甘露饮　144,190

葛根芩连汤　167,204

葛根汤　176,202

顾步汤　158

瓜蒌薤白半夏汤　12,37,166

瓜石汤　94

归脾汤　79,81

桂枝茯苓丸　3,46,73,84,92,124,
　　166,176,177,213,220,243

桂枝加葛根汤　3

桂枝汤　2

H

含漱方　190,195

厚朴麻黄汤　13,137

胡黄连药油　195

化铁丸　118

化癣神丹　58

还少丹　179

黄金顶　217

黄连解毒汤　77,86,220

黄芪建中汤　29

黄芩滑石汤　64

藿香正气丸　132

J

己椒苈黄丸　155

济生乌梅丸　27,86

加减当归补血汤　81

加味黄连丸　153

加减驻景丸　149,199

交感丸　5,205

胶艾汤　79

解语丹　149

桔梗汤　185,187

金铃子散　34

金水六君煎　41

九一丹　158

K

开口连　148

抗癌单刃剑　231

苦酒汤　185

L

理中汤　166

连梅汤　22

两地汤　96,111,224

苓桂术甘汤　41,166,205

六军散　239

龙马自来丹　216,237

M

麻黄附子细辛汤　6,185,193,213

麻黄连翘赤小豆汤　221

麻黄杏仁甘草石膏汤　187

N

暖宫定痛丸　84

P

炮甲黄蜡丸　82

彭氏经验方血竭散　98

Q

千金苇茎汤　44

牵正散　6

潜阳丹　5

青娥丸　52,210

清经散　112

清暑益气汤　66

清瘟败毒丸　56

琼玉膏　233,243

琼玉膏加味　245

R

人参养荣汤　239,243

乳香定痛散　158

S

三合清中汤　20

三子养亲汤　137

三紫调心汤　90,102

散偏汤　7

芍药甘草汤　6,34

少腹逐瘀汤　73

参蛤散　13,41,44,46,137

参三散　170,177

参苏丸　127

神效瓜蒌散　121,122,124

升降散　139,142

升麻鳖甲汤　195

生肌玉红膏　158

生龙活虎丹　71

生脉散　12

失笑散　230

十三太保　116

石斛鬼箭羽方　158,164

寿胎丸　97,115,117

舒胃散　22

熟地补骨脂方　61

双臂肩膊痛方　207

双和散　37

双解泻心汤　174

四妙勇安汤　163,169,198,227

四神丸　26

四乌贼骨一藘茹丸　77,79

酸枣仁汤　4

缩泉丸　183

T

泰山磐石散　102,106,115

天麻钩藤饮　167

天仙藤散　75

调肝汤　73,118,124

铁树叶方　231

通窍活血汤　9

通乳丹　102

通宣理肺丸　129

头风神方　11

W

温经汤　3,72,113

温脐化湿汤　105

乌梅丸　18,85,183,221

乌头赤石脂丸　170

吴茱萸汤　3,5

五积散　31

五苓散　166,243

五味消毒饮　220,242

五子衍宗丸　103

X

西黄丸　44,158

犀角地黄汤　77,142,220

仙方活命饮　44,140,220,242

仙桔汤　24

逍遥散　75

消风散　225

消瘰丸　230

小柴胡汤　3,134,143,243

小青龙汤　15,41,135,183

小陷胸汤　13

泄化浊瘀汤　40

泻黄散　190

杏苏散　128

宣清导浊汤　190

宣郁通经汤　70

Y

延年半夏汤　15

验方三剂四煎汤　47

验方五倍子散　52

阳和汤　207,213

养精种玉汤　114

养胃汤　22

益黄八珍汤　228

益气聪明汤　205

益肾菟地汤　117

银白散　144

银翘散　130

禹功散　230,237

玉屏风散　183

毓麟珠　97,102,115

愈癣酒　227

Z

皂荚丸　46

真武汤　5

振颓丸　215

止痉散　6,34,36,73,135,217

止嗽散　130

指迷茯苓丸　207

炙甘草汤　50

皱肺丸　13